AF649781

Venki Ramakrishnan

WARUM WIR STERBEN

Die neue Wissenschaft des Alterns und die Suche nach dem ewigen Leben

Übersetzt aus dem Amerikanischen von Sebastian Vogel

Klett-Cotta

MIX
Papier | Fördert gute Waldnutzung
FSC® C014496

Klett-Cotta
www.klett-cotta.de
Die Originalausgabe erschien unter dem Titel »Why We Die« im Verlag William Morrow, einem Imprint von HarperCollins Publishers, 195 Broadway, New York, NY 10 007.
© 2024 by Venki Ramakrishnan
Für die deutsche Ausgabe
© 2024 by J. G. Cotta'sche Buchhandlung Nachfolger GmbH, gegr. 1659, Stuttgart
Alle deutschsprachigen Rechte sowie die Nutzung des Werkes für Text und Data Mining i. S. v. § 44 b UrhG vorbehalten
Cover: Rothfos & Gabler, Hamburg
unter Verwendung einer Abbildung von © Lena Miava/Shutterstock
Illustrationen: © Elfy Chiang
Lektorat: Eckard Schuster, München
Gesetzt von C.H.Beck.Media.Solutions, Nördlingen
Gedruckt und gebunden von GGP Media GmbH, Pößneck
ISBN 978-3-608-98492-7
E-Book ISBN 978-3-608-12365-4

Bibliografische Information der Deutschen Nationalbibliothek
Die Deutsche Nationalbibliothek verzeichnet diese Publikation in der Deutschen Nationalbibliografie; detaillierte bibliografische Daten sind im Internet über http://dnb.d-nb.de abrufbar.

INHALT

Für Vera,
meiner Begleiterin im Alter

EINLEITUNG

Vor fast genau hundert Jahren legte eine Expedition unter Leitung des Engländers Howard Carter im Tal der Könige in Ägypten einige seit Langem verschüttete Stufen frei. Sie führten zu einem Portal mit königlichen Siegeln, ein Zeichen, dass es sich um ein Pharaonengrab handelte. Die Siegel waren unversehrt, das heißt, seit über dreitausend Jahren war hier niemand eingetreten. Vor dem, was sie dort drinnen fanden, erstarrte selbst der altgediente Ägyptologe Carter in Ehrfurcht: Die Mumie des jugendlichen Pharaos Tutanchamun mit ihrer großartigen goldenen Totenmaske hatte seit Jahrtausenden in dem Grab neben einer Fülle weiterer wunderschöner, verzierter Kunstwerke gelegen.[1] Die Gräber waren fest verschlossen gewesen, damit gewöhnliche Sterbliche dort nicht eindringen konnten – die Ägypter hatten sich große Mühe mit der Herstellung von Gegenständen gegeben, die nie dazu bestimmt waren, dass andere Menschen sie sahen.

Das prächtige Grab war Teil eines ausgefeilten Rituals, das darauf abzielte, den Tod zu überwinden. Der Eingang zu einem Raum voller Schätze wurde von einer schwarz-goldenen Statue des schakalköpfigen Unterweltgottes Anubis bewacht, dessen Funktion im *Ägyptischen Totenbuch* beschrieben ist. Die Schriftrolle mit diesem Buch wurde den Pharaonen häufig mit ins Grab gelegt. Man ist leicht versucht, es für eine religiöse Schrift zu halten, aber in Wirklichkeit war es eher ein Reiseführer: Es enthielt Anweisungen, wie man sich auf den heimtückischen Wegen zur Unterwelt zurechtfinden und so in ein seliges Jenseits gelangen konnte.[2] In einer der letzten Prüfungen wägt Anubis das Herz des Verstorbenen gegen eine Feder auf. Ist das Herz schwerer, gilt es als unrein, und die betreffende Person ist zu einem entsetzlichen Schicksal verdammt. Ist der Prüfling aber reinen Herzens, gelangt er in ein wunderschönes Land mit gutem Essen, Trinken, Sex und allen anderen Annehmlichkeiten des Lebens.

Mit ihrem Glauben an die Überwindung des Todes und ein ewiges Jenseits waren die Ägypter keineswegs allein. In anderen Kulturkreisen wurden zwar nicht so raffinierte Denkmäler errichtet wie für die ägyptischen Herrscher, aber in allen gab es Glaubensüberzeugungen und Rituale rund um den Tod.

Wann wurden sich Menschen zum ersten Mal ihrer Sterblichkeit bewusst? Das ist eine faszinierende Frage. Dass wir überhaupt etwas über unseren Tod wissen, ist eigentlich Zufall: Es setzte die Evolution eines Gehirns voraus, das sich seiner selbst bewusst werden kann. Höchstwahrscheinlich mussten sich dazu ein gewisses Maß an Kognition und die Fähigkeit zum Verallgemeinern entwickeln, aber auch eine Sprache, mit der diese Idee weitergegeben werden konnte. Niedere Lebensformen und auch komplexere wie die Pflanzen nehmen den Tod nicht wahr. Er tritt einfach ein. Tiere und andere empfindungsfähige Wesen dürften Gefahren und den Tod instinktiv fürchten. Sie erkennen, wenn ein Artgenosse stirbt, und in manchen Fällen weiß man sogar, dass sie trauern.[3] Aber nichts deutet darauf hin, dass Tiere sich ihrer eigenen Sterblichkeit bewusst sind.[4] Damit meine ich nicht den Fall, dass sie gewaltsam, durch einen Unfall oder eine vermeidbare Krankheit ums Leben kommen. Vielmehr meine ich die *Unausweichlichkeit* des Todes.

Uns Menschen wurde irgendwann klar, dass das Leben eine Art ewiges Fest ist, an dem wir seit unserer Geburt teilnehmen. Während wir uns über das Festmahl freuen, bekommen wir mit, wie andere kommen und gehen. Irgendwann sind wir mit dem Abschied an der Reihe, obwohl die Feier noch in vollem Gang ist. Und wir fürchten uns davor, allein hinaus in die kalte Nacht zu gehen. Das Wissen vom

Tod ist so beängstigend, dass wir es während eines großen Teils unseres Lebens leugnen. Und wenn jemand stirbt, fällt es uns schwer, die Tatsache rundheraus einzugestehen. Stattdessen benutzen wir schönfärberische Worte wie »verschieden« oder »von uns gegangen«, die nahelegen, dass der Tod nichts Endgültiges ist, sondern nur der Übergang zu etwas anderem.

Damit die Menschen das Wissen von der eigenen Sterblichkeit besser bewältigen können, hat sich in allen Kulturen eine Kombination aus Überzeugungen und Strategien entwickelt, deren Zweck es ist, den Tod nicht als etwas Endgültiges zu betrachten. Nach Ansicht des Philosophen Stephen Cave hat das Streben nach Unsterblichkeit die menschliche Zivilisation seit Jahrhunderten vorangetrieben.[5] Unsere Bewältigungsstrategien teilt er in vier »Pläne« ein. Der erste, Plan A, besteht einfach darin, für immer oder zumindest so lange wie möglich zu leben. Wenn das nicht klappt, besteht der Plan B in der körperlichen Wiedergeburt nach dem Tod. Im Plan C zerfällt der Körper und kann nicht wieder auferstehen, aber unser Wesen bleibt als unsterbliche Seele erhalten. Plan D schließlich bedeutet, dass wir in unserem Erbe weiterleben, ob es nun aus Werken und Denkmälern oder aus unseren biologischen Nachkommen besteht.

Den Plan A haben die Menschen immer in ihr Leben eingebaut, aber auf die anderen Pläne greifen die Kulturen in unterschiedlichem Ausmaß zurück. In Indien, wo ich aufgewachsen bin, machen Hindus und Buddhisten sich fröhlich den Plan C zu eigen und glauben daran, dass jeder Mensch eine unsterbliche Seele hat, die nach dem Tod als Reinkarnation in einem neuen Körper und sogar in einer ganz anderen Spezies weiterlebt. Die abrahamitischen Religionen – Judentum, Christentum und Islam – halten sich an die Pläne B und C. Sie glauben an eine unsterbliche Seele, aber auch an den Gedanken, dass wir irgendwann in der Zukunft *körperlich* auferstehen und gerichtet werden. Vielleicht ist das der Grund, warum diese Religionen traditionell darauf bestanden haben, den ganzen Körper zu bestatten, während die Einäscherung verboten war.

Manche Kulturen, so auch die alten Ägypter, gingen auf Nummer sicher, indem sie alle vier Pläne in ihre Glaubensüberzeugungen aufnahmen. Sie legten Mumien der verstorbenen Pharaonen in prachtvolle Gräber, damit sie im Jenseits körperlich wieder auferstehen konnten. Sie glaubten aber auch an eine Seele, Ba genannt, die das Wesen des Menschen darstellt und nach dem Tod weiterlebt. Eine ähnliche Haltung zur Unsterblichkeit nahm auch Qin Shi Huang ein, der erste Kaiser des vereinigten China.[6] Nachdem er vielen Anschlägen auf sein Leben entgangen war, andere Staaten in Kriegen erobert und seine Macht gefestigt hatte, war er darauf aus, das Lebenselixier zu finden. Er schickte Gesandte aus, die noch den leisesten Gerüchten darüber nachgehen sollten. Wenn sie es nicht fanden, drohte ihnen die sichere Hinrichtung, also machten sich viele von ihnen verständlicherweise davon, und man hörte nie wieder etwas von ihnen. In einer extremen Kombination der Pläne B und D gab Qin auch den Befehl, für ihn in Xian ein Mausoleum von der Größe einer Stadt zu bauen, eine Arbeit, an der 700 000 Männer mitwirkten. In der Grabstätte befand sich eine Armee von 7000 Kriegern und Pferden aus Terrakotta, die alle den verstorbenen Kaiser bis zu seiner Wiedergeburt bewachen sollten. Qin starb 210 v. u. Z. im Alter von 49 Jahren. Ironischerweise wurde sein Leben vermutlich durch giftige Tränke verkürzt, mit denen er sein Leben verlängern wollte.

Im 18. Jahrhundert, mit dem Beginn von Aufklärung und moderner Naturwissenschaft, änderte sich unser Umgang mit dem Tod. Viele von uns halten zwar noch heute an irgendeiner Form der Pläne B und C fest, aber nach dem Aufstieg von Rationalität und Skeptizismus sind wir uns in unserem Innersten nicht mehr sicher, ob es sich dabei um echte Alternativen handelt. Unsere Aufmerksamkeit hat sich auf die Suche nach Wegen verlagert, am Leben zu bleiben und nach unserem Tod unser Erbe zu sichern.

Es ist eine seltsame Facette der menschlichen Psychologie: Selbst wenn wir anerkennen, dass wir irgendwann nicht mehr da sein werden, empfinden wir ein starkes Bedürfnis, in Erinnerung zu bleiben.

Sehr reiche Menschen engagieren sich, statt sich Grabstätten und Denkmäler errichten zu lassen, gemeinnützig und finanzieren Bauwerke oder Stiftungen, die sie lange überdauern werden. In Schriftstellerei, Kunst, Musik und Wissenschaft haben Menschen zu allen Zeiten mit ihren Werken nach Unsterblichkeit gestrebt. Aber durch unser Erbe weiterzuleben, ist letztlich keine ganz und gar befriedigende Aussicht.

Aber auch wer weder ein mächtiger Monarch noch Milliardär oder Einstein ist, braucht nicht zu verzweifeln. Der zweite Weg, ein Erbe zu hinterlassen und in Erinnerung zu bleiben, steht nahezu allen Lebewesen offen: Sie bringen Nachkommen hervor. Der Wunsch, sich fortzupflanzen, sodass ein Teil von uns weiterlebt, gehört zu den stärksten biologischen Instinkten, die sich in der Evolution entwickelt haben, und spielt in unserem Leben eine so zentrale Rolle, dass darüber später noch viel mehr zu sagen sein wird. Aber auch wenn wir unsere Kinder und Enkel lieben und wollen, dass sie noch lange leben, wenn wir nicht mehr da sind, wissen wir doch, dass sie eigenständige Lebewesen mit einem eigenen Bewusstsein sind. Sie sind nicht wir.

Dennoch leben die meisten Menschen nicht in ständiger Existenzangst wegen ihrer Sterblichkeit. Offenbar hat sich in der Evolution unseres Gehirns ein Schutzmechanismus entwickelt: Der Tod ist für uns etwas, das anderen zustößt, aber nicht uns selbst.[7] Verstärkt wird die Täuschung durch die Absonderung von Sterbenden. Früher waren wir überall um uns herum mit sterbenden Menschen konfrontiert, heute dagegen sterben viele von uns in Pflegeheimen oder Krankenhäusern, wo sie von der übrigen Bevölkerung getrennt sind. Deshalb führen die meisten – insbesondere jungen – Menschen ihr Alltagsleben, als wären sie unsterblich. Wir arbeiten hart, betreiben Hobbys, streben nach langfristigen Zielen, alles nützliche Ablenkungen von möglichen Sorgen rund um das Sterben. Aber ganz gleich, welche Taktik wir anwenden: Vollständig können wir uns dem Bewusstsein unserer Sterblichkeit nicht entziehen.

Damit sind wir wieder beim Plan A. Er ist die einzige Strategie, die allen empfindungsfähigen Lebewesen seit Jahrmillionen gemeinsam ist: Sie bemühen sich, so lange wie möglich am Leben zu bleiben. Schon in jungen Jahren meiden wir instinktiv Unfälle, Raubtiere, Feinde und Krankheiten. Dieses allgemeine Bestreben hat uns im Laufe der Jahrtausende dazu veranlasst, uns gegen Angriffe zu schützen: Wir bilden Gemeinschaften, bauen Befestigungen, entwickeln Waffen und unterhalten Armeen. Es hat aber auch dazu geführt, dass wir nach Arzneien und Heilmitteln suchen, und daraus entwickelte sich schließlich die moderne Medizin.

Unsere Lebenserwartung veränderte sich über Jahrhunderte kaum, aber in den letzten 150 Jahren haben wir sie verdoppelt. Das lag vorwiegend daran, dass wir mehr über die Ursachen und die Ausbreitung von Krankheiten wussten, und an einem verbesserten öffentlichen Gesundheitswesen. Mit diesen Fortschritten ist es uns – vor allem durch die Verringerung der Säuglingssterblichkeit – gelungen, unsere durchschnittliche Lebenserwartung enorm zu verlängern. Aber eine Verlängerung der maximalen Lebensdauer – des längsten Zeitraums, den wir unter den bestmöglichen Umständen erleben können – ist ein viel schwierigeres Problem. Ist unsere Lebenserwartung festgelegt, oder können wir die Alterung verlangsamen oder sogar zum Stillstand bringen, wenn wir immer mehr über unsere biologischen Eigenschaften in Erfahrung bringen?

Die Revolution der Biologie, die vor über einhundert Jahren mit der Entdeckung der Gene begann, hat uns heute an einen Scheideweg geführt. Zum ersten Mal eröffnen neue Forschungsergebnisse über die grundlegenden Ursachen der Alterung die Aussicht, nicht nur unsere Gesundheit im Alter zu verbessern, sondern auch die Lebensdauer der Menschen zu verlängern.

Eine große Triebkraft für die Bestrebungen, die Ursachen der Alterung zu erkennen und Wege zur Linderung ihrer Auswirkungen zu finden, ist die Demografie. Große Teile der Welt stehen vor einer wachsenden alternden Bevölkerung, und sie so lange wie möglich gesund zu erhalten, ist zu einer dringenden gesellschaftlichen Notwendigkeit geworden. Dies hat zur Folge, dass die Altersforschung – auch Gerontologie genannt –, die lange ein wissenschaftlicher Nebenschauplatz war, einen großen Aufschwung genommen hat.

Allein in den letzten zehn Jahren sind mehr als 300 000 Fachaufsätze über die Alterung erschienen. Mehr als 700 Start-up-Unternehmen haben Milliarden Dollar investiert, um die Alterung zu erforschen – die etablierten Pharmakonzerne mit eigenen Forschungsprojekten noch nicht mitgezählt.

Solche ungeheuren Anstrengungen werfen eine Reihe von Fragen auf. Können wir irgendwann der Krankheit und dem Tod ein Schnippchen schlagen und sehr lange – möglicherweise ein Vielfaches unserer heutigen Lebenserwartung – am Leben bleiben? Manche Wissenschaftler behaupten das. Und Milliardäre aus Kalifornien, die ihre Lebensweise lieben und nicht wollen, dass die Party zu Ende geht, sind nur allzu gern bereit, sie zu finanzieren.

Die Unsterblichkeitsverkäufer von heute – Forschende, die vorhaben, das Leben unendlich zu verlängern, und die Milliardäre, von denen sie finanziert werden – sind eigentlich die Propheten alter Zeiten in neuem Gewand: Sie versprechen ein langes Leben, das im Wesentlichen frei von der Angst vor schleichender Alterung und Tod ist. Wem würde ein solches Leben zuteilwerden? Dem winzigen Anteil der Bevölkerung, der es sich leisten kann? Welche ethischen Fragen stellen sich, wenn man Menschen zu diesem Zweck behandelt oder verändert? Und wenn ein so langes Leben allgemein verfügbar wird, was für eine Gesellschaft hätten wir dann? Würden wir wie Schlafwandler in eine Zukunft stolpern, ohne die potenziellen gesellschaftlichen, wirtschaftlichen und politischen Folgen zu berücksichtigen, die sich einstellen, wenn Menschen deutlich über unsere heutige Lebensdauer hinaus am Leben bleiben? Angesichts der neuesten Fortschritte und der ungeheuren Geldbeträge, die in die Altersforschung fließen, müssen wir uns fragen, wohin solche Wissenschaft uns führt und was sie über die Grenzen des Menschen aussagt.

Die Coronapandemie, die Ende 2019 über die Welt hereinbrach, macht uns nachdrücklich darauf aufmerksam, dass die Natur sich nicht um unsere Pläne kümmert. Das Leben auf der Erde wird von der Evolution gelenkt, und wir werden wieder einmal daran erinnert, dass Viren schon lange vor den Menschen da waren, höchst anpassungsfähig sind und auch noch lange existieren werden, wenn es uns schon längst nicht mehr gibt. Ist es ein arroganter Gedanke, dass wir dem Tod mit Wissenschaft und Technologie ein Schnippchen schlagen können? Und wenn ja: Welche Ziele sollten wir stattdessen verfolgen?

Ich habe mich während des größten Teils meiner langen Berufslaufbahn mit der Frage beschäftigt, wie in den Zellen, aus denen unser Körper aufgebaut ist, die Proteine entstehen. Diese zentrale Fragestellung ist für praktisch alle Aspekte der Biologie von Bedeutung, und in den letzten Jahrzehnten haben wir entdeckt, dass die Alterung in vielerlei Hinsicht damit zu tun hat, wie unser Körper die Produktion und den Abbau von Proteinen steuert. Aber als ich am Anfang meiner Karriere stand, hatte ich keine Ahnung, dass irgendetwas an meiner Tätigkeit im Zusammenhang mit der Frage stehen könnte, warum wir altern und sterben.

Obwohl ich die explosionsartige Zunahme der Alterungsforschung, die in unserem Verständnis des Alterns zu einigen echten Durchbrüchen geführt hat, immer faszinierend fand, beunruhigt mich zunehmend der damit verbundene ungeheure Wirbel. Er hat vielfach zur Vermarktung zweifelhafter Arzneien geführt, die nur in einer höchst vagen Verbindung zu den tatsächlichen wissenschaftlichen Befunden stehen. Dennoch verkaufen sie sich weiterhin gut, denn sie schlagen Kapital aus unserer ganz natürlichen Angst, alt und gebrechlich zu werden und irgendwann zu sterben.

Diese natürliche Angst ist auch der Grund, warum das Altwerden und die Auseinandersetzung mit dem Tod die Themen unzähliger Bücher sind. Diese lassen sich in mehrere Kategorien einteilen. Manche Bücher geben praktische Ratschläge, wie man gesund alt wird; einiges davon ist sinnvoll, anderes grenzt an Scharlatanerie. Die Bücher einer anderen Gruppe handeln davon, wie wir uns mit unserer Sterblichkeit auseinandersetzen und unser Ende würdevoll akzeptieren können. Damit dienen sie sowohl philosophischen als auch moralischen Zwecken. Dann gibt es Bücher, die tief in die Biologie der Alterung eintauchen. Auch hier lassen sich wieder mehrere Kategorien unterscheiden. Ihre Autoren sind entweder Journalisten oder aber Wissenschaftler, die persönlich viel Geld in ihre eigenen Start-up-Anti-Aging-Unternehmen investiert haben. Das vorliegende Buch gehört zu keiner solchen Kategorie.

Das Fachgebiet schreitet schnell voran, zieht ungeheure öffentliche und private Investitionen an und erregt gewaltiges Aufsehen. Deshalb hielt ich es jetzt für den geeigneten Zeitpunkt, an dem jemand wie ich, der in der Molekularbiologie arbeitet, aber eigentlich in dem Spiel nichts zu verlieren hat, einen nüchternen, objektiven Blick auf unsere derzeitigen Kenntnisse über Alterung und Tod wirft. Da ich viele führende Gestalten aus dem Fachgebiet persönlich kenne, konnte ich eine Reihe offenherziger Gespräche führen und so ein ehrliches, tieferes Verständnis dafür gewinnen, wie sie die Alterungsforschung in ihren vielen Aspekten sehen. Ich habe absichtlich darauf verzichtet, mit denjenigen Forschern und Forscherinnen zu sprechen, die ihre Haltung in eigenen Büchern dargelegt haben, insbesondere wenn sie im Zusammenhang mit der Alterung auch noch eng mit kommerziellen Unternehmen verbunden sind, aber ich erläutere hier ihre öffentlich allgemein bekannten Ansichten.

Bei dem hohen Tempo der Entdeckungen wäre jedes Buch, das sich ausschließlich auf die neuesten Ergebnisse der Alterungsforschung konzentriert, schon vor seinem Erscheinen veraltet. Außerdem halten die neuesten Entdeckungen in jeglichem Wissenschaftsgebiet oftmals nicht einer näheren Überprüfung stand und müssen revidiert oder aufgegeben werden. Deshalb habe ich mich bemüht, mich auf einige grundlegende Prinzipien zu konzentrieren, die hinter den vielversprechenden Ansätzen zur Erforschung und Bekämpfung der Alterung stehen. Diese Prinzipien werden sich vermutlich nicht nur auf lange Sicht bewähren, sondern auch dazu beitragen, den Lesern und Leserinnen zu vermitteln, wie wir zu unserem derzeitigen Wissensstand gelangt sind. Ebenso zeichne ich den historischen Hintergrund einiger grundlegender Forschungsansätze nach, die zu unseren heutigen Kenntnissen geführt haben. Es ist eine faszinierende, wichtige Erkenntnis: Vieles, was wir heute wissen, hat damit begonnen, dass Forscher und Forscherinnen völlig andere grundlegende Fragestellungen der Biologie studierten.

Ich habe gesagt, ich hätte in dem Spiel nichts zu verlieren, aber in Wirklichkeit haben wir natürlich alle etwas zu verlieren. Wir alle stellen uns die Frage, wie das Ende unseres Lebens aussehen wird – wenn wir jung sind und uns unsterblich fühlen, tun wir es weniger, in meinem Alter von 71 Jahren dagegen umso mehr, wenn ich feststelle, dass ich Dinge, die mir noch vor zehn oder 20 Jahren leichtgefallen sind, nur noch unter Schwierigkeiten oder überhaupt nicht mehr zuwege bringe. Manchmal fühlt es sich an, als würde das Leben sich auf einen immer kleineren Teil eines Hauses verengen, als würden Türen, die wir gern aufstoßen würden, sich mit zunehmendem Alter verschließen. Da ist es nur natürlich, dass wir fragen: Wie stehen die Aussichten, dass die Wissenschaft uns diese Türen wieder öffnet?

Da die Alterung eng mit vielen biologischen Vorgängen zusammenhängt, ist dieses Buch auch eine Art Rundumschlag durch große Teile der modernen Molekularbiologie. Es nimmt uns mit auf eine Reise durch die wichtigsten Fortschritte, die zu unseren heutigen Kenntnissen über Alterung und Tod geführt haben. Unterwegs werden wir uns mit dem Lebensprogramm beschäftigen, das von unseren Genen gesteuert wird, und wir werden fragen, wie es mit zunehmendem Alter gestört wird. Wir betrachten, welche Folgen diese Störungen für unsere Zellen und Gewebe und letztlich für uns selbst als Individuen haben. Wir werden der faszinierenden Frage nachgehen, warum manche biologischen Arten viel länger leben als andere, mit denen sie eng verwandt sind, obwohl alle den gleichen biologischen Gesetzen unterliegen. Was könnte das für uns Menschen bedeuten? Wir werden einen leidenschaftslosen Blick auf die neuesten Anstrengungen werfen, die Lebensdauer zu verlängern, und fragen, ob ihre Versprechungen gerechtfertigt sind. Auch werde ich einige modische Ideen infrage stellen, so etwa die, ob wir im hohen Alter wirklich noch zu Höchstleistungen imstande sind. Und ich möchte hoffentlich auch der entscheidenden ethischen Frage nachgehen, die hinter der Anti-Aging-Forschung steht: Selbst wenn wir es könnten, *sollten* wir?

Auf dem ersten Schritt unseres Weges sollten wir darüber nachdenken, was der Tod eigentlich ist und welch vielfältige Ausdrucksformen er hat. Außerdem werden wir die grundlegende Frage stellen, warum wir eigentlich sterben.

KAPITEL 1

DAS UNSTERBLICHE GEN UND DER WEGWERFKÖRPER

Wenn ich durch die Straßen Londons gehe, bin ich immer wieder fasziniert von dieser Stadt: Hier können Millionen Menschen arbeiten, herumfahren und sich austauschen. Möglich wird das, weil eine komplexe Infrastruktur und Hunderttausende von Menschen zusammenarbeiten: U-Bahn und Busse befördern uns durch die Stadt; Post und Kurierdienste liefern Briefe und Waren aus; Supermärkte versorgen uns mit Lebensmitteln; Energieversorgungsunternehmen erzeugen und verteilen Strom; die Müllabfuhr hält die Stadt sauber und beseitigt die ungeheuren Abfallmengen, die wir produzieren. Wenn wir unseren Alltagsgeschäften nachgehen, nehmen wir diese gewaltige Koordinationsleistung, die wir als zivilisierte Gesellschaft bezeichnen, nur allzu gern als selbstverständlich hin.

Eine ähnlich komplexe Choreografie gibt es auch in der Zelle, unserem grundlegenden Lebensbaustein. Wenn eine Zelle entsteht, baut sie komplizierte Strukturen auf wie die Teile einer Stadt. Damit sie funktioniert, müssen Tausende von Vorgängen gleichzeitig ablaufen. Sie nimmt Nährstoffe auf und scheidet Abfälle aus. Transportmoleküle tragen Fracht vom Ort ihrer Entstehung zu weit entfernten Teilen der Zelle, in denen sie gebraucht werden. Genau wie eine Stadt, die nicht isoliert existieren kann, sondern Waren, Dienstleistungen und Menschen mit ihrer Umgebung austauscht, müssen auch die Zellen eines Gewebes mit Nachbarzellen kommunizieren und kooperieren. Aber im Gegensatz zu Städten, deren Wachstum nicht immer begrenzt ist, müssen Zellen wissen, wann sie wachsen und sich teilen müssen und wann es an der Zeit ist, damit aufzuhören.

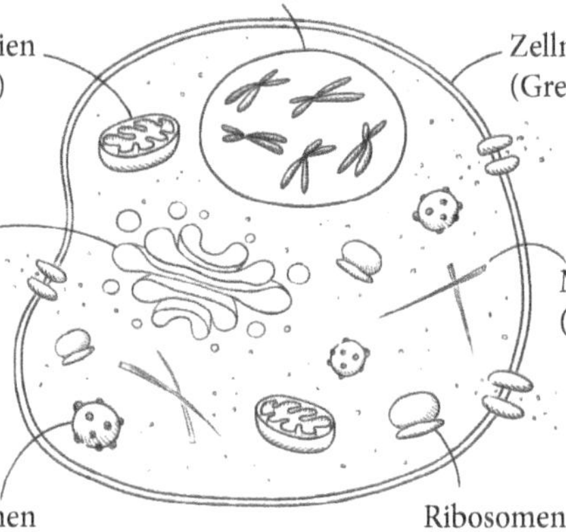

Mit ihrem komplexen Aufbau ähnelt eine Zelle einer Stadt. Dargestellt sind nur einige Hauptbestandteile, und der Übersichtlichkeit halber sind sie nicht maßstabsgetreu gezeichnet.

Stadtbewohner haben ihre Städte in der Geschichte immer für etwas Dauerhaftes gehalten. Im Laufe unseres Lebens kommen wir nicht auf den Gedanken, dass die Stadt, in der wir wohnen, vielleicht eines Tages nicht mehr existiert. Aber auch Städte und ganze Gesellschaften, Imperien und Zivilisationen wachsen und sterben ebenso wie Zellen. Wenn wir über unseren Tod reden, denken wir über solche anderen Formen des Todes meist nicht nach; wir meinen damit den Tod, der uns als Individuen ereilt. In Wirklichkeit ist es aber schon heikel, ein Individuum zu definieren, ganz zu schweigen von der Frage, was Geburt oder Tod eigentlich ist.[1]

Was genau stirbt im Augenblick unseres Todes? Die meisten Zellen des Körpers sind zu diesem Zeitpunkt noch am Leben. Wir können ganze Organe spenden, und wenn man sie schnell genug in einen anderen Menschen transplantiert, funktionieren sie dort weiterhin. Die Billionen Bakterien, deren Zahl viel größer ist als die der menschlichen Zellen unseres Körpers, gedeihen ebenfalls. Manchmal gilt auch das Umgekehrte: Angenommen, wir verlieren durch einen Unfall einen Arm oder ein Bein. Das Glied stirbt dann sicher ab, aber wir stellen uns nicht vor, dass *wir selbst* deshalb sterben.

Wenn wir sagen, dass wir sterben, meinen wir damit eigentlich, dass wir nicht mehr als zusammengehöriges Ganzes funktionieren. Die vielen Zellen, die unsere Gewebe und Organe bilden, kommunizieren untereinander und machen uns zu einem empfindungsfähigen Individuum. Wenn sie nicht mehr als Einheit zusammenwirken, sterben wir.

In dem unausweichlichen Sinn, in dem wir den Tod in diesem Buch betrachten, ist er die Folge der Alterung. Diesen Vorgang kann man sich am einfachsten so vorstellen, dass sich in unseren Molekülen und Zellen im Laufe der Zeit immer mehr chemische Schäden ansammeln. Die Beeinträchtigungen vermindern unsere körperlichen und geistigen Fähigkeiten, bis wir schließlich nicht mehr zusammenhängend als Lebewesen funktionieren – dann sterben wir. Das Ganze erinnert mich an ein Zitat aus *Fiesta* von Ernest Hemingway. Dort wird ein Mann gefragt, wie er bankrott gegangen ist, und erwidert: »Auf zweierlei Weise. Erst schleichend, dann plötzlich.« Zuerst der schleichende Verfall der Alterung, dann plötzlich der Tod. Man kann sich vorstellen, dass der Alterungsprozess allmählich mit kleinen Defekten in dem komplexen System beginnt, das unseren Körper ausmacht; diese führen zu mittelgroßen Schäden, die sich als Alterserscheinungen bemerkbar machen und schließlich zu dem großen Systemversagen des Todes führen.

Dennoch lässt sich nur schwer genau definieren, *wann* es geschieht. Früher bedeutete es den Tod, wenn das Herz nicht mehr schlug, aber heute lässt sich ein Herzstillstand häufig durch Reanimation (Herz-Lungen-Wiederbelebung) rückgängig machen. Als unmittelbareres Todeszeichen gilt heute der Verlust der Gehirnfunktion, aber vieles deutet darauf hin, dass auch er manchmal aufgehoben werden kann.[2] Aus unterschiedlichen juristischen Definitionen des Todes können sich weitreichende Folgerungen ergeben. Wenn bei zwei Personen in verschiedenen US-Bundesstaaten Spenderorgane entnommen werden, ist die Maßnahme unter Umständen in einem Fall vollkommen legal und im anderen Mord, selbst wenn beide Spender nach genau den gleichen Kriterien als tot gelten. Ein Mädchen, das in Oakland in Kalifornien für hirntot erklärt wurde, war nach den Maßstäben von New Jersey, wo ihre Angehörigen wohnten, noch am Leben. Ihre Familie reichte einen Antrag ein und ließ den Körper einschließlich der Lebenserhaltungsapparaturen nach New Jersey transportieren, wo sie einige Jahre später starb.[3]

Aber nicht nur der genaue Todeszeitpunkt ist schlecht definiert, sondern auch der Augenblick unserer Geburt. Wir existieren schon, bevor wir den Mutterleib verlassen und den ersten Atemzug tun. In vielen Religionen gilt die Zeugung als Beginn des Lebens, aber auch »Zeugung« ist ein unbestimmter Begriff. Nachdem die Samenzelle in Kontakt mit der Eizelle getreten ist, öffnet sich ein Zeitfenster, in dem eine Reihe von Vorgängen ablaufen muss, bevor das genetische Programm der befruchteten Eizelle in Gang kommt. Danach macht die befruchtete Eizelle im Laufe mehrerer Tage einige Teilungen durch, und der Embryo – der jetzt als Blastocyste bezeichnet wird – muss sich in die Gebärmutterschleimhaut einnisten.[4] Noch später beginnt die Entwicklung des Herzens, und erst lange danach, wenn Nervensystem und Gehirn sich entwickeln, kann der heranwachsende Fetus Schmerzen wahrnehmen.

Dass die Frage, wann das Leben beginnt, nicht nur von wissenschaftlichem, sondern auch von gesellschaftlichem und kulturellem Interesse ist, erkennt man an der ständigen Diskussion um die Abtreibung. Selbst in Ländern, in denen Schwangerschaftsabbrüche legal sind wie in den Vereinigten Staaten und Großbritannien, ist es eine Straftat, Embryonen zu Forschungszwecken länger als 14 Tage heranwachsen zu lassen; das entspricht ungefähr der Zeit, wenn im Embryo der sogenannte Primitivstreifen entsteht, ein Wulst aus Zellen, der die rechte und die linke Hälfte trennt. Nach diesem Stadium kann der Embryo sich nicht mehr aufspalten und zu eineiigen Zwillingen werden. Wir stellen uns Geburt und Tod als Augenblicksereignisse vor – im einen Augenblick treten wir ins Dasein, im anderen hören wir auf zu existieren –, in Wirklichkeit sind die Grenzen des Lebens aber verschwommen. Das gleiche gilt für große Organisationseinheiten. Auch wann eine Stadt zu existieren begann oder zerfiel, lässt sich zeitlich nur schwer exakt beschreiben.

Der Tod kann in verschiedenen Größenordnungen eintreten, von Molekülen bis zu Staaten, aber das Wachstum, die Alterung und der Untergang dieser ganz unterschiedlichen Gebilde haben einige gemeinsame Aspekte.[5] In allen Fällen gibt es einen entscheidenden Zeitpunkt, zu dem die Bestandteile die Funktion des organischen Ganzen nicht mehr zulassen. Die Moleküle in unseren Zellen arbeiten koordiniert zusammen und versetzen so die Zelle in die Lage, ordnungsgemäß zu funktionieren, aber auch sie selbst können chemische Schäden erleiden und schließlich auseinanderbrechen. Sind solche Moleküle an Lebensprozessen beteiligt, altern die betreffenden Zellen und sterben schließlich. Steigen wir in der Hierarchie weiter nach oben, erfüllen die Billionen Zellen in einem Menschen ihre spezialisierten Aufgaben, kommunizieren untereinander und ermöglichen so, dass das Individuum funktioniert. In unserem Körper sterben ständig Zellen ab, ohne dass es schädliche Wirkungen hätte. Während ein Embryo heranwächst, sind sogar viele Zellen so programmiert, dass sie zu ganz bestimmten Zeitpunkten in der Entwicklung absterben, ein Phänomen, das man Apoptose nennt. Aber wenn ausreichend viele *lebenswichtige* Zellen absterben – sei es im Herzen, im Gehirn oder in einem anderen unentbehrlichen Organ –, funktioniert der Organismus nicht mehr und stirbt.

Als ganze Menschen unterscheiden wir uns nicht stark von unseren Zellen. Wir erfüllen unsere Rollen in Gruppen: Unternehmen,

Städte, Gesellschaften. Wenn ein Angestellter fehlt, ist die Funktion eines Unternehmens in der Regel nicht beeinträchtigt; erst recht gilt das für eine Stadt oder einen Staat, und auch der Tod eines einzelnen Baumes sagt nichts über die Lebensfähigkeit eines Waldes aus. Wenn aber wichtige Angestellte, beispielsweise das gesamte leitende Management, die Firma verlassen, steht die Zukunft des Unternehmens plötzlich infrage.

Interessant ist auch die Beobachtung, dass die Lebensdauer mit der Größe eines Gebildes zunimmt. Die meisten Zellen in unserem Organismus sind viele Male abgestorben und wurden ersetzt, bevor wir selbst sterben, und Unternehmen haben meist eine viel kürzere Lebensdauer als die Städte, in denen sie ansässig sind. Das Prinzip der Sicherheit durch große Zahl war eine Triebkraft für die Evolution der Lebewesen wie auch der Gesellschaften. Das Leben begann vermutlich mit sich selbst verdoppelnden Molekülen, und diese Moleküle organisierten sich in geschlossenen Einheiten, die wir Zellen nennen. Später taten sich einige Zellen zusammen und bildeten einzelne Tiere. Dann organisierten sich die Tiere in Herden – oder im Falle der Menschen in Gemeinden, Städten und Staaten. Jede Organisationsebene war mit größerer Sicherheit und mehr gegenseitigen Abhängigkeiten verbunden. Heute könnte kaum ein Mensch allein überleben.

ABER WENN WIR AN DEN TOD DENKEN, meinen wir damit in der Regel dennoch den eigenen – das Ende unseres bewussten Daseins als Individuum. Diese Form des Todes verbindet sich mit einem krassen Paradox: Die Individuen sterben, das Leben als solches geht aber weiter. Damit meine ich nicht nur, dass unsere Familie, unsere Gemeinschaft und Gesellschaft ohne uns weiterleben. Bemerkenswert ist vielmehr, dass jedes heutige Lebewesen ein unmittelbarer Nachfahre einer Urzelle ist, die vor Milliarden Jahren existierte. Auch wenn wir uns im Laufe der Zeit verändert und eine Evolution durchgemacht haben, lebt irgendeine Wesensform in uns seit mehreren

Milliarden Jahren ununterbrochen weiter. Das Gleiche wird auch in Zukunft für alle Lebewesen gelten, solange es auf der Erde Leben gibt, es sei denn, wir erschaffen eines Tages eine vollkommen künstliche Lebensform.

Wenn uns eine direkte Abstammungslinie mit unseren ältesten Vorfahren verbindet, muss es in uns irgendetwas geben, das *nicht* stirbt. Dieses Etwas ist die Information darüber, wie eine neue Zelle oder ein ganz neuer Organismus auch dann aufgebaut werden kann, wenn der ursprüngliche Träger dieser Information gestorben ist – ganz ähnlich wie auch die hier wiedergegebenen Gedanken und Informationen in irgendeiner Form erhalten bleiben können, lange nachdem das physische Exemplar dieses Buches verrottet ist.

Die Information für den Fortbestand des Lebens liegt natürlich in unseren Genen. Jedes Gen ist ein Abschnitt unserer DNA und wird in Form der Chromosomen im Zellkern aufbewahrt, einem spezialisierten Organell in den Zellen, in dem das genetische Material eingeschlossen ist. Unsere Zellen enthalten in ihrer großen Mehrzahl die gleiche Genausstattung, die zusammenfassend auch als Genom bezeichnet wird. Jedes Mal, wenn unsere Zellen sich teilen, geben sie das gesamte Genom an die Tochterzellen weiter. Die allermeisten dieser Zellen sind einfach Teile unseres Körpers und sterben mit ihm. Einige von ihnen überleben jedoch und entwickeln sich zu unseren Kindern – den neuen Individuen, aus denen die nächste Generation besteht. Was ist an diesen Zellen das Besondere, das ihnen das Weiterleben ermöglicht?

Die Antwort auf diese Frage gab den Anlass zu hitzigen Kontroversen, und das lange bevor wir etwas über Gene wussten, von DNA ganz zu schweigen. Als die Menschen zum ersten Mal einsahen, dass Arten eine Evolution durchmachen können, entwickelten sich zwei gegensätzliche Sichtweisen. Die erste wurde zu Beginn des 19. Jahrhunderts von dem Franzosen Jean-Baptiste Lamarck vertreten und besagte, erworbene Merkmale könnten weitervererbt werden. Wenn beispielsweise eine Giraffe den Hals strecken muss, um die Blätter von immer höheren Zweigen fressen zu können, erben ihre Nachkommen den so entstandenen längeren Hals. Die zweite Theorie, natürliche Selektion genannt, wurde von den beiden britischen Biologen Charles Darwin und Alfred Russel Wallace entwickelt. Nach dieser Vorstellung sind Giraffen unterschiedlich, wobei der Hals bei manchen länger und bei manchen kürzer ist. Exemplare mit längerem Hals finden leichter Nahrung, können deshalb besser überleben und mehr Nachkommen hervorbringen. Nach und nach werden also in jeder Generation die Varianten mit immer längerem Hals selektioniert.

Wallace war ein ziemlicher Außenseiter und arbeitete auf dem malaiischen Archipel, wie er damals hieß. Im Jahr 1858, mit 35 Jahren, äußerte er in einem Brief an Darwin seine Ideen. Was er nicht wusste: Der ältere Mann war selbst schon viele Jahre zuvor zu der gleichen Schlussfolgerung gelangt. Da es so umwälzende Ideen waren, die auch gesellschaftliche und religiöse Auswirkungen nach sich ziehen konnten, hatte Darwin noch nicht den Mut gehabt, sie zu veröffentlichen, aber der Briefwechsel mit Wallace war für ihn ein Anlass, aktiv zu werden. Darwin gehörte in Großbritannien zum Urgestein des wissenschaftlichen Establishments, und wenn er weniger Skrupel gehabt hätte, so hätte er Wallaces Brief einfach übergehen und eilig sein Buch herausbringen können. Dann wäre der Name Wallace nie bekannt geworden. Aber stattdessen sorgte Darwin dafür, dass er und Wallace am 1. Juli 1858 vor der Londoner Linnean Society einen gemeinsamen Vortrag halten konnten. Die Veranstaltung führte zu relativ verhaltenen Reaktionen und hatte kaum unmittelbare Auswirkungen. In einer der schlechtesten Ankündigungen der Wissenschaftsgeschichte sagte der Präsident der Gesellschaft im Rahmen seiner Jahresansprache: »Dieses Jahr war in der Tat nicht durch eine jener verblüffenden Entdeckungen gekennzeichnet, die das Wissenschaftsgebiet, zu dem sie gehören, sozusagen auf einen Schlag revolutionieren.« Dennoch ebnete der Vortrag im folgenden Jahr den Weg für die Veröffentlichung von Darwins Buch *Die Entstehung der Arten*, das unsere biologischen Kenntnisse ein für alle Mal verändern sollte.[6]

Im Jahr 1892, 33 Jahre nachdem Darwins epochemachende Arbeit erschienen war, formulierte der deutsche Biologe August Weismann eine saubere Widerlegung von Lamarcks Ideen. Zwar wusste man schon seit sehr langer Zeit, dass Sexualität und Fortpflanzung bei Menschen in Verbindung stehen, aber erst in den letzten 300 Jahren entdeckte man, mit welchem entscheidenden Ereignis der Vorgang beginnt: mit der Verschmelzung einer Samen- und einer Eizelle.[7] Die Befruchtung der Eizelle durch die Samenzelle führt dazu, dass auf scheinbar wundersame Weise ein ganz neues Individuum entsteht. Dieses ist aus Billionen Zellen zusammengesetzt, die im Körper nahezu alle Funktionen ausführen und mit ihm sterben. Zusammenfassend bezeichnet man sie als somatische Zellen, nach dem lateinischen und griechischen Wort *soma* für den Körper. Samen- und Eizelle dagegen sind Keimbahnzellen: Sie liegen in unseren Keimdrüsen, das heißt beim Mann in den Hoden und bei Frauen in den Eierstöcken. Sie sind die einzigen, die Erbinformation – unsere Gene – weitergeben. Weismann erklärte, Keimbahnzellen könnten somatische Zellen der nächsten Generation hervorbringen, das Umgekehrte geschehe aber nie. Die Trennung zwischen den beiden Zelltypen wird auch als Weismann-Barriere bezeichnet. Wenn also eine Giraffe ihren Hals streckt, beeinflusst sie damit zwar vielleicht verschiedene somatische Zellen, aus denen Muskeln und Haut am Hals bestehen, aber diese Zellen sind nicht in der Lage, irgendwelche Veränderungen an ihre Nachkommen weiterzugeben. Die in den Keimdrüsen geschützten Keimbahnzellen bleiben von den Tätigkeiten der Giraffen und allen Eigenschaften, die ihr Hals annimmt, unbeeinflusst.[8]

Die Keimbahnzellen, die unsere Gene weitergeben, sind in einem gewissen Sinn unsterblich: Ein winziger Anteil von ihnen dient dazu, durch sexuelle Fortpflanzung die somatischen Zellen und Keimbahnzellen der nächsten Generation hervorzubringen und damit die Uhr der Alterung wieder auf Null zu stellen. Unser Körper – unser Soma – ist in jeder Generation einfach das Gefäß, das die Fortpflanzung der Gene erleichtert, und nachdem er diesen Zweck erfüllt hat, ist er entbehrlich. Der Tod eines Tieres oder eines Menschen ist eigentlich der Tod des Gefäßes.

WARUM GIBT ES DEN TOD ÜBERHAUPT? Warum leben wir nicht einfach ewig?

Der ukrainisch-amerikanische Genetiker Theodosius Dobzhansky schrieb im 20. Jahrhundert: »Nichts in der Biologie hat einen Sinn, außer im Licht der Evolution.«[9] In der Biologie lautet die Antwort auf die Frage, warum etwas geschieht, letztlich immer: weil es in der Evolution so entstanden ist. Als ich mich zum ersten Mal mit der Frage befasste, warum wir sterben, hatte ich die naive Vorstellung, der Tod sei vielleicht die Methode, mit der die Natur der nächsten Generation das Gedeihen und die Fortpflanzung ermöglicht, ohne dass ältere Individuen weiterleben und mit den jüngeren um Ressourcen konkurrieren, womit das Überleben der Gene besser gewährleistet wird. Außerdem besitzt jedes Mitglied einer neuen Generation eine andere Genkombination als seine Eltern, und da das Kartenspiel des Lebens auf diese Weise ständig neu gemischt wird, ist das Überleben der Spezies als Ganzes besser gesichert.

Diese Idee gibt es mindestens seit den Zeiten des römischen Dichters Lucretius, der im 1. Jahrhundert v. u. Z. lebte. Sie ist reizvoll – aber sie ist auch falsch. Das Problem besteht darin, dass Gene, die der Gruppe auf Kosten des Individuums nützen, in der Population nicht stabil erhalten bleiben können, weil es Betrüger gibt. Ein »Betrüger« ist in der Evolution jede Mutation, die dem Individuum auf Kosten der Gruppe dient. Nehmen wir beispielsweise an, bestimmte Gene würden die Alterung begünstigen, sodass Menschen rechtzeitig sterben, was der Gruppe nützt. Werden aber diese Gene durch eine Mutation inaktiviert, sodass ein Individuum länger lebt, hätte dieses durch sein längeres Leben auch mehr Gelegenheiten, Nachkommen hervorzubringen, obwohl das der Gruppe nicht dienen würde.[10] Am Ende würde eine solche Mutation die Oberhand gewinnen.

Viele Insekten und die meisten Getreidepflanzen pflanzen sich, im

Gegensatz zu Menschen, nur einmal fort. Arten wie der Erdwurm *Caenorhabditis elegans*, aber auch Lachse, produzieren mit einem Schlag eine große Zahl von Nachkommen und sterben dabei, wobei ihr eigener Körper häufig durch eine Art Selbstmord wiederverwertet wird.[11] Ein solches Fortpflanzungsverhalten ist für Würmer sinnvoll, denn sie leben in der Regel als Inzuchtklone und gleichen deshalb genetisch genau ihren Nachkommen. Das Fortpflanzungsverhalten der Lachse dagegen ist eine Folge ihres Lebenszyklus: Sie müssen im Ozean Tausende von Kilometern weit schwimmen, bevor sie zum Laichen zurückkehren. Da kaum eine Chance besteht, dass sie eine solche Reise zweimal überleben, ist ihnen besser gedient, wenn sie alle Kraft in eine einmalige Paarung stecken, ihre gesamte Energie darauf verwenden und dabei sogar sterben: Nur so können sie eine ausreichende Zahl von Nachkommen produzieren und damit eine möglichst große Chance schaffen, dass diese auch überleben. Für Arten wie Menschen, Fliegen oder Mäuse, die sich viele Male fortpflanzen, wäre es genetisch nicht sinnvoll, während der Produktion der Nachkommen zu sterben, mit denen sie nur zu 50 Prozent verwandt sind. Die natürliche Selektion wird ganz allgemein nur selten zum Vorteil von Arten oder auch Gruppen tätig. Selektioniert wird vielmehr das, was die Evolutionsbiologen als Fitness bezeichnen: die Fähigkeit der Individuen, ihre Gene weiterzugeben.

Wenn das Ziel darin besteht, die Weitergabe unserer Gene sicherzustellen, stellt sich die Frage: Warum hat die Evolution nicht die Alterung von vornherein verhindert? Schließlich haben Menschen doch umso größere Chancen, Nachkommen hervorzubringen, je länger sie leben. Die kurze Antwort lautet: In der Geschichte unserer Spezies war das Leben meistenteils kurz. Menschen starben in der Regel schon vor ihrem 30. Geburtstag durch Unfälle, Krankheiten, Raubtiere oder Mitmenschen. Für die Evolution bestand also keine Notwendigkeit, eine lange Lebensdauer zu selektionieren. Aber heute haben wir die Welt sicherer und gesünder gemacht: Warum leben wir jetzt nicht einfach weiter?

Eine Lösung für dieses Rätsel zeichnete sich erstmals in den 1930er-Jahren ab. Das lag an J. B. S. Haldane und Ronald Fisher, zwei Mitgliedern der britischen Wissenschaftlerelite. Haldane war ein Universalgelehrter und beschäftigte sich mit allem Möglichen, von den Mechanismen der Enzymwirkung bis zum Ursprung des Lebens. Er war Sozialist, wurde in Großbritannien seiner Illusionen beraubt und wanderte schließlich nach Indien aus, wo er starb.[12] Fishers grundlegende Beiträge zur Statistik haben unsere Kenntnisse über die Evolution vorangebracht und bilden auch die Grundlage für die randomisierten klinischen Studien, die heute zur Erprobung der Wirksamkeit neuer Medikamente oder medizinischer Methoden dienen und Millionen Menschenleben gerettet haben. Mehr als 50 Jahre nach seinem Tod – er starb 1962 – geriet er wegen seiner Ansichten über Eugenik und Rasse zunehmend in die Kritik. Im Gonville and Caius College in Cambridge, wo Fisher einst tätig war, wurde kürzlich ein Buntglasfenster entfernt, auf dem eine von Fishers entscheidenden Ideen für die Gestaltung von Experimenten dargestellt war. Was mit dem Fenster letztlich geschehen soll, ist noch nicht sicher.[13]

Fisher und Haldane kamen unabhängig voneinander ungefähr zur gleichen Zeit auf eine revolutionäre Idee. Wie beide erkannten, wirkt die Selektion stark gegen Mutationen, die in einem frühen Lebensstadium schädlich sind, denn die Individuen, die sie tragen, pflanzen sich nicht fort. Das gilt aber nicht für ein Gen, das erst später im Leben nachteilige Wirkungen hat, denn wenn es Schaden anrichtet, haben wir es bereits weitergegeben.[14] Während eines großen Teils der Vergangenheit unserer Spezies hätten wir seine schädlichen Folgen nicht einmal bemerkt, denn lange bevor solche Effekte sich bemerkbar machten, waren die Menschen bereits tot. Erst seit relativ kurzer Zeit werden uns die Folgen von Mutationen bewusst, die im höheren Alter schädlich sind. Von der Huntington-Krankheit zum Beispiel sind in der Regel Menschen über 30 Jahre betroffen, und in diesem Alter hatten sich in früheren Zeiten die meisten von ihnen bereits fortgepflanzt und waren gestorben.

Die Ideen von Fisher und Haldane sind eine Erklärung dafür, warum bestimmte schädliche Gene in der menschlichen Bevölkerung erhalten bleiben, aber was sie für die Alterung bedeuten, war nicht sofort zu erkennen. Dies verstand man erst, als der britische Biologe Peter Medawar, auch er eine geniale, schillernde Gestalt, sich dem Problem widmete.[15] Berühmt wurde der in Brasilien geborene Medawar vor allem mit seinen Gedanken über die Frage, wie das Immunsystem transplantierte Organe abstößt und Toleranz erwirbt. Im Gegensatz zu vielen anderen Forschern und Forscherinnen, die sich auf ein enges Fachgebiet konzentrieren, waren Medawars Interessen wie die von Haldane breit gefächert, und seine Bücher erfreuten sich wegen ihrer Vielseitigkeit und ihres eleganten Stils großer Beliebtheit. Viele Wissenschaftler und Wissenschaftlerinnen meiner Generation sind mit seinem 1981 erstmals erschienenen Werk *Ratschläge für einen jungen Wissenschaftler* aufgewachsen – ich fand es hochtrabend und arrogant, aber gleichzeitig auch tiefgründig, fesselnd und geistreich.

Medawar formulierte die Theorie der Alterung durch Mutationsansammlung, wie sie später genannt wurde. Selbst wenn ein Mensch zahlreiche genetische Mutationen trägt, die anfangs seine Gesundheit nicht merklich beeinträchtigen, bringen sie im höheren Alter in ihrer Gesamtheit chronische Probleme mit sich, was zur Alterung führt.

Der Biologe George Williams ging noch einen Schritt weiter und äußerte die Vermutung, die Alterung trete ein, weil die Natur genetische Varianten selbst dann selektioniert, wenn sie im späteren Leben schädlich sind, solange sie in einem früheren Stadium einen Nutzen bringen. Diese Theorie wird als antagonistische Pleiotropie bezeichnet. *Pleiotropie* ist einfach ein hochtrabender Begriff für das Phänomen, dass ein Gen mehrere Wirkungen ausüben kann. Mit antagonistischer Pleiotropie ist also gemeint, dass das gleiche Gen entgegengesetzte Effekte hat; bei Genen, die an der Alterung beteiligt sind, können solche Effekte zu unterschiedlichen Zeiten eintreten, sodass sie in frühen Lebensjahren hilfreich und später problematisch sind. Gene, die in jungen Jahren das Wachstum unterstützen, steigern beispielsweise später die Gefahr von Alterskrankheiten wie Krebs oder Demenz.

Ganz ähnlich die Disposable-Soma-Theorie: Sie besagt, dass ein Organismus, dem nur begrenzte Ressourcen zur Verfügung stehen, diese zwischen frühzeitigem Wachstum und Fortpflanzung auf der einen Seite und einer Lebensverlängerung durch ständige Reparatur der zellulären Abnutzungserscheinungen auf der anderen aufteilen muss.[16] Nach Angaben des Biologen Thomas Kirkwood, der die Theorie in den 1970er-Jahren erstmals formulierte, ist die Alterung eines Organismus ein evolutionärer Tauschhandel zwischen Langlebigkeit und höheren Chancen, die eigenen Gene durch erfolgreiche Fortpflanzung weiterzugeben.

Gibt es Belege für diese verschiedenen Gedanken über das Altern? Man hat mit Taufliegen und Würmern experimentiert, zwei beliebten Versuchstierarten, die sich im Labor leicht züchten lassen und eine kurze Generationszeit haben. Genau wie die Theorien vorhersagen, vermindern Mutationen, welche die Lebensdauer verlängern, die Fruchtbarkeit (das heißt die Geschwindigkeit, mit der ein Organismus Nachkommen hervorbringt).[17] Ähnliche Wirkungen hat eine Verminderung der täglich mit der Nahrung aufgenommenen Kalorienzahl: Auch sie verlängert bei diesen Organismen das Leben und vermindert die Fruchtbarkeit.

Abgesehen von den ethischen Schranken besteht für Experimente mit Menschen noch ein weiteres Hindernis: Zwischen den Generationen liegen bei uns zwei bis drei Jahrzehnte, eine zu lange Zeit für Forschungsarbeiten im Rahmen einer typischen wissenschaftlichen Laufbahn, ganz zu schweigen von den wenigen Jahren, die eine Doktorandin oder ein Forschungsassistent in der Regel an einer Stelle arbeitet. Eine ungewöhnliche Analyse hat man aber an britischen Aristokraten aus den letzten 1200 Jahren vorgenommen: Sie zeigt, dass unter Frauen, die älter als 60 Jahre alt wurden (wodurch man Faktoren wie Krankheit, Unfälle und Tod im Kindbett ausschließen wollte), diejenigen mit weniger Kindern am längsten lebten.[18] Die Autoren vertreten die Ansicht, dass auch beim Menschen eine umgekehrte Beziehung zwischen Fruchtbarkeit und Lebenserwartung besteht, aber wie alle gestressten Eltern wissen, kann es natürlich auch viele andere Gründe geben, warum weniger Kinder mit einer längeren Lebenserwartung verbunden sind.

MIT DER STEIGERUNG DER LEBENSERWARTUNG während der letzten einhundert Jahre sind wir bei einem weiteren seltsamen Aspekt der Alterung, den es nahezu ausschließlich bei Menschen gibt: der Menopause. Von wenigen anderen biologischen Arten wie den Schwertwalen abgesehen, können weibliche Tiere sich fast bis zum Ende ihres Lebens fortpflanzen, Frauen dagegen verlieren diese Fähigkeit in der Lebensmitte. Eigenartig ist dabei auch, dass die Veränderung bei Frauen sehr plötzlich einsetzt, während die Fruchtbarkeit bei Männern nur allmählich nachlässt.

Wenn die Selektion während der Evolution unsere Fähigkeit zur Weitergabe unserer Gene begünstigt, könnte man annehmen, dass sie auch während unseres Lebens so lange wie möglich für Fortpflanzung sorgt. Warum können Frauen also schon in einem relativ frühen Lebensstadium keine Nachkommen mehr zur Welt bringen?

Damit stellt man vielleicht die falsche Frage. Unsere engsten Verwandten, insbesondere die Menschenaffen, bekommen ungefähr im gleichen Alter wie wir keine Babys mehr: mit knapp 40 Jahren. Der Unterschied besteht nur darin, dass sie in der Regel wenig später sterben. Auch während der Menschheitsgeschichte starben die meisten Frauen kurz nach der Menopause oder sogar schon früher. Eigentlich müsste man also vielleicht nicht die Frage stellen, warum die Menopause so früh im Leben eintritt, sondern warum Frauen danach noch so lange leben.

Menschen können erst dann sicher sein, dass sie sich fortgepflanzt haben – in dem Sinn, dass ihre Gene weitergegeben wurden –, wenn ihr jüngstes Kind sich selbst versorgen kann, und Menschen machen eine besonders lange Kindheit durch, in der sie von ihren Eltern abhängig sind. Möglicherweise ist die Menopause entstanden, damit Frauen vor dem größeren Risiko einer Entbindung im höheren Alter geschützt sind, sodass sie länger am Leben bleiben und die Kinder versorgen können, die sie bereits haben.[19] Das wäre auch eine Erklärung dafür, warum Männer – für die ein solches größeres Risiko nicht besteht – bis zu einem viel höheren Alter fortpflanzungsfähig bleiben. Vielleicht war die Menopause also eine Anpassung, mit der eine möglichst große Chance bestand, dass die Kinder einer Frau erwachsen werden und damit ihre Gene weitergeben. Das ist die sogenannte Hypothese der guten Mutter. Tatsächlich sind die Jungtiere der wenigen Arten, deren Weibchen nach den fortpflanzungsfähigen Jahren noch lange am Leben bleiben, ebenfalls auf eine längere Versorgung durch die Mutter angewiesen. Aber selbst bei diesen Arten geht die Fruchtbarkeit eher allmählich verloren und nicht durch die abrupte Veränderung einer Menopause. Bei Elefanten beispielsweise nimmt die Fruchtbarkeit zwar mit dem Alter ab, im Gegensatz zu Menschen können sie aber auch in einem sehr späten Lebensstadium noch Nachkommen zur Welt bringen.[20] Ähnlich sind die Verhältnisse bei Schimpansen: Hier konnte man zwar beobachten, dass Weibchen weit über das gebärfähige Alter hinaus am Leben blieben, die Menopause tritt aber eigentlich erst gegen Ende der Lebensdauer ein.[21]

Die »Großmutter-Hypothese« als Erklärung für die Entstehung der Menopause weitet den gleichen Gedanken um eine weitere Generation aus.[22] Sie wurde erstmals von der Anthropologin Kristen Hawkes formuliert und besagt: Ein längeres Leben ist sinnvoll, wenn eine Frau bei der Versorgung ihrer Enkel hilft und damit deren Überlebens- und Fortpflanzungsaussichten verbessert. Andere vertreten allerdings die Ansicht, es sei für eine Frau, die weiterhin eigene Kinder haben und damit die Hälfte ihrer Gene weitergeben kann, nur in den seltensten Fällen besser, diese Möglichkeit zugunsten des Überlebens ihrer Enkel aufzugeben, die nur ein Viertel ihrer Gene tragen.

Ein anderer Gedanke stützt sich auf Untersuchungen an Schwertwalen, einer der wenigen biologischen Arten, die wie Menschen eine echte Menopause durchmachen und in Gruppen zusammenleben: Danach ist die Menopause ein Weg, um Konflikte zwischen den Generationen zu vermeiden.[23] Bei manchen gruppenbildenden Arten wird die Fortpflanzung bei jüngeren Weibchen unterdrückt, und diese werden als Helferinnen für die älteren Weibchen tätig, die Junge bekommen. Bei Menschen gibt es eine solche Überschneidung kaum: Frauen pflanzen sich nicht mehr fort, wenn die nächste Generation mit der Fortpflanzung beginnt. Sie hätten kein Interesse daran, ihre Schwiegermutter bei der Produktion weiterer Kinder zu unterstützen, denn mit dieser haben sie keine Gene gemeinsam. Dagegen vererbt eine Frau, die ihrer Schwiegertochter bei der Fortpflanzung hilft, auf diese Weise ein Viertel ihrer Gene an ihre Enkel. Deshalb ist es möglicherweise für sie die beste Strategie, die Fortpflanzung einzustellen und stattdessen der Schwiegertochter bei der Fortpflanzung zu helfen.

Möglicherweise hat sich aber auch einfach die Zahl der Eizellen bei Frauen im Laufe der Evolution so entwickelt, dass sie zu ihrer durchschnittlichen Lebensdauer in freier Wildbahn passt.[24] Nach Ansicht von Steven Austad, der heute an der University of Alabama in Birmingham arbeitet, diente die Menopause möglicherweise überhaupt nicht der Anpassung in dem Sinn, dass sie das Dasein als Mutter oder Großmutter begünstigt. Menschen leben erst seit rund 40 000 Jahren deutlich länger als Neandertaler oder Schimpansen. Möglicherweise reichte die Zeit also noch nicht, damit die alternden weiblichen Eierstöcke sich an diese längere Lebenserwartung anpassen konnten.[25] Wo man keine handfesten Experimente machen kann, diskutieren Forscher und Forscherinnen gern, und das gilt in der Evolutionsbiologie ganz besonders.

ALLE DIESE THEORIEN über die Ursachen der Alterung basieren auf dem Gedanken, dass ein Wegwerfkörper seine Gene weitergibt, bevor er altert und stirbt. Dadurch wird die Uhr der Alterung in gewisser Weise mit jeder Generation wieder auf Null gestellt. Solche Theorien gelten eigentlich nur für Lebewesen, bei denen es einen eindeutigen Unterschied zwischen Eltern und Nachkommen gibt. Das ist sicher bei allen der Fall, die sich sexuell fortpflanzen. Die Sexualität ist in der Evolution entstanden, weil sie ein effizienter, leistungsfähiger Mechanismus ist, mit dem die Gene beider Eltern immer wieder neu kombiniert werden; dadurch ergibt sich bei den Nachkommen eine genetische Variationsbreite, mit der Lebewesen sich an eine wechselnde Umwelt anpassen können. In einem gewissen Sinn kann man sagen: Der Tod ist der Preis, den wir für Sex bezahlen! Das mag eine einprägsame Aussage sein, aber nicht alle Tiere, bei denen man zwischen Keimbahn und Soma unterscheiden kann, pflanzen sich sexuell fort. Außerdem hat sich herausgestellt, dass auch Einzeller wie Hefe und Bakterien altern und sterben, solange es eine eindeutige Abgrenzung zwischen Mutter- und Tochterzellen gibt.[26]

Die Gesetze der Evolution gelten für alle biologischen Arten, und alle Lebewesen bestehen aus den gleichen Substanzen. Seit Darwins Zeit führt es in der Biologie immer wieder zu Verblüffung, dass die Evolution, die einfach Fitness – das heißt die Effizienz, mit der eine Spezies ihre Gene weitergeben kann – selektioniert, zu der atemberaubenden Vielfalt der Lebensformen auf der Erde geführt hat. Zu dieser Vielfalt gehört auch ein breites Spektrum unterschiedlicher Lebenserwartungen – manche bemessen sich nach Stunden, andere erstrecken sich über mehr als ein Jahrhundert. Wenn wir als Menschen etwas über die potenziellen Grenzen unserer Lebensdauer erfahren wollen, können wir quer durch das Tierreich einige überraschende Erkenntnisse gewinnen.

KAPITEL 2

SCHNELL LEBEN, JUNG STERBEN

Im Frühjahr gehen meine Frau und ich häufig im Hardwick Wood spazieren, einem Wald nicht weit vom britischen Cambridge. Dort bewundern wir den Teppich aus Glockenblumen, der den Boden bedeckt. Einmal kamen wir auf einem schmalen Pfad zu einer steinernen Gedenktafel, die an Oliver John Hardiment erinnert, einen jungen Mann, der 2006 im Alter von 25 Jahren gestorben war. Unter seinem Namen stand ein Zitat des indischen Autors Rabindranath Tagore: »Der Schmetterling zählt nicht die Monate, sondern die Momente, und hat Zeit genug.«

Das Leben eines Schmetterlings dauert manchmal nur eine Woche, und die meisten Arten leben noch nicht einmal einen Monat. Als ich an das flüchtig kurze Leben eines typischen Schmetterlings dachte, fiel mir auf, in welchem Kontrast es zu etwas anderem steht, das mich fasziniert hatte. In New York war ich oft im American Museum of Natural History gewesen, wo ein riesiger Querschnitt durch den Stamm eines Mammutbaums ausgestellt ist. Als der Baum 1891 gefällt wurde, war er mehr als 1300 Jahre alt. In Großbritannien gibt es einige Eiben, deren Alter auf über 3000 Jahre geschätzt wird.

Natürlich sind Bäume etwas grundlegend anderes als wir, denn sie können sich regenerieren. Ein Apfelbaum im Botanischen Garten der Universität Cambridge wurde aus einem Steckling des Baumes herangezogen, unter dem der junge Isaac Newton vor einigen Jahrhunderten ungefähr 150 Kilometer nördlich beim Woolsthorpe Manor gesessen hatte, dem Anwesen seiner Familie. Es gibt sogar mehrere »Newton-Bäume«; alle waren anfangs Stecklinge jenes einen Baumes mit dem berühmten Apfel, der zu Boden fiel und der Legende zufolge Newton dazu anregte, die Gravitationstheorie zu formulieren. Die Frage, ob man das Alter dieser Bäume am Wurzelstock des ursprünglichen Baumes bemessen soll, ist interessant, aber sie unterscheidet sich von der Frage nach der Lebensdauer von Tieren.

Auch im Tierreich gibt es Arten mit baumähnlichen Eigenschaften. Ein Arm, den man einem Seestern abschneidet, wächst sofort nach. Noch eindrucksvoller ist die Hydra, ein kleines Wassertier: Sie scheint überhaupt nicht zu altern und kann ständig Gewebe regenerieren.[1] Das Ganze ist allerdings ein komplizierter Vorgang.[2] Wie sich in einer Studie gezeigt hat, sind allein an der Regeneration des Kopfes zahlreiche Gene beteiligt. Und das alles bei einem Tier, das nur wenig mehr als einen Zentimeter misst.

Die Hydra ist schon bemerkenswert, aber einer ihrer Verwandten, ein weiterer Meeresbewohner, kann sogar rückwärts altern – zumindest im übertragenen Sinn. Diese Spezies heißt *Turritopsis dohrnii* und wird auch als »unsterbliche Qualle« bezeichnet. Sind solche Quallen einer Verletzung oder Belastungen ausgesetzt, gehen sie in ein früheres Entwicklungsstadium über und beginnen mit ihrem Leben ganz von vorn. Es ist fast, als könnte sich ein verletzter Schmetterling wieder in die Raupe zurückverwandeln und einen neuen Anfang machen.[3]

Hydra und unsterbliche Quallen lassen keine Alterungserscheinungen erkennen und werden deshalb häufig als biologisch unsterblich bezeichnet. Das heißt nicht, dass sie nicht sterben würden – sie können sterben und sterben auch aus allen möglichen Gründen. Nach wie vor müssen sie natürliche Feinde fürchten und sich selbst ausreichend mit Nahrung versorgen, um zu überleben. Es heißt auch nicht, dass sie *nicht* aus biologischen Gründen sterben *könnten*. Aber im Gegensatz zu nahezu allen anderen Tieren nimmt die Wahrscheinlichkeit, dass sie sterben, nicht mit dem Alter zu.

Arten wie Hydra und die unsterbliche Qualle sind für Altersforscher von besonderem Interesse, denn sie können Anhaltspunkte dafür liefern, wie auch wir den Alterungsprozess abwehren können. Für mich ähneln sie allerdings mit ihrer Fähigkeit, ganze Körperteile oder sogar einen vollständigen Organismus zu regenerieren, eher den Bäumen als uns. Zwar können wir aufgrund der Tatsache, dass sie nicht erkennbar altern, faszinierende Erkenntnisse gewinnen, aber welche Bedeutung solche Erkenntnisse für die Alterung der Menschen haben, ist alles andere als klar. Manches in der Biologie ist allgemeingültig, insbesondere wenn es mit grundlegenden Mechanismen zu tun hat. In anderen Fällen jedoch lassen sich sogar Entdeckungen an Ratten oder Mäusen, die Säugetiere sind und uns biologisch viel näher stehen, nur schwer auf Menschen übertragen. Bis Befunde, die an Hydra oder Quallen gewonnen wurden, für uns nützlich werden, dürfte noch viel Zeit vergehen.

VIELLEICHT MÜSSEN WIR DEN BLICK auf Arten richten, die enger mit uns verwandt sind, beispielsweise auf Säuge- oder zumindest Wirbeltiere. Bei Tieren dieser Klasse findet man zwar nicht das gewaltige Spektrum verschiedener Lebenserwartungen wie das zwischen Insekten und Bäumen, aber auch sie unterscheiden sich beträchtlich. Manche kleinen Fische leben nur wenige Monate, ein Grönlandwal dagegen hat bekanntermaßen mehr als 200 Jahre gelebt, und ein Grönlandhai wurde nach heutiger Kenntnis sogar fast 400 Jahre alt.

Welche Ursachen haben diese starken Schwankungen, die sogar innerhalb einer einzelnen Tiergruppe wie den Säugetieren auftreten? Können wir bei allen diesen Arten aus irgendwelchen generellen Eigenschaften eine Gesetzmäßigkeit ableiten? Nach solchen Zusammenhängen suchen Forscher und Forscherinnen schon seit Langem. Insbesondere Physiker sind an allgemeinen Regeln interessiert, mit denen sie in ganz unterschiedlichen Beobachtungen einen Sinn finden können. Einer von ihnen ist Geoffrey West vom Santa Fe Institute, der heute an komplexen Systemen einschließlich der Alterung arbeitet. West nimmt einen weit gefassten Blickwinkel ein und analysiert, wie Städte und Unternehmen, aber auch Lebewesen, wachsen, altern und sterben. Dabei geht er auch der Frage nach, wie manche Eigenschaften von Tieren sich auf ein breites Spektrum von Größen und Lebenserwartungen verteilen.[4]

Betrachtet man die Säugetiere, so gilt ganz allgemein, dass ihr Leben umso länger dauert, je größer ein Tier ist. Im Hinblick auf die Evolution ist das plausibel. Ein kleines Tier ist stärker durch natürliche Feinde gefährdet, und bei ihm hätte eine längere Lebenserwartung keinen Sinn, wenn es ohnehin gefressen wird, lange bevor es aufgrund seines Alters stirbt. Ein tiefer liegender Grund für den Zusammenhang zwischen Körpergröße und Lebensdauer ist aber in der Stoffwechselrate zu suchen. Das ist, grob gesagt, die Geschwindigkeit, mit der ein Tier die Brennstoffe aus der Nahrung verbraucht, um die für seine Funktion notwendige Energie zu gewinnen. Kleine Tiere haben im Verhältnis zur Größe eine größere Körperoberfläche und geben deshalb Wärme schneller ab. Als Ausgleich müssen sie mehr Wärme erzeugen, das heißt, sie müssen eine höhere Stoffwechselrate aufrechterhalten und im Verhältnis zu ihrem Gewicht mehr fressen. Deshalb nimmt die Gesamtzahl der Kalorien, die ein Tier pro Stunde verbrennt, langsamer zu als das Gewicht des Tieres. Ein Tier, das zehnmal größer ist, verbrennt in jeder Stunde nur die vier- bis fünffache Zahl an Kalorien. Oder anders gesagt: Im Verhältnis zum Gewicht verbrennen kleinere Tiere mehr Kalorien als größere. Der Zusammenhang zwischen Kalorienverbrauch und Körpermasse wird auch als Kleiber-Gesetz bezeichnet; der Name erinnert an Max Kleiber, der in den 1930er-Jahren nachweisen konnte, dass die Stoffwechselrate eines Tieres mit der Potenz von 3/4 der Körpermasse zunimmt. Der genaue Zahlenwert ist dabei ein wenig umstritten, und manche Autoren konnten zeigen, dass eine Potenz von 2/3 besser zu den Daten passt.

Da auch die Pulsfrequenz mit der Stoffwechselrate zunimmt, erleben Säugetiere in einem breiten Größenspektrum – von Hamstern bis zu Walen – während ihres gesamten Lebens ungefähr die gleiche Zahl von Herzschlägen, nämlich rund 1,5 Milliarden. Bei Menschen ist die Zahl derzeit nahezu doppelt so hoch, aber unsere Lebenserwartung hat sich auch in den letzten einhundert Jahren verdoppelt. Es hat fast den Anschein, als wären Säugetiere so konstruiert, dass sie eine bestimmte Zahl von Herzschlägen überleben, ganz ähnlich wie ein typisches Auto, das ungefähr 250 000 Kilometer durchhält. West weist darauf hin, dass 1,5 Milliarden auch ungefähr die Gesamtzahl der Umdrehungen ist, die ein Automotor im Laufe seiner durchschnittlichen Lebensdauer absolviert, und er fragt – vielleicht ein wenig augenzwinkernd –, ob das nur Zufall ist oder etwas über die gemeinsamen Mechanismen der Alterung aussagt!

Solche Zusammenhänge legen die Vermutung nahe, dass es für die Lebensdauer natürliche Grenzen gibt, denn Körpergröße und Stoffwechselrate schwanken nur in einem gewissen Rahmen. Ein Tier kann beispielsweise durch Evolution nicht beliebig groß werden, ohne unter seinem eigenen Gewicht zusammenzubrechen. Ein solches Tier hätte auch große Schwierigkeiten, seine Zellen mit dem erforderlichen Sauerstoff zu versorgen. Der Stoffwechsel muss so schnell ablaufen, dass ein Tier sich bewegen und Nahrung finden kann – und für die Geschwindigkeit, die der Stoffwechsel bei kleinen Tieren erreichen kann, gibt es biologische Grenzen. Innerhalb des möglichen Spektrums jedoch gelten solche Regeln bemerkenswert genau. Geoffrey West erklärt, er müsse nur die Größe eines Säugetiers kennen, um mithilfe der Größengesetze nahezu alle seine Eigenschaften abschätzen zu können, vom Futterverbrauch über die Herzfrequenz bis zur Lebensdauer.

Das ist durchaus bemerkenswert, und auch wenn es dabei um Durchschnittswerte geht, klingt es fast nach einer Faustregel, welche die Lebensdauer begrenzt. Aber wie steht es mit der deutlichen Zunahme der Lebensdauer von Menschen während der letzten einhundert Jahre? Wie West betont, stellt sich dabei die Frage, was man mit

Lebensdauer meint: Unsere Lebenserwartung hat sich in den letzten einhundert Jahren fast verdoppelt, aber wir haben nichts dafür getan, unsere *maximale* Lebensdauer zu verlängern – sie liegt nach wie vor bei rund 120 Jahren. Nach seiner Ansicht spricht alles dafür, dass Alterung und Sterblichkeit eine Folge der Abnutzung während des Lebens sind. Die unausweichlichen Kräfte der Entropie – ein Maß für die Unordnung – verlaufen in Richtung von Unordnung und Zerfall, womit sie dem Traum von der Unsterblichkeit entgegenstehen. Im Gegensatz zu Autos, deren mechanische Bauteile wir gegen neue austauschen können, wenn sie abgenutzt sind, können wir uns selbst nicht einfach mit neuen Ersatzteilen ausstatten und damit unendlich weitermachen.

EINE SOLCHE FAUSTREGEL für den Zusammenhang zwischen Körpergröße, Stoffwechsel und Lebensdauer mag faszinierend sein, in der Biologie interessiert man sich aber in der Regel eher für die Ausnahmen. Man studiert gern Arten, die dem System ein Schnippchen schlagen, weil man hofft, daraus etwas über die grundlegenden Mechanismen der Alterung zu erfahren. Eine große Frage lautet: Gibt es eine theoretische maximale Lebensdauer? Wir haben bereits Arten wie Hydra und Quallen kennengelernt, die offensichtlich überhaupt nicht altern und abgenutzte Körperteile ständig ersetzen können. Der Zweite Hauptsatz der Thermodynamik – der besagt, dass die Unordnung oder Entropie bei allen natürlichen Vorgängen im Laufe der Zeit zunimmt – ist zwar Biologen und Biologinnen wohlbekannt, die meisten unter ihnen würden allerdings abstreiten, dass dieses Gesetz generell für Alterung und Tod gilt. Der Grund: Lebewesen sind nicht die geschlossenen Systeme, die dieses Gesetz verlangt, sondern können nur mit einem ständigen Zustrom von Energie existieren. Mit ausreichend großem Energieaufwand kann man die Entropie sogar umkehren, beispielsweise indem man regelmäßig den Dachboden putzt oder die Festplatte aufräumt. Oft sind wir nur der Ansicht, dass es sich nicht lohnt.

Aus solchen Gründen gilt die Alterung in der Biologie meist nicht als unvermeidlich.[5] In der Evolution geht es vielmehr stets um Fitness, um die Fähigkeit, unsere Gene so effizient wie möglich weiterzugeben. Ein langes Leben ist dabei nur dann etwas wert, wenn wir weder gefressen werden noch an Krankheiten oder Unfällen sterben, lange bevor der Tod uns wegen des hohen Alters ereilt. Deshalb leben Vögel, die vor natürlichen Feinden davonfliegen können, in der Regel länger als Tiere mit ungefähr der gleichen Größe, die am Erdboden zuhause sind. Diejenigen Tiere, die Glück haben und von natürlichen Feinden kaum etwas befürchten müssen, haben in einem längeren Leben mehr Zeit, einen Partner oder eine Partnerin zu finden und sich fortzupflanzen. Der langsamere Stoffwechsel, mit dem sie nicht jeden Tag gewaltige Nahrungsmengen zu sich nehmen müssen, ist dann vielleicht einfach ein Weg, um besser bis ins hohe Alter zu überleben. In allen Fällen spiegelt sich in der Lebensdauer nur die Evolution wider, die für jede Spezies die Fitness optimiert hat.

Ein führender Altersforscher ist Steven Austad. Er studiert exotische Tierarten mit höchst unterschiedlicher Lebensdauer. Für einen Wissenschaftler hat er einen ungewöhnlichen Werdegang: Er machte an der University of California in Los Angeles einen Abschluss in englischer Literatur und hatte vor, den großen amerikanischen Roman zu schreiben. Dass wir davon nie gehört haben, so sagt Austad scherzhaft, zeigt nur, wie die Sache ausgegangen ist. Nach der Promotion schrieb er keinen Roman, sondern er arbeitete als Taxifahrer und Zeitungsreporter, bevor er schließlich mehrere Jahre lang im Auftrag der Filmindustrie Löwen, Tiger und andere Wildtiere zähmte. Dabei erwachte sein Interesse an der Wissenschaft, und nun setzte sich Austad wieder auf die Schulbank und beschäftigte sich mit Tierverhalten. Von da an faszinierte ihn die Frage, warum Tiere unterschiedlich schnell altern.[6]

Im Jahr 1991 stellten Austad und seine Doktorandin Kathleen Fisher die Lebensdauer mehrerer hundert Tierarten zusammen. Wie sie dabei herausfanden, verschwindet der Zusammenhang zwischen

Körpergröße und Lebensdauer selbst bei Säugetieren unterhalb einer Schwelle von rund einem Kilogramm Körpergewicht. Mit ihrem wissenschaftlichen Instinkt für das Besondere stellten die beiden nun die Frage, welche Arten am stärksten von dem Größengesetz abweichen, und prägten damit den Lebensdauerquotienten (LQ), wie sie ihn nannten. Der LQ ist das Verhältnis zwischen der durchschnittlichen tatsächlichen Lebensdauer der Spezies und dem Wert, den sie nach den Größengesetzen haben sollte.[7] Nun konnten sie sich auf Arten konzentrieren, die von dem Gesetz besonders stark abweichen und

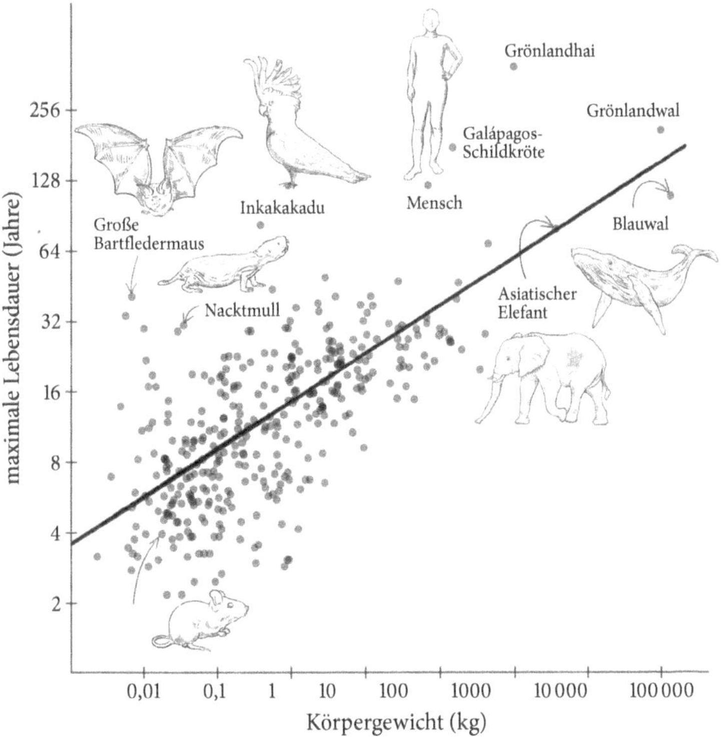

Die Lebensdauer von Tieren nimmt in der Regel mit der Größe zu. Dargestellt ist die geschätzte maximale Lebensdauer von Säugetieren entlang einer Linie, die den allgemeinen Trend zeigt. Gezeigt sind außerdem die Datenpunkte für den Inkakakadu, die Galápagos-Schildkröte und den Grönlandhai. Daten aus der Datenbank AnAge (https://genomics.senescence.info/species/index.html)

viel länger oder viel kürzer leben, als man es aufgrund ihrer Größe erwarten würde.

Wie sich dabei herausgestellt hat, schneiden Menschen schon relativ gut ab: Unser LQ liegt ungefähr bei 5, das heißt, wir leben fünfmal so lange, wie man erwarten würde. Übertroffen werden wir von 19 anderen Säugetieren, nämlich 18 Fledermausarten und dem Nacktmull. Austad hat diese statistischen »Ausreißer« jahrelang studiert und beschreibt sie in anschaulicher Prosa, die zu seiner Ausbildung in englischer Literatur passt.[8] Dabei stellt er eine provokative Frage: Warum beschäftigen sich Altersforscher mit Mäusen und Ratten, die nur einen LQ von 0,7 haben, wo man doch stattdessen auch diese eher außergewöhnlichen Arten erforschen könnte? Es gibt viele Gründe dafür, warum bestimmte Tiere als Modellorganismen ausgewählt werden: Unter anderem wählt man solche, die sich einfach züchten und halten lassen und deren Genetik man gut studieren kann. Über ihre biologischen Eigenschaften haben sich im Laufe der Jahrzehnte umfangreiche Kenntnisse angesammelt. Da die grundlegenden Alterungsmechanismen wahrscheinlich überall die gleichen sind – auch wenn das für die Alterungsgeschwindigkeit nicht gilt –, könnte die Erforschung kurzlebiger Tiere tatsächlich von Vorteil sein, weil sie die Experimente beschleunigen. Deshalb glaube ich nicht, dass viele aus der Gemeinde der Altersforscher Austads Ratschlag in aller Eile beherzigen werden. Aber ich hoffe, dass ihre Zahl ausreicht, damit wir etwas darüber erfahren, wie sich in der Evolution solcher ungewöhnlich langlebigen Exoten eine derart abweichende Alterungsgeschwindigkeit entwickelt hat.

Unter den von Austad beschriebenen Arten sind auch Riesenschildkröten, beispielsweise die Galápagos-Schildkröte, die den Rekord für die Lebensdauer landlebender Wirbeltiere hält und bis zu zwei Jahrhunderte über die Erde wandeln kann. Es wäre durchaus möglich, dass heute noch eine Galápagos-Schildkröte lebt, die von Darwin während seiner fünfjährigen Reise mit der HMS *Beagle*, einem Schiff der Royal Navy, zwischen 1831 und 1836 beobachtet wurde.

Außerdem sind diese Tiere während eines großen Teils ihres langen Lebens auch bemerkenswert frei von Krebs und anderen Krankheiten. Den LQ solcher Schildkröten zu bestimmen, ist aber heikel. Zum einen lässt sich ihr genaues Alter nur schwer feststellen, denn ihre Vergangenheit ist in der Regel schlecht dokumentiert und vielfach von Übertreibungen geprägt. Noch schwieriger ist die Frage, was eine Schildkröte eigentlich wiegt. Ihre Körpermasse besteht zu einem großen Teil aus dem Schutzpanzer, und der ähnelt unseren Haaren und Fingernägeln stärker als einem aktiven Gewebe. Deshalb können Vergleiche mit anderen Tieren leicht in die Irre führen.

Die Riesenschildkröten dürften mit ihrer langen Lebensdauer nicht allein sein. In zwei Studien wurden die Überlebensdaten verschiedener Schildkröten und anderer Reptilien und Amphibien bewertet; dabei beobachtete man bei mehreren Schildkröten und anderen Arten nur eine unerhebliche Alterung.[9] Als *unerhebliche Alterung* bezeichnet man in der Biologie eine geringe oder fehlende Zunahme der Sterblichkeit. In der Öffentlichkeit wurde der Begriff als »ewiges Leben« interpretiert, aber das ist nicht ganz richtig. In Wirklichkeit bedeutet er, dass die Sterblichkeit oder die Wahrscheinlichkeit zu sterben mit dem Alter nicht zunimmt.

Formuliert wurde der Zusammenhang zwischen Sterblichkeit und Alter 1825 von Benjamin Gompertz, einem autodidaktisch gebildeten britischen Mathematiker. Er arbeitete bei einem Versicherungsunternehmen und interessierte sich deshalb für die Frage, wann eine Person, die eine Police kaufen will, voraussichtlich stirbt. Er arbeitete sich durch Totenscheine und entdeckte, dass das Sterberisiko schon vor dem 30. Geburtstag in jedem Jahr exponentiell wächst. Es verdoppelt sich ungefähr alle sieben Jahre. Wenn wir 25 sind, beträgt die Wahrscheinlichkeit, dass wir im Laufe des nächsten Jahres sterben, nur 0,1 Prozent. Bis zum 60. Lebensjahr steigt sie auf 1 Prozent, mit 80 Jahren auf sechs Prozent und mit 100 Jahren auf 16 Prozent. Wenn ein Mensch das 108. Lebensjahr erreicht, besteht nur noch eine Chance von 50 Prozent, dass er ein weiteres Jahr lebt.[10]

Die unerhebliche Alterung, bei der die Sterbewahrscheinlichkeit mit dem Alter nicht exponentiell zunimmt, sondern gleich bleibt, verletzt das Gompertz-Gesetz. Aber auch wenn die Alterung nur unerheblich oder sogar negativ ist, besteht jedes Jahr eine gewisse Wahrscheinlichkeit, dass man an Alterskrankheiten stirbt, von Infektionen oder Unfällen ganz zu schweigen. Alterung besteht nicht nur darin, dass die Sterblichkeit mit dem Alter steigt. Sie hängt auch davon ab, ob die physiologischen Verhältnisse in einem Tier aufrechterhalten werden. Die langlebigen Schildkröten zeigen unverkennbare Alterungserscheinungen. Wie bei älteren Menschen lassen Augenlicht und Herz allmählich nach.[11] Bei manchen von ihnen entwickelt sich Grauer Star. Manche werden auch so schwach, dass sie von Hand gefüttert werden müssen. Diese Tiere altern also durchaus, wenn auch langsam.

Außerdem leben Schildkröten nach einer ganz anderen biologischen Zeit – ihr Leben spielt sich gewissermaßen auf der Kriechspur ab. Im Gegensatz zu uns Säugetieren sind sie keine Warmblüter. Sie bewegen sich langsam und pflanzen sich langsam fort: In freier Wildbahn dauert es oftmals Jahrzehnte, bis sie in die Pubertät kommen. Ihr Herz schlägt nur alle zehn Sekunden einmal, und sie atmen langsam. Deshalb passen sie trotz ihrer langen Lebenszeit zu der Theorie über Stoffwechselrate und Lebenserwartung.

Andere langlebige Arten sind Wasserbewohner wie der Beluga-Stör und der bereits erwähnte Grönlandhai. Wie die Schildkröten, so haben auch sie es nicht eilig. Grönlandhaie schwimmen langsamer als ein normaler, 80-jähriger Mensch geht, und offensichtlich fangen sie keine Beute, sondern sie sind Aasverwerter. Vielleicht noch ungewöhnlicher als der Grönlandhai ist der Grönlandwal. Dieser Bartenwal lebt in den eisigen arktischen Gewässern, aber da er ein warmblütiges Säugetier ist, liegt seine innere Körpertemperatur nur um wenige Grad niedriger als bei den meisten anderen Vertretern dieser Gruppe. Außerdem frisst er ungefähr dreimal mehr, als man früher angenommen hatte, was auch auf eine unvermutete, dreimal höhere

Stoffwechselrate schließen lässt. Wie ein solches Tier 250 Jahre überleben kann, ist bis heute ein Rätsel.

Grönlandhai und Grönlandwal sind große Meereswirbeltiere, aber unter den landlebenden Arten gibt es auch viel kleinere Exoten. Ein besonders interessantes Beispiel ist der Inkakakadu, ein auffälliger weißer Vogel mit rosa Gesicht und einem leuchtend rot-gelb gefärbten Kamm, der an eine strahlende Sonne erinnert. In einem Zoo ist ein solcher Kakadu bekanntermaßen schon 83 Jahre alt geworden. Für einen Menschen wäre das nichts Außergewöhnliches, aber der Vogel ist viel kleiner. Diese Spezies entspricht also eindeutig nicht dem allgemeinen Zusammenhang zwischen Körpergröße, Stoffwechselrate und Lebensdauer.

Denken wir noch einmal daran, dass der Zusammenhang zwischen Körpermasse und Lebensdauer bei Säugetieren von weniger als einem Kilogramm nicht mehr vorhanden ist. Das liegt im Wesentlichen an den Fledermäusen. Vertreter dieser Gruppe leben nicht so lange wie der Inkakakadu, aber in der Regel überleben sie Säugetiere der gleichen Größe, die nicht fliegen können. Genau das würde die Evolutionstheorie auch vorhersagen: Da sie fliegen können, entgehen sie natürlichen Feinden leichter.[12] Dazu passt auch, dass Fledermäuse, die in Höhlen ihre Sitzplätze haben und damit besser vor natürlichen Feinden geschützt sind, fast fünf Jahre länger leben als Fledermäuse, bei denen das nicht der Fall ist. Der Spitzenreiter ist die Große Bartfledermaus, ein kleines, braunes Tier, das ohne Weiteres auf die Handfläche eines Menschen passt. Ein Männchen dieser Spezies wurde in freier Wildbahn 41 Jahre, nachdem man es ursprünglich beringt hatte, wieder eingefangen. Ihr LQ, den Austad auf ungefähr 10 schätzt, ist der höchste, den man für Säugetiere kennt, und ungefähr doppelt so groß wie der von Menschen.[13]

Dass Fledermäuse länger leben, hat vermutlich noch einen zweiten Grund: Sie fahren ihren Stoffwechsel während der langen Überwinterungsphasen herunter. Fledermäuse, die Winterschlaf halten, leben im Durchschnitt sechs Jahre länger als solche, die das nicht tun.

Aber auch Arten, die im Winter nicht ruhen, leben im Verhältnis zu ihrer Größe außergewöhnlich lange; die Stoffwechselrate ist also eindeutig nicht der einzige Grund für ihre Lebensdauer.[14] Vielmehr dürften sie zusätzlich über besondere Mechanismen verfügen, die sie vor der Alterung schützen.[15]

Seltsam ist auch, dass die Großen Bartfledermäuse, bei denen die längste Lebensdauer dokumentiert wurde, Männchen waren. Darin unterscheiden sie sich eindeutig von Menschen. Nach Austads Vermutung könnte es daran liegen, dass trächtige Weibchen im Flug weniger wendig und deshalb stärker durch natürliche Feinde gefährdet sind – immerhin tragen sie dabei zusätzlich mehr als ein Viertel ihres eigenen Körpergewichts mit sich herum. Außerdem haben sie auch einen größeren Energiebedarf, um ihre Jungen zu füttern.

Schließlich wäre keine Erörterung langlebiger Tiere vollständig, würde man nicht die bemerkenswert hässlichen, nahezu haarlosen Nagetiere erwähnen, die sozusagen zu den Lieblingen der Altersforscher geworden sind: die Nacktmulle, die im östlichen Äquatorialafrika heimisch sind. Ein Nacktmull ist ungefähr so groß wie eine Maus, aber während Mäuse nur rund zwei Jahre leben, können Nacktmulle über 30 Jahre alt werden. Damit liegt ihr LQ bei 6,7 – nicht so hoch wie bei der Großen Bartfledermaus, aber ein Rekord für nicht flugfähige, landlebende Säugetiere. Wie schaffen sie das?

Zu unseren Kenntnissen über die Biologie der Alterung von Nacktmullen hat vielleicht niemand anderes so viel beigetragen wie Rochelle Buffenstein, die derzeit an der University of Illinois in Chicago tätig ist.[16] Durch ihre Arbeiten und viele andere Untersuchungen wissen wir, dass Nacktmulle zu den wenigen Säugetieren gehören, die man als eusozial bezeichnet: Sie leben unter der Erde in Kolonien mit einer Königin und erinnern in dieser Hinsicht an Ameisen. Wie man vielleicht nicht anders erwartet, haben sie einen langsamen Stoffwechsel und vertragen eine niedrige Sauerstoffkonzentration, bei der Mäuse bereits sterben würden – und wir auch. In freier Wildbahn leben Nacktmullköniginnen mit rund 17 Jahren länger als die Arbeiterinnen, die nur zwei bis drei Jahre alt werden. Im Labor jedoch, wo auch Nacktmullarbeiterinnen ein angenehmes Leben mit guter Ernährung, guter Gesundheitsfürsorge und ohne natürliche Feinde führen, ist der Unterschied nicht so krass.

Wie nicht anders zu erwarten, sind Nacktmulle unabhängig von ihrem Alter äußerst widerstandsfähig gegen Krebserkrankungen – auch das ein deutlicher Unterschied zu Mäusen. Was noch verblüffender ist: Buffenstein und ihre Kollegen versuchten, mit Methoden, die bei anderen Arten zuverlässig funktionierten, Krebs in den Hautzellen von Nacktmullen auszulösen – aber es gelang nicht. Wie sie 2010 in einer Studie schrieben, vermehrten sich die Zellen der Nacktmulle nicht wie Krebszellen, sondern sie gingen in einen Endzustand über und wurden beseitigt, was vermuten lässt, dass sie ganz anders auf krebserzeugende Gene reagieren.[17]

Eine der größten Schlagzeilen machten die Nacktmulle, nachdem man beobachtet hatte, dass sie offensichtlich das Gompertz-Gesetz verletzen: Die Wahrscheinlichkeit zu sterben, nimmt bei ihnen mit dem Alter nicht zu.[18] Wegen solcher Befunde wurde um kaum ein anderes Tier ein so großer Rummel gemacht wie um die Nacktmulle: Sowohl die allgemeine Presse als auch wissenschaftliche Fachzeitschriften priesen jede Entdeckung als wichtigen Durchbruch in den Bestrebungen zur Bekämpfung des Alterns. Manchen Wissenschaftlern ging das zu weit: Sie betonten, dass Nacktmulle durchaus altern, nur langsamer, als man es aufgrund ihrer Größe vielleicht erwartet.[19] Wie bei den langlebigen Schildkröten sind viele Alterungserscheinungen zu erkennen, darunter eine leichtere, dünnere, weniger elastische Haut, die an Pergament erinnert, aber auch Muskelschwund und Grauer Star.[20] Sie gleichen nicht der Hydra und der unsterblichen Qualle, die sich ohne Weiteres jederzeit regenerieren können. Aber als außergewöhnlich langlebige Säugetiere könnten sie dennoch wichtige Hinweise auf unsere eigenen Alterungsvorgänge liefern.

ES IST JETZT AN DER ZEIT, dass wir diese ungewöhnlich langlebigen Arten verlassen und uns auf die Spezies konzentrieren, die uns am meisten interessiert: uns selbst. Die entscheidende Frage lautet: Wie lange können Menschen leben? Gibt es dabei eine festgelegte Grenze, oder lässt sie sich verändern?

Während des größten Teils der Menschheitsgeschichte lag die Lebenserwartung bei knapp über 30 Jahren. Heute können wir uns in den Industrieländern darauf freuen, bis Mitte achtzig zu leben. Selbst in ärmeren Ländern kann ein heute geborener Mensch damit rechnen, länger zu leben als die Großeltern der Menschen in den reichsten Staaten. Der Wissenschaftsautor Steve Johnson weist darauf hin, dass jeder von uns damit gewissermaßen ein ganzes zusätzliches Leben erhält.[21]

Wenn wir von Lebenserwartung sprechen, meinen wir die Lebenserwartung bei der Geburt, das heißt die Zahl der Jahre, die ein Neugeborenes durchschnittlich leben wird, wenn die derzeitige Sterblichkeit unverändert bleibt. Wie man sich leicht vorstellen kann, wird dieser Wert stark von der Säuglingssterblichkeit beeinflusst. Selbst im 19. Jahrhundert, als die Lebenserwartung bei 40 Jahren lag, hatte ein Mensch nach Erreichen des Erwachsenenalters gute Aussichten, 60 Jahre oder älter zu werden. Der Zuwachs der Lebenserwartung ist zum größten Teil nicht auf bahnbrechende Fortschritte der Medizin zurückzuführen, sondern auf Verbesserungen im öffentlichen Gesundheitswesen. Die drei größten Beiträge leisteten nach Johnsons Feststellungen moderne Hygiene und Impfstoffe – beide verhindern die Ausbreitung von Infektionen – und Kunstdünger. Andere wichtige Neuerungen waren Antibiotika, Bluttransfusionen (die bei Unfällen und chirurgischen Eingriffen entscheidend sind) und die Desinfizierung von Wasser und Lebensmitteln durch Chlor und Pasteurisierung.

Dass hier Kunstdünger genannt wird, mag vielleicht überraschen, aber bevor Lebensmittel problemlos zur Verfügung standen – was wiederum Probleme wie Übergewicht, Diabetes und Herz-Kreislauf-

Erkrankungen mit sich gebracht hat –, schafften es die Menschen immer nur mit Mühe, genügend zu essen. Chemische Düngemittel enthalten Stickstoffverbindungen und haben die Nutzpflanzenerträge um ein Mehrfaches gesteigert. Seit man Stickstoff aus der Luft chemisch binden kann – eine Entdeckung, für die Fritz Haber 1918 den Nobelpreis erhielt –, ist es viel einfacher, Düngemittel zu synthetisieren, und die Weltbevölkerung konnte sich verdoppeln.[22] Interessanterweise ist fast die Hälfte aller Stickstoffatome in unserem Körper irgendwann einmal durch die Hochdruckkammern des Haber-Bosch-Verfahrens gegangen, in denen atmosphärischer Stickstoff zu Ammoniak verarbeitet wird, der dann zur Düngemittelproduktion dient und sich am Ende in unserer Nahrung und damit letztlich in unserem eigenen Körper wiederfindet.

Haber selbst war eine tragische Figur. Der deutsche Jude war während des Ersten Weltkriegs äußerst loyal zu seinem Vaterland, und mit seiner Methode, Stickstoff im Ammoniak zu fixieren, konnte Deutschland eigene Sprengstoffe herstellen und damit den Krieg verlängern. Davor hatte das Militär die Nitrate aus Chile importiert, was aber in Kriegszeiten während der Blockade der Alliierten unmöglich wurde. Außerdem sorgte er dafür, dass chemische Kampfstoffe gegen die Alliierten eingesetzt wurden, die ihn daraufhin als Kriegsverbrecher anprangerten. Gleichzeitig wog seine Eigenschaft, Jude zu sein, höher als seine Loyalität zu Deutschland. Obwohl er ein weltberühmter Wissenschaftler war und in Berlin ein angesehenes Institut leitete, musste er 1933 kurz nach der Machtergreifung der Nationalsozialisten fliehen. Nach einem kurzen Aufenthalt in England ließ er sich in Rehovot im heutigen Israel nieder; er starb schließlich auf einer Reise in einem Hotel im schweizerischen Basel an Herzversagen.

Aber zurück zur Lebenserwartung: Die Säuglingssterblichkeit ging durch die Verhütung von Infektionskrankheiten drastisch zurück und liegt heute in den Industrieländern nur noch bei 1 Prozent sowie weltweit bei 3 bis 4 Prozent. Aber auch in anderen Teilen der Alterungskurve erzielte man Fortschritte. Sicherheitsvorschriften im öffentlichen Gesundheitswesen, die Einschränkung des Rauchens und bessere Therapieverfahren für lebensbedrohliche Erkrankungen wie Herz-Kreislauf-Leiden und Krebs trugen gemeinsam zu einer langsamen, aber stetigen Zunahme der Lebenserwartung über das Alter von 60 Jahren hinaus bei. Heißt das, dass unsere Lebenserwartung unendlich immer weiter steigen kann?

Seit Menschen sich erstmals ihrer Sterblichkeit bewusst wurden, fragen wir uns, ob es für unsere Lebensdauer eine festgelegte Grenze gibt. In der Wissenschaft herrscht darüber keine Einigkeit.

Jay Olshansky von der University of Illinois in Chicago sagt ja. Er ging der Frage nach, wie viel Zeit wir gewinnen würden, wenn wir verschiedene häufige Todesursachen wie Krebs, Herzleiden und andere Erkrankungen ausmerzen könnten. Auf der Grundlage statistischer Berechnungen vertritt er die Ansicht, dass unsere Lebenserwartung nur dann drastisch zunehmen würde, wenn wir die Sterblichkeit aufgrund von allen Ursachen um 55 Prozent und im höheren Alter noch weiter vermindern könnten. Zusammen mit seinen Mitarbeitern behauptet er, die durchschnittliche Lebenserwartung werde wahrscheinlich nicht auf weit über 85 Jahre steigen, und selbst wenn alle heute lebenden Menschen gestorben sind, werde sie nicht über 100 Jahre hinausgehen.[23] Sogar wenn wir alle Formen von Krebs heilen könnten, kämen im Durchschnitt nur vier bis fünf Jahre hinzu.

Sein Gegenpol war der inzwischen verstorbene James Vaupel: Er behauptete, die Lebensdauer sei flexibel. Wenn die evolutionstheoretischen Überlegungen im strengen Sinne stimmen, müsste unsere maximale Lebensdauer an das Leben in freier Wildbahn angepasst sein und dürfte deshalb nicht mehr als 30 oder 40 Jahre betragen. Aber wie wir wissen, hat sich die Lebenserwartung mehr als verdoppelt. Außerdem sinkt die Sterblichkeit bei manchen Arten, darunter Schildkröten, Reptilien und Fische, sogar ab und erreicht dann ein niedrigeres Niveau, wahrscheinlich weil solche Tiere größer werden und damit eine größere Widerstandskraft gegenüber Nahrungsmangel, Fressfeinden und Krankheiten haben. Die Alterung ist demnach nicht unausweichlich.[24]

Die Meinungsverschiedenheiten zwischen den beiden kochten zu einer Art wissenschaftlicher Blutfehde hoch:[25] Vaupel weigerte sich, an Tagungen teilzunehmen, auf denen Olshansky anwesend war, und bezeichnete dessen Ansichten als »bösartige Glaubensüberzeugung, die durch Ex-Kathedra-Verlautbarungen aufrechterhalten wird«.[26] Olshansky ist seinerseits überzeugt, dass Demografen, die sich ausschließlich auf Statistiken stützen, die Biologie nicht ausreichend berücksichtigen. Damit steht eine Analyse des Lebens von Primaten im Einklang: Sie lässt vermuten, dass es biologische Grenzen dafür gibt, wie stark man die Alterung von Menschen verlangsamen kann.[27]

Natürlich ist die Lebenserwartung bei der Geburt nicht das Gleiche wie die maximal mögliche Lebensdauer, aber gerade dieses Maximum interessiert uns mehr als der Durchschnitt. Wir wollen wissen, wie lange ein Mensch theoretisch höchstens leben kann. In den meisten Kulturen gibt es Schriften über Propheten und Weise, die angeblich mehrere hundert Jahre alt wurden. Der Name Methusalem ist in der abendländischen Kultur der Inbegriff der Langlebigkeit, denn der biblische Prophet dieses Namens soll angeblich 800 Jahre alt geworden sein. In etwas jüngerer Zeit starb der Engländer Tom Parr im Jahr 1635 angeblich mit 152 Jahren, aber diese Angabe wurde gründlich widerlegt. Anders als die meisten Menschen, bei denen Erinnerungen an die Kindheit die stärksten sind, konnte »Old Tom« sich an nichts aus seiner Jugend erinnern.[28]

Der älteste Mensch, dessen Lebensdauer zuverlässig dokumentiert wurde, war Jeanne Calment, die 1997 im Alter von 122 Jahren starb. Sie lebte in der südfranzösischen Stadt Arles, in der Vincent van Gogh gegen Ende seines Lebens zu Hause war. Als Teenager hatte sie den problembeladenen Künstler tatsächlich kennengelernt; später beschrieb sie ihn als »sehr hässlich, schroff, unhöflich und krank«. Calment hatte offensichtlich einen scharfen Verstand. Als sie immer älter wurde, versammelten sich bei ihr zu jedem Geburtstag die Journalisten. Als einer von ihnen sich bei ihr mit den Worten »bis nächstes Jahr vielleicht« verabschiedete, gab sie zurück: »Ja, warum nicht! Ich finde, Sie sehen gar nicht schlecht aus.«[29]

Calment war fast während ihres ganzen Lebens bei guter Gesundheit und fuhr bis zu ihrem 100. Lebensjahr noch mit dem Fahrrad. Was neben der Genetik zu ihrem langen Leben beitrug, lässt sich kaum feststellen. Sie gab erst fünf Jahre vor ihrem Tod das Rauchen auf. Das sollten wir uns zwar nicht zum Vorbild nehmen, aber manch einer ist vielleicht versucht, ihrer Gewohnheit nachzueifern und jede Woche ein Kilo Schokolade zu essen. Calment hatte zwar auch im hohen Alter noch eine robuste körperliche Konstitution, das heißt aber nicht, dass sie nicht gealtert wäre – zum Beispiel war sie in ihren letzten Jahren blind und taub.

Damit hält Calment zwar einen Rekord, aber man muss daran denken, dass sie 1875 geboren wurde, also vor fast 150 Jahren. Dass sie in einem Zeitalter, in dem es noch keine Antibiotika und andere Fortschritte der modernen Medizin gab, so lange überleben konnte, grenzt fast an ein Wunder. Können wir demnach angesichts der seither erzielten noch größeren Fortschritte damit rechnen, dass heutige Menschen viel länger leben werden?

In einer vor einigen Jahren erschienenen Studie analysierten Jan Vijg und seine Mitarbeiter und Mitarbeiterinnen vom Albert Einstein College of Medicine in der Bronx demografische Daten aus mehreren Ländern und suchten darin nach Veränderungen in der Größe der einzelnen Altersgruppen. Bei steigender Lebenserwartung wächst der älteste Anteil der Bevölkerung in der Regel am schnellsten, weil immer mehr Menschen den Grenzwert erreichen und in diese Gruppe gehören. In Frankreich waren in den 1920er-Jahren beispielsweise 85-jährige Frauen die am schnellsten wachsende Gruppe. In den 1990er-Jahren wuchs die Gruppe der 102-Jährigen am stärksten. Man würde damit rechnen, dass diese Eigenschaft sich im Laufe der Zeit in Richtung eines immer höheren Alters verschiebt. Wie sich aber in der Studie herausstellte, nahmen die Verbesserungen der Überlebensfähigkeit im Alter von über 100 Jahren ab, und das Alter des allerältesten Menschen ist seit den 1990er-Jahren nicht gestiegen. Vijg prophezeite, die natürliche Grenze für unsere Lebensdauer werde bei ungefähr 115 Jahren liegen; gelegentliche Ausreißer wie Jeanne Calment wird es demnach geben, aber die Wahrscheinlichkeit, dass jemand in einem bestimmten Jahr mehr als 125 Jahre alt wird, berechnet er auf 1 zu 10 000.[30]

Dieser Schlussfolgerung widersprach einige Jahre später eine Studie über Aufzeichnungen über Männer und Frauen in Italien, die zwischen 2009 und 2015 ein Alter von 105 Jahren erreicht hatten. Die Untersuchung gelangte zu dem Schluss, dass die Sterblichkeit mit dem 105. Lebensjahr ein Plateau erreicht und damit offensichtlich das Gompertz-Gesetz verletzt. Im weiteren Verlauf erklärten die Autoren, die Grenze der Lebensdauer, »wenn es sie denn überhaupt gibt, wurde bisher nicht erreicht«.[31] Der Aufsatz wurde seinerseits von den Autoren der ersten Studie kritisiert: Sie hielten die Aussage, die Sterbewahrscheinlichkeit erreiche in sehr hohem Alter ein Plateau, nachdem sie während eines großen Teils des Lebens exponentiell gewachsen war, für sehr weit hergeholt.[32] Andere wiesen darauf hin, dass ein großer Teil der Altersgruppe tatsächlich dem Gompertz-Gesetz folgte, während das Plateau durch weniger als 5 Prozent der Angaben über die Sterblichkeit gebildet wurde.[33] Wie sie außerdem erklärten, besteht selbst dann, wenn die Sterblichkeit nach dem 105. Lebensjahr ein Plateau erreicht, ohne größere Fortschritte in der Biomedizin nur eine sehr geringe Chance, dass jemand die 122 Jahre von Calment nennenswert überschreitet. Es ist eine Frage der Statistik. Bei der heutigen Sterblichkeit liegt die Wahrscheinlichkeit, nach dem 105. Geburtstag das nächste Jahr zu überleben, nur bei rund 50 Prozent; um die 122 Jahre von Jeanne Calment zu übertreffen, müsste man gewissermaßen 17-mal eine Münze werfen und jedes Mal müsste die Zahl oben liegen. Diese Wahrscheinlichkeit beträgt ungefähr 1 zu 130 000.

Daten aus jüngerer Zeit sprechen für die Ansichten von Vijg, Olshansky und anderen, wonach es eine Grenze für die maximale Lebensdauer gibt. Nachdem die Lebenserwartung in den letzten 150 Jahren jedes Jahr gestiegen war, verlangsamte sich der Anstieg weltweit ungefähr seit 2011 auf einen Bruchteil der Werte aus früheren Jahrzehnten, und von 2015 bis 2019 erreichte er ein Plateau, bevor er durch die Covid-19-Pandemie rapide sank.[34] Wie die Influenza-Epidemie, die 1918/19 um die Welt ging und schätzungsweise 50 Millionen Menschen das Leben kostete, so war auch diese Pandemie eine Ausnahmesituation. Aber auch in den Jahren *davor* hatten wir keinen Fortschritt mehr erzielt. Die Gründe sind nicht geklärt. Es könnte an der um sich greifenden Epidemie der Fettleibigkeit und den damit verbundenen Leiden wie Diabetes Typ 2 und Herz-Kreislauf-Erkrankungen liegen. Je länger Menschen leben, desto stärker sind auch Alzheimer und andere Nervenverfallskrankheiten für einen zunehmenden Anteil der Todesfälle verantwortlich, und für solche Leiden gibt es bis heute kaum Behandlungsmöglichkeiten.

Obwohl also die Zahl der Menschen, die 100 Jahre alt werden, immer weiter zunimmt, hat bisher in den 25 Jahren, seit Calment gestorben ist, niemand ihren Rekord gebrochen. Der zweitälteste Mensch, eine Japanerin namens Kane Tanaka, starb 2022 im Alter von 119 Jahren. Während ich diese Zeilen schreibe, ist der älteste lebende Mensch die Spanierin Maria Branyas Morera mit 116 Jahren.[35] Dabei fällt auf, dass es sich bei diesen extrem langlebigen Menschen ausnahmslos um Frauen handelt. Heute, da die Sterblichkeit im Kindbett drastisch vermindert wurde, haben Frauen in nahezu allen Ländern eine höhere Lebenserwartung als Männer.

Selbst wenn in nächster Zeit niemand Calments Rekord brechen sollte, besteht nach wie vor großes Interesse an der Frage, warum manche Menschen so außergewöhnlich lange leben. Thomas Perls leitet die New England Centenarian Study und beschäftigt sich schon seit mehreren Jahrzehnten mit Hundertjährigen. Als praktischer Arzt mit dem Spezialgebiet Geriatrie ist er durch seine Patientinnen und Patienten täglich mit den Realitäten der Alterung konfrontiert. Er erfasst ihre Krankheitsgeschichte, persönliche Gewohnheiten und

Lebensweisen, aber auch alles, was über ihre Familiengeschichte und Genetik bekannt ist. In einer großen Studie gelangte Perls zu dem Schluss, dass Hundertjährige sich in drei Gruppen einteilen lassen. Bei rund 38 Prozent – er bezeichnet sie als *Survivors* (»Überlebende«) – wurde bereits vor dem 80. Lebensjahr mindestens eine Alterskrankheit diagnostiziert; weitere 43 Prozent waren *Delayers* (»Verzögerer«) und bekamen eine solche Krankheit erst mit mehr als 80 Jahren; die dritte Gruppe waren die *Escapers* (»Entkommende«): Diese 19 Prozent erreichten ihren 100. Geburtstag, ohne dass man bei ihnen eine der zehn häufigsten Alterskrankheiten diagnostiziert hätte. Und sogar ungefähr die Hälfte der Hundertjährigen feierte ihren 100. Geburtstag ohne Herzkrankheiten, Schlaganfälle oder Krebserkrankungen mit Ausnahme von Hautkrebs – was wirklich ungewöhnlich ist.[36]

Nach Angaben von Perls erhalten sich Hundertjährige in der Regel bis Anfang oder Mitte neunzig ihre Unabhängigkeit. Für diejenigen, die über 105 Jahre alt werden, lässt sich die Unabhängigkeit mindestens bis zum 100. Lebensjahr beobachten. Allem Anschein nach überleben Hundertjährige also deshalb so lange, weil sie gesünder bleiben als die meisten anderen Menschen und nicht eine lange Phase mit Alterskrankheiten durchmachen. Wie Perls mir außerdem berichtete, beobachtet er eine Zunahme der Zahl von Menschen im Alter von 100 bis 103, worin sich wahrscheinlich Verbesserungen von Medizin und Lebensweise während der letzten Jahrzehnte widerspiegeln. Jenseits davon erkennt er aber keine Zunahme – vielleicht hat die Genetik in diesem extremen Alter besonders großen Einfluss auf das Überleben. Wie Olshansky ist er der Ansicht, dass es derzeit für unsere Lebensdauer eine natürliche Grenze gibt.[37]

Mittlerweile sequenzieren Perls und andere die Genome von Hundertjährigen; außerdem möchte er analysieren, welche DNA-Veränderungen sich mit dem Alter ansammeln. Solche Studien könnten zeigen, welche biologischen Grundlagen die extreme Langlebigkeit hat, und das könnte auch für uns andere von großem Nutzen sein.

Vorerst hat Perls auf der Grundlage seiner bisherigen Erkenntnisse die Website livingto100.com entwickelt; dort werden den Besuchern Fragen nach ihrem eigenen Leben gestellt, und sie spuckt eine Schätzung für die Lebensdauer sowie Vorschläge zu ihrer Verlängerung aus. Einige Befunde überraschen vielleicht: Die Website empfiehlt Tee statt Kaffee, eine verminderte Aufnahme von Eisen (das häufig in Multivitaminpräparaten enthalten ist) und regelmäßige Benutzung von Zahnseide. Viele andere Vorschläge entsprechen den Erwartungen: Ernähre dich in Maßen und gesund, meide Fast Food, verarbeitetes Fleisch und eine übermäßige Aufnahme von Kohlenhydraten, bewege dich regelmäßig und halte ein gesundes Körpergewicht, schlafe genügend, verringere den Stress, bleibe geistig aktiv und bewahre dir eine optimistische Lebenseinstellung. Hilfreich ist auch, wenn man keinen Diabetes hat, und ein großer Pluspunkt ergibt sich, wenn ein enger Angehöriger mehr als 90 Jahre alt geworden ist. Da mein Vater mit 97 Jahren immer noch selbst seine Wäsche wäscht, Lebensmittel einkauft und kocht – er stellt komplizierte indische Gerichte und sein eigenes Speiseeis aus den Grundzutaten her –, habe ich vielleicht Glück gehabt.

Die Diskussion um die Frage, ob es für die Lebensdauer der Menschen eine Grenze gibt, führte zu einer berühmten Wette. Im Jahr 2001 wurde Steven Austad von einem Journalisten gefragt, wann wir den ersten 150-jährigen Menschen sehen würden. Von den anderen Forschern und Forscherinnen wollte sich niemand aus dem Fenster lehnen, aber Austad platzte heraus: »Ich glaube, dieser Mensch lebt schon.« Als Olshansky, der nach wie vor skeptisch gegenüber Behauptungen über außergewöhnliche Langlebigkeit ist, davon las, rief er Austad an und schlug ihm eine freundschaftliche Wette vor. Man könnte meinen, das sei eine sichere Sache, denn beide wären längst tot, bevor die Entscheidung fiel, aber daran hatten sie bereits gedacht. Die beiden Männer kamen überein, jeweils 150 Dollar für 150 Jahre in einen Fonds einzuzahlen, der nach Austads Feststellungen eine hübsche symmetrische Vereinbarung enthielt. Olshansky stellte eine grobe Berechnung an und gelangte zu dem Schluss, aus den 150 Dollar könnten in 150 Jahren rund 500 Millionen geworden sein, die dann entweder ihnen oder einem ihrer Nachkommen gehören würden. Ein Dutzend Jahre später hatte noch niemand auch nur annähernd das Alter von Jeanne Calment erreicht, aber beide waren sich ihrer Sache immer noch sicher und verdoppelten den Einsatz: Jeder zahlte noch einmal 150 Dollar ein, sodass der potenzielle Gewinn in 150 Jahren auf eine Milliarde Dollar anwachsen würde – welche Kaufkraft diese Milliarde zu jener Zeit haben wird, ist allerdings nicht klar.[38]

Warum ging Austad die Wette ein? Nach seiner Überzeugung werden Menschen nicht deshalb 30 Jahre länger leben als Calment, weil wir Alterskrankheiten wie Krebs, Schlaganfälle und Demenz immer besser behandeln können. In diesem Punkt ist er sich mit Olshansky einig. Aber Austad ist überzeugt, dass die Altersforschung zu weitreichenden medizinischen Durchbrüchen führen wird. Uneins sind sich die beiden Wissenschaftler vor allem in der Frage, wie schnell solche Fortschritte gemacht werden.

Bisher sind wir der Frage nachgegangen, wie wir mithilfe der Evolutionstheorie verstehen können, warum der Tod überhaupt eintritt, und wie die evolutionsbedingte Optimierung der Fitness bei verschiedenen biologischen Arten zu einem breiten Spektrum verschiedener Lebenserwartungen geführt hat. Außerdem war davon die Rede, ob es für unsere eigene Lebensdauer biologische Grenzen gibt. Das alles sagt aber nichts darüber aus, *wie* es zur Alterung kommt und wie sie zum Tode führt.

Die Bestrebungen, der Alterung und dem Tod ein Schnippchen zu schlagen, sind schon viele Jahrhunderte alt, aber erst in den letzten 50 Jahren haben die Befunde der modernen Biologie zu einer explosionsartigen Zunahme unserer Kenntnisse über die Vorgänge geführt, die in unserem Organismus bei der Alterung ablaufen. Wie bereits erwähnt, ist Alterung einfach die Ansammlung von Schäden in unseren Molekülen, Zellen und Geweben, zu denen es aus verschiedenen Gründen kommt und die einen zunehmenden Verfall sowie am Ende den Tod mit sich bringen. Ein alternder Organismus verändert sich auf vielerlei Weise, und deshalb lässt sich nur schwer feststellen, welche Faktoren die Alterung verursachen und welche nur ihre Folgen sind. Mittlerweile hat man sich in der Wissenschaft aber auf eine kleine Zahl typischer Alterungskennzeichen konzentriert.[39] Ein solches Kennzeichen sollte demnach drei Merkmale haben: Erstens sollte es im alternden Organismus auftreten, zweitens sollte seine Anwesenheit die Alterung beschleunigen, und drittens sollte sich die Alterung verlangsamen, wenn man das Kennzeichen abschwächt oder beseitigt.

Solche Kennzeichen gibt es auf allen Komplexitätsebenen, von den Molekülen über Zellen und Gewebe bis zu dem vernetzten System, das wir als Organismus bezeichnen. Kein Kennzeichen existiert für sich allein: Alle beeinflussen sich gegenseitig. Die Alterung hat also nicht nur eine Ursache und auch nicht nur wenige voneinander unabhängige Gründe. Sie ist ein höchst verwickelter, verflochtener Prozess.

Am einfachsten verstehen wir das, wenn wir auf der untersten Komplexitätsebene anfangen: bei den Molekülen, die wir uns als eigentliche Kommando- und Steuerungszentrale der Zelle vorstellen können.

KAPITEL 3

ZERSTÖRUNG DER SCHALTZENTRALE

Die antike Stätte von Hampi in Südindien bietet einen krassen Kontrast zu der pulsierenden Metropole London. Die prächtige Stadt, die mehr als 1000 Jahre existierte und in ihrer Blütezeit Anfang des 16. Jahrhunderts weltweit hinsichtlich ihres Reichtums an zweiter Stelle nach Peking stand, ist heute eine Ansammlung gut erhaltener Ruinen aus Granit und liegt ungefähr 25 Kilometer vom nächsten Bahnhof entfernt. Die einst belebten Marktplätze und die reich mit Steinmetzarbeiten verzierten Tempel und Paläste werden heute nur von kamerabehängten Touristen belebt. Es war das London seiner Zeit: die Hauptstadt eines Weltreiches und ein blühendes Handels- und Kulturzentrum. Wenn ich nach London reise, kann ich mir einfach nicht vorstellen, dass die Stadt irgendwann nicht mehr existieren würde, und die Bewohner von Hampi empfanden wahrscheinlich das Gleiche. Diese Schwäche der Fantasie erstreckt sich auch auf uns als Individuen. Zwar wissen wir, dass wir altern und sterben werden, aber solange wir nicht todkrank sind, führen wir unser Alltagsleben, als wären wir unsterblich.

Wie konnte die blühende, Leben sprühende Stadt Hampi so verfallen, dass sie heute nicht mehr existiert? In der Geschichte zerfielen Gesellschaften immer dann am schnellsten, wenn Gesetz und Ordnung zusammenbrachen, weil eine Regierung durch Unruhen oder Kriege die Kontrolle verlor. Und wie in der Gesellschaft, so führt der

Verlust von Kontrolle und Steuerung auch in der Biologie zu Verfall und Tod, und dabei stirbt nicht nur die Zelle, sondern der ganze Organismus.

Anders als in einer funktionierenden Gesellschaft, die von einer Regierung geleitet wird, gibt es in der Zelle keine zentrale Institution, die ihre vielen tausend Bestandteile überwacht, während diese ihrer Arbeit nachgehen. Hat eine Zelle überhaupt so etwas wie eine Kommando- und Kontrollzentrale? Vielleicht am nächsten kommen ihr unsere Gene, die in der DNA angesiedelt sind. Das Wesen der genetischen Information in unserer DNA und die Wege, auf denen sie im Laufe der Zeit immer fehlerhafter wird, sind von entscheidender Bedeutung, wenn wir Alterung und Tod verstehen wollen.

Dass es Gene als diskrete Einheiten überhaupt gibt, wissen wir erst seit Ende des 19. Jahrhunderts. Meist stellen wir uns Gene als Eigenschaften vor, die wir von unseren Eltern erben und an unsere Kinder weitergeben. Dabei denken wir beispielsweise an gute Gene, die sich in positiven Merkmalen widerspiegeln, oder an schlechte, die durch Krankheiten oder Defekte charakterisiert sind. Besser bezeichnet man Gene aber als Informationseinheiten. Sie enthalten nicht nur Informationen darüber, wie ein Organismus sich fortpflanzen und seine Eigenschaften weitergeben kann, sondern auch über seinen gesamten, von einer einzigen Zelle ausgehenden Aufbau und über seine fortdauernde Funktion.

Zu den wichtigsten Inhalten der Gene gehört die Information über den Aufbau von Proteinen. Normalerweise halten wir Proteine für unentbehrliche Nahrungsbestandteile, und wir wissen, dass sie zum Muskelaufbau dienen. In Wirklichkeit enthält unser Organismus aber Tausende von Proteinen. Sie verleihen dem Körper nicht nur Form und Kraft, sondern führen auch die meisten lebenswichtigen chemischen Reaktionen aus. Sie regulieren den Strom der Moleküle in die Zellen und aus ihnen heraus. Sie versetzen unsere Zellen (und uns) in die Lage, miteinander zu kommunizieren. Sie sind der Grund, warum wir Licht, Geruch, Berührungen und Wärme wahrnehmen können. Unser Nervensystem ist auf Proteine angewiesen, die Nervensignale weiterleiten und sogar Erinnerungen speichern. Die Antikörper, mit denen wir Infektionen bekämpfen, sind Proteine. Proteine befähigen die Zelle alle anderen benötigten Moleküle herzustellen, darunter Fette und Kohlenhydrate, Vitamine, Hormone und – womit der Kreis sich schließt – sogar unsere Gene. Proteine sind allgegenwärtig. Und jedes von ihnen wird nach den Anweisungen in einem Gen hergestellt.

Wie die genetische Information im Einzelnen gespeichert und genutzt wird, war bis vor relativ kurzer Zeit ein großes Rätsel. Noch in den 1940er-Jahren wusste man in der Wissenschaft nichts über die molekulare Natur der Gene. Heute ist bekannt, dass unsere Gene in der DNA liegen, einem langen Molekül, dessen beide Stränge in Form der berühmten spiralförmigen Doppelhelix umeinander gewunden sind.[1] Jeder DNA-Strang hat ein Rückgrat aus abwechselnd angeordneten Gruppen von Phosphat und einem Zucker, der Desoxyribose. Wäre das schon die ganze DNA, sie würde jedem anderen gleichförmigen Polymer wie Polyethylen oder anderen Kunststoffen ähneln, aber Information könnte sie nicht tragen. Dass sie Anweisungen codieren kann, liegt daran, dass jede Zuckergruppe des Rückgrats mit einer von vier chemischen Gruppen verbunden ist. Diese Basen, wie man sie nennt, heißen Adenin (A), Guanin (G), Thymin (T) und Cytosin (C). Eine Einheit aus Phosphat, Zucker und Base bildet einen Baustein der DNA und wird als Nucleotid bezeichnet.

Man kann sich jeden derartigen Baustein als Buchstaben vorstellen, und die DNA-Kette ist dann ein sehr langer Satz, der mit einem Alphabet aus vier Buchstaben geschrieben wurde. Damit kann man auch in der DNA eine Abfolge von Buchstaben sehen, die einen Satz bilden und damit Sinn und Information vermitteln, aber wie sie diese Leistung vollbringt, war anfangs überhaupt nicht klar. Das änderte sich erst 1953, als James Watson und Francis Crick die dreidimensionale Struktur der DNA aufklärten. Normalerweise liefert der Aufbau eines Moleküls nur Anhaltspunkte für seine Funktionsweise, aber bei der DNA war es anders. Ihre Struktur ließ sofort erkennen, wie die Reihenfolge oder Sequenz der Basen die Information überträgt; damit veränderte sich unser gesamtes Verständnis für die Genetik, und die molekularbiologische Revolution begann. Ohne sie könnten wir nicht darauf hoffen, die Funktionsweise des Lebens zu verstehen oder die Geheimnisse unserer Alterung zu entschlüsseln.

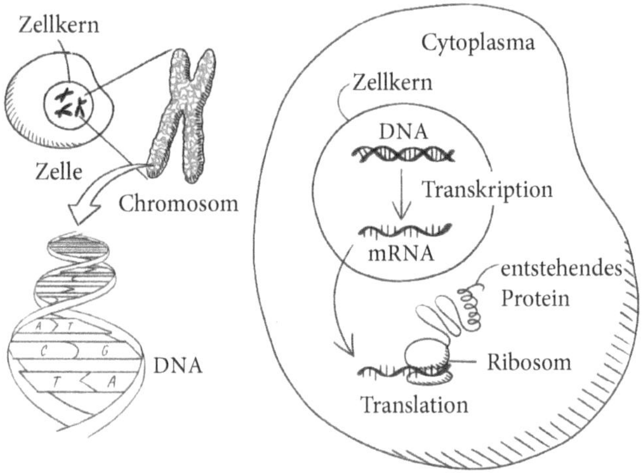

Die genetische Information, die in unseren Chromosomen in Form von DNA gespeichert ist, wird im Zellkern zu mRNA umkopiert (transkribiert). Die mRNA wandert dann ins Cytoplasma, wo die Ribosomen sie ablesen und Proteine herstellen.

Die beiden Stränge der DNA sind in der Doppelhelix gegenläufig umeinandergewunden. Jede Base des einen Stranges geht eine chemische Bindung oder Paarung mit der unmittelbar gegenüberstehenden Base ein, und das sehr spezifisch: A paart sich immer nur mit T oder umgekehrt, und C verbindet sich mit G. Hier liegt der Zauber der DNA: Wenn man die Reihenfolge oder Sequenz der Basen in dem einen Strang kennt, kann man daraus die Sequenz des anderen ableiten. Und wenn man die beiden Stränge trennt, enthält jeder von ihnen die Information zur Herstellung des anderen Stranges, sodass man von einem Ausgangsmolekül zwei identische Kopien herstellen kann. Damit war plötzlich eine uralte Frage beantwortet: Wie können aus einer Ausgangszelle zwei Tochterzellen entstehen, von denen jede genau die gleiche genetische Information wie die Mutterzelle enthält? Jetzt wurde Genetik zur Chemie: Wir verstehen auf molekularer Ebene, wie genetische Information sich verdoppelt und an eine neue Generation weitergegeben wird.

Damit blieb aber immer noch die zweite Frage: Wie codiert die in der DNA enthaltene genetische Information die Proteine? Wie sich herausgestellt hat, wird der Abschnitt der DNA, der ein Gen codiert, in ein Vermittlermolekül umcodiert, die Ribonukleinsäure oder RNA. Sie ähnelt der DNA, es gibt aber einige wichtige Unterschiede. Im Gegensatz zur DNA besteht RNA nur aus einem Strang, und statt Desoxyribose enthält sie einen Zucker namens Ribose. Anstelle der Base Thymin (T) ist in der RNA Uracil (U) vorhanden, das chemisch ein wenig anders gebaut ist, sich aber ebenso wie T mit A paart.

Die DNA kann man sich als Sammlung aller unserer Gene vorstellen, ganz ähnlich wie die British Library oder die Library of Congress in den Vereinigten Staaten, die alle in den jeweiligen Ländern erschienenen Bücher enthalten. Solche Bibliotheken lassen in der Regel nicht zu, dass wir ein kostbares Buch aus dem 18. Jahrhundert nach Belieben mit nach Hause nehmen. Oft stellen sie aber eine Kopie zum Mitnehmen zur Verfügung. Ähnlich die RNA: Sie ist die Arbeitskopie eines Gens und kann von der Zelle genutzt werden.

Nicht alle Abschnitte der DNA, die in RNA umkopiert werden, codieren Proteine. Manche RNA-Moleküle gehören auch zu dem Apparat, der zur Herstellung der Proteine dient. Andere bestimmen sogar darüber, ob bestimmte Gene ein- oder ausgeschaltet werden. Wird die RNA aber an einem Gen zusammengesetzt, das ein Protein codiert, nennt man sie Boten-RNA, Messenger-RNA oder kurz mRNA, denn sie trägt die genetische Nachricht für die Herstellung des Proteins. Von mRNA war in letzter Zeit häufig in Verbindung mit Impfstoffen gegen Covid-19 die Rede. Solche Impfstoffe bestehen aus mRNA-Molekülen mit Anweisungen für die Herstellung der Spike-Proteine, die auf der Oberfläche des Coronavirus liegen. Wenn man uns solche mRNA-Moleküle spritzt, lesen unsere Zellen die darin enthaltenen Anweisungen ab und produzieren die entsprechenden Spike-Proteine, die dann ihrerseits unser Immunsystem darauf trainieren, den echten Covid-19-Erreger zu bekämpfen.

Wie werden die Anweisungen in der mRNA abgelesen und in Proteine umgesetzt? Bis diese schwierige Frage gelöst war, verging über ein Jahrzehnt.[2] Die Forscher und Forscherinnen standen vor dem Problem, dass auch Proteine lange Kettenmoleküle sind, die aber aus völlig anderen Bausteinen bestehen, den Aminosäuren. Während es in DNA und RNA vier verschiedene Basen gibt, kennt man mindestens 20 verschiedene Aminosäuren. Wenn Proteine eine Art Sätze sind, die in einem Alphabet mit 20 Buchstaben geschrieben wurden, wie lassen sie sich dann aus der Sprache der Gene mit ihren vier Buchstaben übersetzen? Die Natur hat dieses Problem gelöst, indem Gruppen von drei Basen (Buchstaben) in der mRNA als ein Codewort oder Codon gelesen werden und jeweils eine Aminosäure festlegen. Der ganze Vorgang findet am Ribosom statt, einer riesigen, uralten Molekülmaschine, die aus fast einer halben Million Atomen besteht.

Ich habe einen großen Teil meines Lebens auf die Klärung der Frage verwendet, wie das Ribosom den komplizierten Prozess, mRNA abzulesen und ein Protein zu synthetisieren, bewerkstelligt.[3] Besonders erstaunlich ist dabei, dass die neu hergestellte Proteinkette, die aus dem Ribosom hervorgeht, in ihrer Aminosäuresequenz auch die Information trägt, mit der sie sich in eine bestimmte Form falten kann, in der sie dann ihre Funktion erfüllt. Es ist, als würde man verschiedene Sätze auf Papierstreifen schreiben, und dann würde sich jeder Streifen je nachdem, was ich darauf geschrieben habe, auf magische Weise zu einer einzigartigen Form zusammenfalten. Die Faltungsfähigkeit der Proteinketten ist der Grund, warum die eindimensionale, in den Genen enthaltene Information zum Aufbau der komplizierten dreidimensionalen Strukturen dienen kann, die eine Zelle – und damit am Ende auch uns – ausmachen.

Das Gen enthält nicht nur Informationen darüber, wie man ein Protein *herstellt.* Der Teil, der das festlegt, wird als codierende Sequenz bezeichnet, beiderseits davon liegen aber auch sogenannte nichtcodierende Abschnitte, die mitteilen, *wann* das Protein hergestellt werden soll, wann die Produktion eingestellt werden soll und ob es schnell oder langsam, für kurze oder längere Zeit produziert wird. Diese Signale werden entweder von chemischen Substanzen aus der Umgebung oder von anderen Genen ein- oder ausgeschaltet. Mit anderen Worten: Gene sind nicht allein tätig, sondern bilden zusammen mit zahlreichen anderen Genen und der Umwelt insgesamt ein riesiges Netzwerk. Das ist der Grund, warum manche Proteine von allen unseren Zellen produziert werden, andere nur beispielsweise von Hautzellen oder Neuronen. Und warum manche Proteine nur in bestimmten Stadien unserer Entwicklung von einer einzelnen Zelle bis zum vollständigen Menschen entstehen. Erst die genaue Koordination dieses Netzwerks mit seinen Tausenden von Genen macht das Leben möglich.

Den Prozess des Lebens kann man sich als riesiges Programm vorstellen, das sich mithilfe der von der DNA bereitgestellten Blaupause selbst aktiviert. Das Wort *Blaupause* ist eine bequeme Metapher, aber wir sollten sie nicht zu wörtlich nehmen: Eine Blaupause setzt einen starren Herstellungsprozess voraus, an dessen Ende ein streng definiertes Produkt steht. Die DNA ist ohne Frage der zentrale Dreh- und Angelpunkt für die Steuerung des gesamten Programms der Zelle. Ich stelle mir unter einer Zelle allerdings keine Diktatur, sondern eher eine Demokratie vor. Genau wie eine ideale Regierung, die nicht autokratisch handelt, sondern im Laufe der Zeit auf die wechselnden Bedürfnisse ihrer Menschen eingeht, diktiert auch die DNA nicht den gesamten Prozess. Vielmehr entscheiden die Bedingungen in der Zelle und ihrer Umwelt darüber, welche Teile der DNA genutzt werden und wie oft und wann das geschieht.

DIE KENNTNISSE über die molekularen Grundlagen der Genetik bedeuteten für die moderne Biologie eine Umwälzung, aber was haben sie mit der Alterung zu tun? Wenn die Gene in unserer DNA das Programm der Zelle festlegen, warum läuft dieses Programm dann nicht endlos immer weiter? Das Problem liegt darin, dass auch die DNA selbst sich mit der Zeit verändert und verfällt.

Natürlich wurden Gene und Mutationen schon erforscht, lange bevor man etwas über DNA wusste. Früher konnte man nur dann feststellen, ob ein Organismus eine genetische Veränderung trug, wenn sie zu einer Veränderung in einem erkennbaren Merkmal führte. Heute wissen wir, dass Mutationen einfach aus ausgetauschten Basen in der DNA bestehen. Der Austausch von Basen in der DNA ist die Entsprechung zum Austausch von Buchstaben in einem Satz. Manchmall können wir die gleiche Bedeeutung noch errkenen, in anderen Fällen jedoch kann schon ein einzelner Austausch für Verwirrung sorgen oder sogar die umgekehrte Bedeutung haben – beispielsweise wenn wir *dein* statt *mein* schreiben.

Heute können wir die DNA sequenzieren – das heißt, wir können die genaue Reihenfolge der Basen in einem beliebigen DNA-Abschnitt ermitteln. Dabei erkennen wir, dass Mutationen sich ständig ereignen. Viele von ihnen haben keine erkennbaren Auswirkungen, weil das veränderte Gen trotz des Austausches in der DNA ebenso gut funktioniert; außerdem besitzen die Lebewesen auch redundante Gene, und wenn eines davon defekt ist, können andere einen Ausgleich schaffen. Manche Mutationen sind aber auch in unterschiedlichem Ausmaß schädlich, weil sie zur Produktion von defekten Proteinen führen; oder die Proteine werden in der falschen Menge oder zum falschen Zeitpunkt produziert.

Manche Mutationen sind aber auch nützlich. Spielt sich eine von ihnen beispielsweise in einer Keimbahnzelle ab, verleiht sie den Nachkommen in seltenen Fällen einen Vorteil, der ihnen das Überleben erleichtert. Eine Spezies, in der alle Lebewesen einheitlich sind, würde durch Seuchen ausgemerzt wie Bäume, die anfällig für das

Ulmensterben sind, oder auch durch plötzliche Veränderungen beim Klima. Mutationen schaffen in einer Population genetische Vielfalt und machen sie flexibler, denn durch sie steigt die Wahrscheinlichkeit, dass manche Abstammungslinien unter wechselnden Bedingungen besser überleben als andere. Ohne Mutationen gäbe es keine Evolution, und wir wären nie aus primitiven Molekülen hervorgegangen. Die Zelle muss also ein Gleichgewicht finden: Einerseits muss sie in der Keimbahn so viele Mutationen zulassen, dass Variabilität und Evolution möglich werden, andererseits dürfen in unseren somatischen Zellen aber nicht so viele Mutationen auftreten, dass der komplexe Prozess des Lebens zusammenbricht.

In der Gesellschaft kann ein Zusammenbruch von Gesetz und Ordnung zu Chaos und Hungersnot führen, ja sogar zur Vernichtung ganzer Städte und Zivilisationen. Die schlimmsten Verbrecher haben häufig in turbulenten Zeiten einen Vorteil, ergreifen die Macht und stürzen alle anderen ins Elend. Ähnlich auch der Kontrollverlust in der Biologie: Er kann nicht nur zu vielen Krankheiten führen, sondern auch zu Verfall und Tod. Eines der schlimmsten Beispiele für das Fehlverhalten von Zellen ist der Krebs: Wild gewordene Zellen werden nicht mehr von ihren Nachbarzellen gehemmt, sondern vermehren sich ungebremst, bringen ganze Gewebe und Organe unter ihre Kontrolle und stören deren Funktion. So betrachtet sind Krebs und Alterung eng verwandt: Beide erwachsen aus einem biologischen Kontrollverlust, und ihre Ursache liegt häufig in Mutationen unserer Gene, die auf Veränderungen in der DNA zurückgehen.

SCHON LANGE BEVOR man etwas über DNA wusste, deutete vieles darauf hin, dass Einflüsse aus der Umwelt zu Veränderungen führen können, die nach heutiger Kenntnis genetische Mutationen sind. Bereits im 18. Jahrhundert entdeckte der englische Chirurg Percival Pott, dass bei den Schornsteinfegern des Landes, viele davon noch Kinder, anormal häufig Hodenkrebs auftrat.[4] Er führte das auf die starke, langfristige Einwirkung von Ruß und Teer aus verbrannter

Kohle zurück. Yamagiwa Katsusaburo, ein Professor für Pathologie an der kaiserlichen Universität Tokio, konnte 1915 nachweisen, dass Hautkrebs entsteht, wenn man Kohlenteer auf die Ohren von Kaninchen aufbringt. In solchen Kohleprodukten erkannte man später krebserzeugende Wirkstoffe, auch Karzinogene genannt. Als Pott seine Entdeckungen machte, hatte allerdings niemand eine Ahnung, was Krebs ist, und auch als Katsusaburo über seine Befunde berichtete, lag die Erkenntnis über den Zusammenhang zwischen Krebs und genetischen Mutationen noch Jahrzehnte in der Zukunft.

Das erste direkte Indiz für einen Zusammenhang zwischen einem Umweltfaktor und Mutationen entdeckte ein Wissenschaftler mit einem bemerkenswert rastlosen Lebenslauf. Hermann Muller war Amerikaner in dritter Generation, wuchs in New York auf und trat im zarten Alter von 16 Jahren in das Columbia College (die heutige Columbia University) ein, wo er 1910 sein Examen machte.[5] Danach blieb er für seine Promotion an der Hochschule und arbeitete bei dem berühmten Genetiker Thomas Morgan, der an Taufliegen nachgewiesen hatte, dass die Gene in den Chromosomen unserer Zellen liegen.

Später wechselte Muller an die University of Texas und machte dort 1926 ein entscheidendes Experiment: Er setzte Taufliegen immer höheren Dosen von Röntgenstrahlen aus. Wenn er die Dosis steigerte, nahm die Zahl tödlicher Mutationen drastisch zu. Schon die Einwirkung mäßig starker Röntgenstrahlung ließ 35 000-mal mehr Mutationen entstehen, als spontan aufgetreten wären.[6] Mullers Arbeiten brachten die Genetik ungeheuer weit voran, denn sie machten es viel einfacher, Mutationen zu erzeugen; außerdem wuchs das Bewusstsein für die Gefahren von Röntgen- und anderer Strahlung. Zu jener Zeit nutzte man die Röntgenstrahlen recht unbekümmert – so war es üblich, dass Schuhverkäufer die Füße ihrer Kunden bei der Anprobe in den Schuhen röntgten.

Wie viele Genetiker im frühen 20. Jahrhundert war auch Muller fast während seines ganzen Lebens ein Verfechter der Eugenik und hielt sie für einen Weg, um die menschliche Spezies zu verbessern. Für einen Eugeniker war seltsam, dass er gleichzeitig politisch links stand, nachdem er im Gefolge der Weltwirtschaftskrise vom Kapitalismus desillusioniert war. Er stellte Mitarbeiter aus der Sowjetunion ein und half als Berater der Fakultät bei der Herausgabe und Verbreitung der linken Studentenzeitung *The Spark*, was für das FBI ein Anlass war, gegen ihn zu ermitteln.

Unter anderem deshalb zog Muller 1932 von den Vereinigten Staaten nach Berlin. Dort schreckte ihn aber der Aufstieg des Nationalsozialismus ab, und im folgenden Jahr zog er weiter in die Sowjetunion, denn er glaubte, er werde dort ein besseres Umfeld für seine linksgerichteten Ansichten vorfinden. Ein Jahr lebte er in Leningrad, dann zog er für einige Jahre nach Moskau. Er hatte aber nicht mit dem Aufstieg des sowjetischen Biologen und Scharlatans Trofim Lyssenko gerechnet, der sich bei Stalin eingeschmeichelt hatte. Lyssenko war der Ansicht, die Genetik sei nicht mit dem Sozialismus zu vereinbaren, und so setzte er in der Landwirtschaft eine Reihe verrückter Ideen durch, während er gleichzeitig rücksichtslos seine Macht ausnutzte, um alle Biologen, die ihn infrage stellten, zu unterdrücken oder zu vernichten. Damit trug er zu einer Hungersnot bei, durch die Millionen Menschen ums Leben kamen, und die sowjetische Biologie warf er um Jahrzehnte zurück. Muller und andere Genetiker gaben sich alle Mühe, Lyssenko entgegenzuwirken, aber am Ende zog Muller wegen seiner Ansichten über Genetik und Eugenik Stalins Zorn auf sich und musste fliehen.

Da er nicht bereit war, in die Vereinigten Staaten zurückzukehren, wo das FBI immer noch gegen ihn ermittelte, landete Muller 1937 schließlich am Institut für Tiergenetik der Universität Edinburgh. Dort war er maßgeblich an einer anderen wichtigen Entdeckung beteiligt. Er schloss sich einer lebhaften Gruppe von Wissenschaftlern an, von denen viele vor totalitären Regimen geflüchtet waren. Die Leitung hatte Francis Crew, ein Pionier der medizinischen Genetik.

Eine entscheidende Mitarbeiterin von Crew war Charlotte Auerbach, die Tochter einer jüdischen Akademikerfamilie aus Krefeld.[7] Auerbach, die allgemein nur Lotte genannt wurde, war ein selbstständiger Kopf und nahm es nicht gut auf, wenn man ihr sagte, was sie tun sollte. Während sie in Berlin an ihrer Promotion arbeitete, lehnte ihr Professor ihre Bitte ab, das Thema zu ändern. Also kündigte sie einfach und wurde Oberschullehrerin. Zu unterrichten und im Unterricht die Ordnung aufrecht zu erhalten, strengte sie sehr an; auch der Antisemitismus jener Zeit war dabei vielleicht nicht gerade hilfreich. Dass sie 1933 mit 34 Jahren entlassen wurde, weil sie Jüdin war, sollte sich als Segen erweisen. Auf Anraten ihrer Mutter verließ sie Deutschland und konnte mithilfe von Freunden der Familie an dem Institut für Tiergenetik, wo sie mit Crew zusammenarbeitete, ihre Promotion abschließen. Im Jahr 1939 erhielt sie die britische Staatsbürgerschaft; noch im gleichen Jahr tauchte ihre Mutter ohne Geld und Gepäck in Edinburgh auf – sie hatte es zwei Wochen vor Ausbruch des Zweiten Weltkrieges gerade noch geschafft, Deutschland zu verlassen.

Crews anfänglicher Versuch, Auerbach mit Muller zusammenzubringen, war nicht erfolgreich. Er stellte sie Muller vor und sagte ihm einfach: »Das ist Lotte, und sie wird für dich die Cytologie machen.« Aber Auerbach hatte kein Interesse daran, die ganze Zeit durch ein Mikroskop zu blicken und Mullers Zellen zu charakterisieren; ein eigenständiger Kopf wie immer, lehnte sie dies ab. Sie sagte zu Muller, eigentlich interessiere sie sich für die Frage, wie Gene die Entwicklung möglich machen. Es ehrte Muller, dass er ihr sagte, er würde nicht im Traum daran denken, sie an einem Projekt arbeiten zu lassen, das sie nicht interessierte. Von etwas anderem konnte er Auerbach jedoch überzeugen: Wenn sie ihr Interesse weiterverfolgen und die Rolle der Gene in der Entwicklung verstehen wolle, müsse sie Mutationen in den Genen erzeugen und ihre Wirkungen beobachten.

Ungefähr zur gleichen Zeit hatte Alfred J. Clark, einer ihrer Kollegen, eine interessante Beobachtung gemacht: Soldaten, die im Ersten Weltkrieg mit Senfgas in Berührung gekommen waren, hatten Wunden und Geschwüre davongetragen, die den Wirkungen von Röntgenstrahlen ähnelten. Zusammen mit Clark und ihren Kollegen behandelte Auerbach Taufliegen mit Senfgas und suchte mit den Methoden, für die Muller Pionierarbeit geleistet hatte, nach Mutationen. Für das Engagement der Gruppe spricht, dass sie ihre Experimente im kalten, nassen, stürmischen Edinburgh auf dem Dach des pharmakologischen Instituts anstellten. Die Bedingungen würden heute keiner Gesundheits- und Arbeitsschutzüberprüfung mehr standhalten: Die Taufliegen wurden in Gefäßen dem Gas ausgesetzt und anschließend mit der Hand herausgenommen, was bei den Mitarbeitern zu schweren Verbrennungen führte. Die Ergebnisse jedoch waren eindeutig. Der Kontakt mit Senfgas hatte zu zehnmal mehr tödlichen genetischen Mutationen geführt. Nicht nur Strahlung, sondern auch Chemikalien konnten also Mutationen auslösen.

MULLER UND AUERBACH hatten also gezeigt, dass unser genetischer Bauplan durch Umwelteinflüsse wie Strahlung oder Chemikalien geschädigt werden kann. Zu jener Zeit wusste man noch nicht einmal, dass DNA das genetische Material ist, ganz zu schweigen von der Frage, wie die in ihr enthaltene Information zersetzt wird. Nachdem aber Watson und Crick die Doppelhelixstruktur offengelegt hatten, stellte sich natürlich die Frage: Wie sorgen solche Einflüsse im Einzelnen für Veränderungen in unserer DNA und damit für Mutationen?[8]

Die Erforschung der Wirkungen von Strahlung auf Lebewesen war vor dem Zweiten Weltkrieg so etwas wie ein Stiefkind der biologischen Forschung gewesen. Nachdem aber auf der ganzen Welt klar geworden war, welch entsetzliche Folgen die Strahlung der beiden Atombomben gehabt hatte, die im August 1945 auf Japan gefallen waren, interessierte sich die US-Regierung plötzlich stark für das zuvor vernachlässigte Fachgebiet. Nach dem Krieg wurden viele Forschungsstätten, in denen man zuvor am Manhattan-Projekt zur Entwicklung von Atomwaffen gearbeitet hatte, in strahlenbiologische Forschungszentren umgewandelt. Eines davon war das Oak Ridge National Laboratory in Tennessee; die Anlage hatte ursprünglich dazu gedient, in großen Mengen das Uran-Isotop herzustellen, das in der ersten, auf Hiroshima abgeworfenen Atombombe enthalten war. Oak Ridge lag eingezwängt in der spektakulären, wilden Natur der Cumberland und Smoky Mountains, weitab von den großen Hochschulzentren im Nordosten und an der Westküste der Vereinigten Staaten. Wegen der reizvollen Umgebung und mit großzügiger staatlicher Finanzierung konnte Alexander Hollaender, ein führender Strahlenbiologe seiner Zeit, viele ausgezeichnete Wissenschaftler nach Oak Ridge locken, unter ihnen auch Dick und Jane Setlow.

Die beiden hatten sich in den 1940er-Jahren als Studienanfänger am Swarthmore College kennengelernt und wenig später geheiratet. Als Hollaender sich um 1960 an sie wandte, arbeitete Dick an der Fakultät für Biophysik der Yale University. Es war einer der ältesten biophysikalischen Studiengänge im Land, aber Hollaender lockte Dick mit einem eigenwilligen Schachzug weg: Er bot Jane, die nur mit einem Zeitvertrag bei jemand anderem arbeitete, ebenfalls eine volle Stelle an. Zu jener Zeit bekamen Frauen selbst dann, wenn sie Hochschulabschlüsse erworben hatten, nur selten die Gelegenheit, auf Augenhöhe mit den Männern zu arbeiten; meist wurden sie am Ende Assistentinnen eines männlichen Wissenschaftlers, der in vielen Fällen ihr Ehemann war.

Hollaenders Kunstgriff funktionierte. Dick und Jane wurden in dem Fachgebiet zu führenden Gestalten und arbeiteten manchmal zusammen, ebenso oft aber auch getrennt. Außerdem hatten sie eine Familie mit vier Kindern, gingen wandern und suchten in den Bergen rund um Oak Ridge nach Fossilien, bevor sie schließlich ungefähr 15 Jahre später an ein anderes nationales Labor in Brookhaven auf Long Island gingen.

Am Brookhaven National Laboratory begegnete ich ihnen 1982 zum ersten Mal. Dick leitete das Institut, das mich eingestellt hatte.

Dabei könnte es hilfreich gewesen sein, dass ich mich nach nur 15 Monaten verzweifelt bemüht hatte, aus Oak Ridge wegzukommen, weil die Mittel, die man mir dort zugesagt hatte, niemals eintrafen. Dick, der selbst den gleichen Wechsel vollzogen hatte, war voller Mitgefühl. Ich war zu jener Zeit 31, und obwohl die beiden erst um die 60 waren, erschienen sie mir wie urtümliche Fossilien ähnlich denen, die sie sammelten. Wie manche Molekularbiologen, die eher zum Mainstream gehören, unterschätzte ich die Bedeutung ihrer Arbeit stark, und ich bedaure es noch heute, dass ich nicht mit ihnen über ihre Entdeckungen sprach, als sich die Gelegenheit bot. Es erinnert mich daran, dass die meisten Wissenschaftler wie auf Inseln arbeiten und kaum richtig einschätzen können, was außerhalb ihres engen Spezialgebietes vorgeht.

Bevor die Röntgenstrahlen entdeckt wurden, kannte man bereits andere Formen der Strahlung. Die britischen Wissenschaftler Arthur Downes und Thomas Blunt bemerkten schon 1877, dass Bakterien von Sonnenlicht abgetötet werden.[9] Anfang des 20. Jahrhunderts wies Frederick Gates nach, dass die Tötungswirkung von den kürzeren Wellenlängen im Sonnenlicht ausgeht – der Ultraviolett- oder UV-Strahlung. Kurz nachdem Muller gezeigt hatte, dass Röntgenstrahlen genetische Mutationen auslösen können, befasste man sich auch mit der UV-Strahlung – schließlich war sie einfacher herzustellen und in der Handhabung ungefährlicher. Wie sich dabei herausstellte, erzeugt UV-Licht bei gleicher Dosis sogar noch mehr Mutationen. In Oak Ridge klärten Dick und Jane allmählich immer genauer auf, wie das UV in der DNA die Mutationen verursacht. Besonders faszinierte sie der Befund, dass UV-Licht im DNA-Molekül zwei benachbarte Thymine (die T-Basen) koppelt. In praktisch jeder DNA-Sequenz stehen hin und wieder zwei Thymine nebeneinander, und irgendwie bindet das UV-Licht sie aneinander, sodass die Basen nicht mehr getrennt wirken, sondern als Einheit aus zwei Bausteinen – man sprach von einem Thymindimer oder manchmal auch Thymidindimer, wenn man die größere Einheit meinte, zu der auch der an das Thymin gekoppelte Zucker gehört. War das der Grund, warum UV die DNA inaktiviert und Bakterien abtötet?

Dick und Jane experimentierten mit fremder DNA, die sie in ein Bakterium einschleusten. Damit konnten sie ein Gen einbringen, das den Bakterien neue Fähigkeiten verlieh – zum Beispiel konnten sie ohne einen Nährstoff wachsen, den sie ansonsten gebraucht hätten, oder sie wurden resistent gegen ein Antibiotikum. Als die beiden dazu aber DNA verwendeten, die Thymindimere enthielt, schien es, als wären diese Moleküle nicht mehr aktiv.[10] Im weiteren Verlauf konnte Dick nachweisen, dass Thymindimere das Kopieren der DNA verhindern, das heißt, neue DNA konnte nicht mehr gebildet werden.

Noch bemerkenswerter war der nächste Schritt. Wie Dick und seine Kollegen feststellten, verschwanden die Thymindimere kurz nach der UV-Behandlung vollständig aus der DNA.[11] Die Dimere einschließlich der mit den Basen verbundenen Zucker- und Phosphatgruppen wurden aus der DNA ausgeschnitten, und der fehlende Abschnitt wurde wie beim Kopieren der DNA anhand des anderen Stranges aufgefüllt. Entdeckungen finden in der Wissenschaft nicht im luftleeren Raum statt. Irgendwann erreicht der Wissensstand ein Stadium, in dem die nächsten Fortschritte möglich werden, und deshalb finden neue Durchbrüche häufig gleichzeitig statt. In demselben Jahr 1964, in dem Setlow über seine Entdeckung berichtete, gelangten zwei weitere Arbeitsgruppen unter Leitung von Paul Howard-Flanders und Philip Hanawalt zu ähnlichen Befunden.[12] Alle Berichte bestätigten, dass es in den Zellen offensichtlich einen Mechanismus gibt, der Thymindimere nicht nur erkennt, sondern auch repariert – ein Vorgang, der heute als Exzisionsreparatur bezeichnet wird.

Die Exzisionsreparatur fand man auch in einem anderen Zusammenhang. Schon in den 1940er-Jahren war klar geworden, dass man die Auswirkungen von UV-Strahlung auf Bakterien rückgängig machen kann, wenn man sie sichtbarem Licht aussetzt. Dann fangen die untätigen Bakterien wieder an zu wachsen. Extrakte aus Bakterien, die man sichtbarem Licht ausgesetzt hatte, konnten geschädigte DNA reparieren. Wie das funktionierte, war ein Rätsel, bis der türkische Wissenschaftler und ehemalige Arzt Aziz Sancar sich damit beschäftigte und den Mechanismus aufklärte: In diesem Fall werden Thymindimere beseitigt, allerdings mithilfe eines anderen Enzyms.[13] Seltsamerweise fehlt dieser Mechanismus bei *Haemophilus influenzae*, der Bakterienart, bei der Dick Setlow die gleiche Form der Reparatur entdeckt hatte (und auch bei uns Menschen) – ansonsten hätte er seine Entdeckung vielleicht nie gemacht. Schon die Tatsache, dass sich in der Evolution zwei vollkommen unterschiedliche Mechanismen zur Entfernung von Thymindimeren entwickelt haben, sagt etwas darüber aus, wie wichtig diese Art der Reparatur ist.

Mit den Experimenten war eindeutig nachgewiesen, dass die Zelle geschädigte DNA reparieren kann. Allerdings sind wir nur selten einer hohen Dosis von Röntgenstrahlen ausgesetzt. Unsere Kleidung und das Pigment Melanin in unserer Haut schützen uns vor einem großen Teil der einwirkenden UV-Strahlung. Außerdem ist uns klar, dass wir uns von Senfgas, Kohlenteer und anderen garstigen Chemikalien fernhalten sollten, denen die Menschen in prähistorischer Zeit nie in freier Wildbahn begegnet sind. Andererseits entwickelten sich die Mechanismen zur Reparatur geschädigter DNA aber in der Evolution schon vor Jahrmilliarden und sind bei allen Lebensformen vorhanden.

Wie sich herausgestellt hat, ist unsere DNA im ganz normalen Leben ständigen Angriffen ausgesetzt, auch, ohne dass sie mit unangenehmen Chemikalien oder Strahlung in Berührung kommt. Dass wir dies heute wissen, ist kaum einem anderen so stark zu verdanken wie dem schwedischen Wissenschaftler Tomas Lindahl. Als Postdoc an der Princeton University arbeitete er mit relativ kleinen RNA-Molekülen. Zu seiner Enttäuschung musste er feststellen, dass sie immer wieder zerbrachen.

Wie bereits erwähnt, enthalten RNA-Moleküle nicht den Zucker

Desoxyribose, den man in der DNA findet, sondern Ribose. Von der Desoxyribose unterscheidet sie sich nur durch ein zusätzliches Sauerstoffatom. Wegen dieses Atoms ist die RNA viel instabiler, gleichzeitig erlangt sie dadurch aber auch die Fähigkeit, komplizierte dreidimensionale Strukturen zu bilden, die chemische Reaktionen ausführen können. Wegen solcher Eigenschaften ist man in der Wissenschaft überzeugt, dass das Leben ursprünglich in einer urtümlichen Welt entstand, in der RNA sowohl chemische Reaktionen ausführte als auch genetische Information speicherte. Als das Leben im weiteren Verlauf der Evolution immer komplexer wurde, waren solche instabilen Moleküle aber zur Speicherung einer immer umfangreicheren genetischen Information keine geeignete Lösung mehr, und so übernahm die stabilere DNA diese Aufgabe.

Lindahl wusste, dass DNA stabiler ist als RNA, aber er wollte wissen, um wieviel stabiler. Sie musste so haltbar sein, dass sie Information ohne allzu große Veränderungen an die nächste Generation weitergeben kann, auch im Verlauf der Milliarden Zellteilungen, die sich abspielen, während sich eine einzelne Zelle zu einem ausgereiften Organismus entwickelt. Also über *sehr* lange Zeit.[14]

Als Lindahl die DNA unter verschiedenen Bedingungen analysierte, stellte er fest, dass sich im Laufe der Zeit manche Basen verändern. Der häufigste Austausch betraf die Base Cytosin (C), die sich in eine andere Base namens Uracil (U) verwandelt; Uracil kommt normalerweise in der RNA anstelle des Thymins (T) vor. Problematisch ist dabei, dass sich U genau wie T mit A paart, während C sich mit G verbindet. Durch diese Umwandlung veränderte sich also gewissermaßen ein Buchstabe in dem DNA-Satz. Kommen viele solche Veränderungen überall im Genom vor, wird die codierte Anweisung immer weiter geschädigt, bis sie schließlich keinen Sinn mehr hat.

Wie Lindahl nachweisen konnte, kommt der Austausch von C gegen U unter Umständen schon beim Kontakt mit Wasser zustande, einem Ereignis, das für alle Moleküle in einer Zelle allgegenwärtig ist. Wasser verursacht an einem einzigen Tag in der DNA jeder unserer

Zellen ungefähr 10 000 Veränderungen. Später bezog Lindahl alle Formen spontaner DNA-Schäden ein und schätzte, dass die DNA einer einzigen Zelle an einem einzigen Tag bis zu 100 000 Veränderungen durchmacht.[15] Wie das Leben fortbestehen kann, wenn die Anweisungen, die es möglich machen, so schnell verstümmelt werden, konnte man sich kaum vorstellen. Ganz offensichtlich musste es einen Mechanismus geben, der die Fehler korrigiert. In den nächsten Jahrzehnten klärten Lindahl und andere Forscher und Forscherinnen auf, wie die Veränderungen repariert werden.

Eine krassere DNA-Schädigung spielt sich ab, wenn beide Stränge zerbrechen, sodass die beiden Stücke wieder verbunden werden müssen. Manchmal finden sogar auf verschiedenen Chromosomen mehrere solcher Brüche statt. Das kann zu einem völligen Durcheinander führen, weil unter Umständen ein halbes Chromosom mit der Hälfte eines ganz anderen Chromosoms verknüpft wird oder weil abgebrochene Stücke in umgekehrter Richtung wieder eingefügt werden. Wenn wir uns die DNA noch einmal als Text aus Sätzen vorstellen, dann gleichen Veränderungen einzelner Basen den Tippfehlern: Sie bringen zwar hin und wieder den Sinn durcheinander, oft kann man ihn aber noch erkennen. Wird dagegen ein Doppelstrangbruch falsch repariert, ist das so, als würde man Sätze oder ganze Abschnitte aus einem langen Text herausschneiden und in zufälliger Reihenfolge wieder einfügen. Hin und wieder ergibt sich dann immer noch eine Art Sinn, in anderen Fällen bleibt aber nur Kauderwelsch. Deshalb ist es für die Zelle zwingend erforderlich, dass die Enden gebrochener DNA wieder zusammengefügt werden, sobald die Zelle sie erkennt, und möglichst auch bevor mehrere Brüche stattgefunden haben. Deshalb werden abgebrochene Enden von besonderen Proteinen erkannt und wieder zum intakten DNA-Molekül zusammengefügt. Der Prozess berücksichtigt die DNA-Sequenz an den Enden, und wenn in einer Zelle zu einem Zeitpunkt mehrere Brüche vorliegen, besteht immer die Möglichkeit, dass die falschen Enden verbunden werden. Wird unser Genom auf diese Weise durcheinandergewürfelt, können alle möglichen Probleme auftreten. Unter anderem kann es zu einem Funktionsverlust kommen, das heißt, die Zelle erfüllt ihre Aufgaben nicht mehr effizient oder vielleicht überhaupt nicht. In anderen Fällen werden die Signale, die Gene steuern, geschädigt oder beseitigt. Das hat zur Folge, dass die Zelle unkontrolliert wächst, was zu Krebs führt.

Wir Menschen sind diploid, wie man es nennt, das heißt, wir besitzen von jedem Chromosom zwei Exemplare. In den meisten Fällen repariert der Organismus Doppelstrangbrüche korrekt, indem er sich an der unbeschädigten DNA in dem zweiten Chromosom orientiert. Selbst in Bakterien und ähnlichen Organismen ist häufig eine zweite Kopie vorhanden, wenn die Zellen sich teilen und die DNA verdoppelt wird. In beiden Fällen ordnet der Reparaturapparat die gebrochenen Enden neben der zugehörigen Sequenz in der anderen (intakten) Kopie der DNA an, und es bildet sich eine komplizierte Struktur, in der alle vier Stränge verflochten sind. Das ist ein genauerer Vorgang, als wenn Enden einfach zufällig aufgegriffen und verbunden würden, denn es wird geprüft, ob die Zelle die richtigen Bruchstücke zusammenfügt. Damit stellt sie das unversehrte Genom wieder her und füllt Lücken auf, die entstehen können, wenn die gebrochenen Enden »ausfransen«.

Außer durch chemische Schädigung können Mutationen sich auch noch auf andere Weise in unser Genom einschleichen. Wenn eine Zelle sich teilt, muss jedes Mal das gesamte Genom verdoppelt werden, das heißt, ein Text von 3 Milliarden Buchstaben wird kopiert. In der Biologie ist kein Prozess jemals vollständig fehlerfrei. Es ist wie beim Schreiben oder Tippen: Je schneller man etwas abschreiben will, desto stärker neigt man zu Fehlern. Die Polymerase-Enzyme, die die DNA verdoppeln, arbeiten unglaublich präzise; außerdem können sie ihre Produkte sozusagen Korrektur lesen und dabei Ungenauigkeiten korrigieren. Dennoch unterläuft ihnen ungefähr bei einem unter einer Million Buchstaben ein Fehler. In einem Genom, das aus mehreren *Milliarden* Buchstaben besteht, ereignen sich demnach bei jeder Zellteilung mehrere tausend Fehler. Die Zelle darf für eine Teilung nicht ewig brauchen, und im wirklichen Leben wird immer ein Kompromiss zwischen Geschwindigkeit und Genauigkeit geschlossen. Deshalb ist es nicht verwunderlich, dass sich in der Evolution der Zellen ein raffinierter Apparat entwickelt hat, der solche Ungenauigkeiten korrigiert.[16]

Mit einigen sehr klug angelegten Experimenten fand Paul Modrich heraus, wie die Enzyme in einem Bakterium die Fehlstelle erkennen, einen Abschnitt des neuen Stranges mit dem Fehler herausschneiden und den Bereich so auffüllen, dass die Abweichung korrigiert wird.[17] Bei Bakterien ist dieser Mechanismus heute gut aufgeklärt, aber in der Frage, wie solche Fehler bei Menschen und anderen höheren Organismen korrigiert werden, gibt es in der Wissenschaft noch Diskussionen.

Bis in der wissenschaftlichen Welt klar wurde, wie wichtig DNA-Schäden und ihre Reparatur sind, musste viel Zeit vergehen. Muller erhielt den Nobelpreis erst 1946, volle 20 Jahre nach seiner Entdeckung, dass Röntgenstrahlen Mutationen auslösen. Als der Nobelpreis für Chemie dann 2015 an Lindahl, Sancar und Modrich ging, war das Forschungsgebiet der DNA-Reparatur längst kein wissenschaftlicher Nebenschauplatz mehr. Heute ist allgemein anerkannt, dass der Vorgang nicht nur für das Leben von entscheidender Bedeutung ist, sondern auch, wenn man die Hintergründe von Krebs und Alterung verstehen will. Wie in den meisten Wissenschaftsdisziplinen hatten Hunderte von Forschern und Forscherinnen in verschiedenen Instituten auf der ganzen Welt zu diesen Entdeckungen beigetragen, aber der Nobelpreis kann höchstens unter drei Personen aufgeteilt werden; das Nobelkomitee hat also die wenig beneidenswerte Aufgabe, die drei wichtigsten auszuwählen und zu ehren, was nicht immer ohne Meinungsverschiedenheiten abgeht. Ebenso kann der Preis nicht postum vergeben werden, und Dick Setlow war leider einige Monate vor der Bekanntgabe im Alter von 94 Jahren verstorben.[18]

Im Laufe der Jahre hat man viele verschiedene Reparaturenzyme isoliert. Die meisten von ihnen sind bei allen Lebensformen von Bakterien bis zu Menschen mehr oder weniger gleich. Die DNA-Reparatur ist für das Leben von so grundlegender Bedeutung, dass sie schon vor Jahrmilliarden entstand, lange bevor Bakterien und höhere Organismen sich auseinanderentwickelten. Die Stabilität des Genoms und seiner Anweisungen aufrechtzuerhalten, ist für die Zelle lebenswichtig und verlangt ständige Überwachung und Reparatur. Man kann sich die Reparaturenzyme als Wächter unseres Genoms vorstellen.

Da DNA-Schäden ständig auftreten, hat jeder Defekt des Reparaturapparats besonders katastrophale Folgen, denn er bedeutet, dass die Schäden sich schnell häufen. Deshalb ist es nicht verwunderlich, dass manche Mutationen des Reparaturapparats mit Krebs in Verbindung gebracht wurden: Mutationen des Gens BRCA1 machen Frauen beispielsweise vor allem anfällig für Brust- und Eierstockkrebs. Außerdem tragen Defekte des Reparaturapparats zur Alterung bei, aber da auch Krebserkrankungen im höheren Alter häufiger werden, fällt es schwer, die beiden Effekte auseinanderzuhalten. Vielleicht mehr als jeder andere ist der niederländische Wissenschaftler Jan Hoeijmakers in großem Umfang der Frage nachgegangen, wie Defekte der DNA-Reparatur einen Menschen vorzeitig altern lassen. Dabei konzentrierte er sich unter anderem auf das Cockayne-Syndrom, ein Krankheitsbild, das sich mit Alterungserscheinungen äußert, etwa mit Nervenverfall, Atherosklerose und Osteoporose.[19] Bei Frauen können sich Anomalien der zellulären Reaktion auf DNA-Schäden darauf auswirken, in welchem Alter die Menopause eintritt.[20] Ganz allgemein kann man sagen: Je effizienter unser Organismus die DNA repariert, desto stärker widerstehen wir der Alterung.

BEMERKT EINE ZELLE IN IHRER DNA einen nennenswerten Schaden, löst sie die sogenannte DNA-Schadensreaktion aus. Das ist keineswegs eine gute Nachricht: Die Schadensreaktion hat für die Alterung häufig größere Folgen als der Schaden selbst. Manchmal geht die Zelle in den Zustand der Seneszenz über: Sie kann sich nicht mehr weiter teilen, und im Extremfall wird sie veranlasst, Selbstmord zu begehen.[21] Dass sich in der Evolution ein Mechanismus entwickelt hat, mit dem Lebewesen ihre eigenen Zellen töten, mag ein seltsamer Gedanke sein, aber jede einzelne der Milliarden Zellen eines Organismus ist letztlich entbehrlich. Würde diese Zelle dagegen durch den DNA-Schaden bösartig werden, könnte sie sich vermehren und schließlich den ganzen Organismus umbringen. Zelltod und Seneszenz von Zellen sind wichtige Faktoren der Alterung – insbesondere über die Seneszenz wird in späteren Kapiteln noch vieles zu sagen sein. Hier möge der Gedanke reichen, dass die DNA-Schadensreaktion sich in der Evolution entwickelt hat, um die Risiken von Krebs und Alterung ins Gleichgewicht zu bringen. Sie ist ein weiterer Mechanismus, der entstanden ist, um uns früh im Leben zu nutzen, auch wenn wir dafür später, nachdem wir unsere Gene bereits weitergegeben haben, einen Preis bezahlen.

Das Kernstück der Schadensreaktion ist ein Protein namens p53, das Produkt des Tumorsuppressorgens TP53. Dieses Protein ist so lebenswichtig, dass es häufig auch als »Wächter des Genoms« bezeichnet wird. In fast 50 Prozent aller Krebserkrankungen trägt p53 eine Mutation; bei manchen Krebsformen liegt der Anteil bei bis zu 70 Prozent. Normalerweise ist p53 an ein Partnerprotein gebunden und inaktiv. Außerdem wird es in der Zelle schnell umgesetzt, das heißt, es wird ständig produziert und wieder abgebaut. Ist ein DNA-Schaden vorhanden, wird p53 aktiviert und häuft sich an. Außerdem befreit es sich von seinem Partnerprotein, wird aktiv und sorgt für die Expression vieler Gene. »Expression« bedeutet in diesem Zusammenhang, dass anhand der in den Genen kodierten Information das funktionsfähige Protein hergestellt wird. Manche davon sind Gene für DNA-Reparaturproteine. Andere verhindern, dass die Zelle sich teilt, damit die DNA-Reparaturgene Zeit haben, ihre Aufgabe zu erfüllen. Ist der Schaden zu umfangreich, kann p53 auch Gene einschalten, die den Tod der Zelle herbeiführen.[22]

P53 dürfte auch der Schlüssel zum Peto-Paradox sein, eine Eigenart, die der britische Epidemiologe Richard Peto in den 1970er-Jahren beobachtete. Große Tiere, beispielsweise Elefanten oder Wale, bestehen aus 100-mal mehr Zellen als wir. Selbst wenn man ihren langsameren Stoffwechsel in Rechnung stellt, besteht demnach eine viel größere Wahrscheinlichkeit, dass eine ihrer Zellen mutiert und krebsartig wird. Dennoch sind diese großen Tiere bemerkenswert resistent gegen Krebs und leben fast ebenso lange oder sogar länger als wir. Wir Menschen erben von jedem unserer Eltern eine Kopie des Gens für p53. Wie sich aber herausgestellt hat, besitzen Elefanten 20 Kopien davon.[23] Deshalb sprechen ihre Zellen höchst empfindlich auf DNA-Schäden an und begehen Selbstmord, wenn Defekte wahrgenommen werden. In der Wissenschaft ist man immer darauf aus, Ursachen nachzuweisen, also ging man der Frage nach, was geschieht, wenn man die Anzahl der Reparaturgene bei anderen Lebewesen steigert. Seltsamerweise stellte sich unter anderem in Studien mit Taufliegen heraus, dass eine übermäßige Expression von Reparaturgenen die Lebensdauer tatsächlich steigert – aber nur dann, wenn diese Gene während des gesamten Lebens der Fliege eingeschaltet bleiben.[24] Werden sie dagegen erst im Erwachsenenalter aktiviert, nimmt die Lebensdauer nicht zu.

Bei einigen der langlebigen Arten, die wir in Kapitel 2 kennengelernt haben, darunter bestimmte Wale und Riesenschildkröten, findet man ebenfalls ungewöhnliche Abweichungen in Zahl und Art der Tumorsuppressorgene.[25] Ohne sie würden solche Tiere vielleicht schon in viel jüngeren Jahren an Krebs sterben. Ganz allgemein scheint ein enger Zusammenhang zwischen leistungsfähigen DNA-Reparaturgenen und Lebensdauer zu bestehen. Bei Menschen und Nacktmullen, die bis zu 120 beziehungsweise 30 Jahre leben können, ist die Expression der DNA-Reparaturgene und der nachgeschalteten Reaktionswege stärker als bei Mäusen, die nur drei oder vier Jahre alt werden.[26] Ob Menschen, die außergewöhnlich alt werden, auch ungewöhnlich effiziente DNA-Reparaturmechanismen besitzen, bleibt noch zu untersuchen.

Paradoxerweise wirken viele neue Krebstherapien, weil sie die DNA-Reparatur hemmen.[27] Der Grund: Im Reparaturapparat von Krebszellen liegen Defekte vor, und wenn man dann andere Reparaturwege hemmt, schränkt man ihre Möglichkeiten weiter ein. Wenn Krebszellen ihre eigene DNA nicht mehr reparieren können, sterben sie ab. Für die Bekämpfung aggressiver Krebsformen ist das allerdings nur eine vorübergehende Lösung: Blockiert man die DNA-Reparatur über längere Zeit, steigt normalerweise das Risiko, an Krebs zu erkranken und stärker zu altern. Der Versuch, mithilfe unserer Kenntnisse über DNA-Schäden und -Reparatur die Alterung in den Griff zu bekommen, ist wegen des heiklen Wechselspiels zwischen Alterung und Krebs nicht einfach.

Auch wenn es schwierig ist, die Lebensdauer direkt mithilfe der DNA-Reparatur zu verbessern, bilden unsere Kenntnisse darüber die Grundlage für praktisch alles, was wir über den Alterungsprozess wissen. Letztlich steuern Gene den gesamten Lebensprozess: Sie bestimmen darüber, wann und wie jedes einzelne Protein hergestellt wird, ob unsere Zellen weiterleben oder die Teilung plötzlich einstellen, wie gut unsere Zellen die Nährstoffe in ihrer Umgebung wahrnehmen und darauf reagieren und wie die verschiedenen Moleküle und Zellen untereinander kommunizieren. Gene steuern unser Immunsystem, das eine heikle Balance aufrechterhalten muss: Es muss einerseits auf eingedrungene Krankheitserreger reagieren, darf aber andererseits keine chronischen Entzündungen verursachen.

Die direkte Schädigung unserer DNA und die scheinbar paradoxe Reaktion der Zellen darauf ist nur einer von vielen Wegen, auf denen unser genetisches Programm sich so verändern kann, dass es die Alterung auslöst. Unsere DNA hat nämlich zwei Besonderheiten: Erstens sind ihre Enden besonders gebaut und geschützt, und wenn dort Schäden eintreten, drohen ernsthafte Folgen. Und zweitens hängt die

Nutzung unseres Genoms nicht ausschließlich von der Sequenz der Basen in der DNA selbst ab. Unsere DNA liegt als enger Komplex mit urtümlichen Proteinen vor, den Histonen. Sowohl die DNA als auch die mit ihr verbundenen Proteine können durch Umwelteinflüsse so verändert werden, dass sich Auswirkungen auf die Nutzung der Gene ergeben. Wie sich herausgestellt hat, ist unser Genom nicht in Stein gemeißelt, sondern kann sich im Handumdrehen verändern.

KAPITEL 4

DAS PROBLEM MIT DEN ENDEN

Vor über einhundert Jahren betrachtete ein Wissenschaftler in einem New Yorker Labor durch das Mikroskop die Zellen, die er in Kulturflaschen herangezüchtet hatte, und fragte sich, ob er das Geheimnis der Unsterblichkeit gelüftet hatte.

Er hieß Alexis Carrel. Der französische Chirurg war bereits berühmt, weil er Pionierarbeiten beim Zusammenfügen von Blutgefäßen geleistet hatte, die durch einen Unfall oder ein Gewaltverbrechen, beispielsweise einen Messerangriff, verletzt waren. Seine Methode, die Enden von Blutgefäßen mit winzigen, fast unsichtbaren Nähten zusammenzufügen, bedeutete für viele Bereiche der Chirurgie eine Umwälzung und ist bis heute eine Grundlage für Organtransplantationen. Im Jahr 1904 zog Carrel von Frankreich nach Montreal und später nach Chicago. Zwei Jahre danach ging er nach New York und arbeitete dort als einer der ersten Forscher am neu gegründeten Rockefeller Institute for Medical Research (der heutigen Rockefeller University). Das Institut bot einem ehrgeizigen Wissenschaftler ein beispiellos gutes Umfeld mit ausgezeichneten Labors und ansehnlichen Gehältern. Und Ehrgeiz hatte der 33-jährige Carrel ganz sicher.

Als Chirurg träumte er davon, Gewebe außerhalb des menschlichen Körpers am Leben zu erhalten. Kulturen von Bakterien oder Hefezellen kann man im Labor beliebig lange weiter vermehren. Die einzelnen Bakterien oder Hefezellen altern zwar und sterben, die Kultur als Ganzes wächst aber immer weiter und ist in einem gewissen Sinn unsterblich. Ob auch die Zellen und Gewebe des Menschen und anderer höherer Lebensformen die gleiche Fähigkeit besitzen, war aber alles andere als klar. Carrel ging am Rockefeller Institute mit einer langen Versuchsreihe der Frage nach, ob man eine Kultur von Zellen aus einem Gewebe unbegrenzt am Leben erhalten kann. Als er Zellen aus dem Herz eines Hühnerembryos in eine besondere Kulturflasche brachte und stetig mit Nährstoffen versorgte, gelang ihm offensichtlich ein Durchbruch. Er konnte die Kultur jahrelang am Leben erhalten. Diese Zellen, so behauptete er, seien unsterblich.

Über die Entdeckung wurde mit großem Trara berichtet. Wenn man Zellen aus einem Gewebe unsterblich machen kann, so die Überlegung der Journalisten, sollte das Gleiche auch mit ganzen Geweben und am Ende mit Menschen gelingen. Im Juli 1921 lobhudelte ein Leitartikel im *Scientific American*: »Vielleicht ist der Tag nicht mehr fern, an dem die meisten von uns vernünftigerweise mit 100 Lebensjahren rechnen können. Und wenn 100, warum dann nicht auch 1000?«[1]

Aber Carrel hatte unrecht.

Anfangs wurden seine Arbeiten aufgrund seiner Stellung nicht infrage gestellt, und im Laufe der Jahre wurde die Unsterblichkeit von Gewebekulturzellen zu einem Dogma. Erst 30 Jahre später wollte der junge Wissenschaftler Leonard Hayflick am Wistar Institute in Philadelphia herausfinden, ob Zellen sich verändern, wenn man sie mit Extrakten aus Krebszellen behandelt. Er entschloss sich, Zellen von menschlichen Embryonen mit Carrels Methode heranzuzüchten. Zu seiner Enttäuschung musste er aber feststellen, dass er diese Zellen nicht unendlich weiterzüchten konnte. Anfangs glaubte Hayflick, der gerade erst seinen Doktor in medizinischer Mikrobiologie und Chemie gemacht hatte, ihm müsse ein Fehler unterlaufen sein. Vielleicht hatte er die Nährstofflösung nicht richtig zubereitet oder seine Glasgefäße unzureichend gereinigt. Aber im Laufe der nächsten drei Jahre schloss er gewissenhaft alle technischen Probleme aus und gelangte zu der Erkenntnis, dass die herrschende Theorie schlicht nicht stimmte: Normale menschliche Zellen vermehren sich in Kulturen nicht unendlich. Sie sind nicht unsterblich.[2]

Vielmehr konnte Hayflick beobachten, dass seine Zellen eine begrenzte Zahl von Zellteilungen durchmachten und dann das Wachstum einstellten. Zusammen mit seinem Kollegen Paul Moorhead machte er ein scharfsinniges Experiment: Die beiden nahmen männliche Zellen, die sich bereits viele Male geteilt hatten, und mischten sie mit weiblichen Zellen, die erst wenige Teilungen hinter sich hatten. Als die männlichen Zellen wenig später die Grenze erreicht hatten, stellten sie die Teilung ein, die weiblichen dagegen wuchsen weiter, bis sie in der Kultur die Vorherrschaft übernommen hatten. Aus irgendeinem Grund erinnerten sich die alten Zellen daran, dass sie alt waren, selbst wenn sich in ihrer Umgebung junge Zellen befanden. Sie wurden durch die jüngeren Zellen nicht verjüngt und stellten auch nicht die Teilung ein, weil irgendwelche Substanzen oder Viren ihre Umgebung vergifteten. Für diesen Zustand, in dem Zellen zum Stillstand kommen und sich nicht weiter teilen, prägten Hayflick und Moorhead den Begriff *Seneszenz*.

Einen anderen jungen Wissenschaftler hätte es vielleicht nervös gemacht, allgemein anerkannte Ideen infrage zu stellen, nicht aber den selbstbewussten Hayflick. Zusammen mit Moorhead schrieb er die Ergebnisse in einem detaillierten, 37 Seiten langen Artikel auf, und die beiden reichten ihn bei derselben Fachzeitschrift ein, in der auch Carrel seine ursprünglichen Befunde veröffentlicht hatte. Da der Aufsatz aber der herrschenden Lehrmeinung widersprach – und vielleicht auch, weil der Redakteur ein Kollege von Carrel war und ihm mehr vertraute als einem jungen, unbekannten Wissenschaftler –, wurde die Veröffentlichung abgelehnt und erschien erst 1961 in dem Journal *Experimental Cell Research*. Seither ist er zu einem Klassiker des Fachgebiets geworden.[3] Die Zahl der Zellteilungen, die Zellen eines bestimmten Typs durchmachen können, wird heute als Hayflick-Grenze bezeichnet.

Wie konnte Carrel sich so irren? Eine Vermutung äußerte Hayflick selbst: Vielleicht hatte der französische Wissenschaftler unabsichtlich jedes Mal frische Zellen in die Kultur eingebracht, wenn er die Nährstofflösung, in der sie wuchs, erneuerte. Manche Autoren vermuten sogar, die frischen Zellen seien absichtlich eingeschmuggelt worden, aber das wäre ein empörender Fall von wissenschaftlichem Betrug oder Sabotage.[4]

Mich beschleicht ein anderer Verdacht: Zu der Zeit, als Carrel mit den Zellen arbeitete, waren ihm Ruhm und Macht bereits zu Kopf gestiegen, und er war, was seine eigene Forschung anging, arrogant und zu wenig selbstkritisch. Diese Einstellung fand ihren Ausdruck auch in anderen Bereichen. In einem Buch mit dem Titel *Man, the Unknown*, das er 1935 veröffentlichte, empfahl er die Sterilisation unfitter Menschen und die Gaskammer für Verbrecher und Geisteskranke, und er schwadronierte über die Überlegenheit der nordischen Völker gegenüber den Südeuropäern. Im Vorwort zu der 1936 erschienenen deutschen Ausgabe *Der Mensch, das unbekannte Wesen* lobte er das nationalsozialistische Regime und Adolf Hitler wegen ihres neuen Eugenikprogramms. Angesichts von Carrels Berühmtheit ist es durchaus möglich, dass die Nazis seine Bemerkungen als eine Rechtfertigung für ihre Taten benutzten.[5] Seine Gedenktafel an der Rockefeller University wurde kürzlich korrigiert und spiegelt jetzt solche Ansichten wider.

Eine einfachere Erklärung für Carrels Ergebnisse lieferte Titia de Lange, eine angesehene Biologin, die heute ebenfalls an der Rockefeller University tätig ist.[6] In einem Labor, das neben Carrels lag, arbeitete man mit bösartigen Tumoren von Haushühnern, und diese krebsartigen Hühnerzellen könnten Carrels in der Nähe wachsende Kulturen verunreinigt haben. Krebszellen bilden die Ausnahme von der Hayflick-Grenze: Sie stellen das Wachstum *nicht* nach einer bestimmten Zahl von Teilungen ein, und dieses unkontrollierte Wachstum ist der Grund, warum Krebs im Organismus so großes Unheil anrichtet.

Warum stellen Krebszellen im Vergleich zu den normalen Zellen, die Hayflick untersuchte, das Wachstum nicht ein? Und wie kann eine Zelle zählen, wie viele Male sie sich schon geteilt hat, und woher weiß sie, wann sie aufhören muss?

Wenn eine Zelle sich teilt, müssen alle DNA-Moleküle in ihren Chromosomen kopiert werden. Anders als bei Bakterien, deren Genom aus einem einzigen, ringförmigen DNA-Molekül besteht, ist die DNA in jedem unserer 46 Chromosomen ein linearer Faden. Jeder der beiden Stränge in der Doppelhelix hat eine Richtung, wobei die beiden Stränge des DNA-Moleküls gegenläufig angeordnet sind. Der komplexe Apparat, der die DNA-Moleküle kopiert, nutzt jeweils den einen Strang als Leitfaden zur Herstellung des komplementären Gegenstranges, aber er arbeitet nur in eine Richtung. Anfang der 1970er-Jahre fiel sowohl James Watson, der durch die DNA berühmt geworden war, als auch dem russischen Molekularbiologen Alexej Olownikow ungefähr zur gleichen Zeit auf, dass der Mechanismus, mit dem der zelleigene Apparat die DNA kopiert, an den Enden des Moleküls ein Problem aufwirft.

Eines Tages grübelte Olownikow über diese Fragen nach, während er in einem Moskauer Bahnhof auf dem Bahnsteig stand. Er stellte sich den Zug vor sich als DNA-Polymerase-Enzym vor, das die DNA kopiert, und die Schienen waren die DNA-Stränge. Dabei wurde ihm klar, dass der Zug zwar die vor ihm liegenden Schienen kopieren konnte, nicht aber den Teil, der sich unmittelbar unter ihm befand.[7] Und da der Zug nur in eine Richtung fahren konnte, würde es selbst dann, wenn er ganz am Ende der Schienen anfing, unter ihm immer einen Abschnitt geben, der nicht kopiert werden konnte. Da es also unmöglich war, das äußerste Ende eines DNA-Stranges zu kopieren, war jeder neu erzeugte Strang ein wenig kürzer als das Original. Mit jeder Zellteilung verkürzten sich die Chromosomen, bis sie schließlich lebenswichtige Gene verloren und sich nicht mehr teilen konnten – damit war die Hayflick-Grenze erreicht. Das Problem der Replikation von Enden, wie es genannt wird, war zumindest prinzipiell eine Erklärung dafür, warum Zellen die Teilung einstellen; in Wirklichkeit ist die Antwort aber, wie wir noch genauer erfahren werden, komplizierter.

EIN ANDERES RÄTSEL blieb immer noch ungelöst. Warum erkennt die Zelle an den Chromosomenenden keine Brüche in der DNA, und warum bemüht sie sich nicht, sie zusammenzufügen? Warum lösen die Chromosomenenden keine DNA-Schadensreaktion aus?

In den 1930er- und 1940er-Jahren, ungefähr zur gleichen Zeit, als Hermann Muller der Frage nachging, wie Röntgenstrahlen die Chromosomen schädigen können, beschäftigte sich die junge Wissenschaftlerin Barbara McClintock mit der Genetik von Maispflanzen. Irgendwann entdeckte sie das Phänomen der »springenden Gene«.[8] Dabei wandern Gene von ihrer Stelle in der DNA an eine völlig neue Position in demselben oder sogar einem ganz anderen Chromosom.

Schon in den 1930er-Jahren fiel sowohl Muller als auch McClintock – die beiden arbeiteten unabhängig voneinander – auf, dass an den Enden der Chromosomen eine Besonderheit vorliegt. Anders als die Enden an einem Chromosomenbruch, die sich häufig wieder verbinden, bleiben die Enden unversehrter Chromosomen offensichtlich getrennt. Diese natürlichen Chromosomenenden bezeichnete Muller als Telomere. Sowohl er als auch McClintock äußerten die Vermutung, dass die Telomere eine besondere Eigenschaft haben und deshalb nicht fälschlich für Brüche in der DNA gehalten und zusammengefügt werden. Auf diese Weise bleiben die Chromosomen als einzelne Gebilde in den Zellen stabil erhalten und werden nicht willkürlich verbunden. Aber was macht die Telomere zu etwas so Besonderem?

Elizabeth Blackburn wuchs zusammen mit sieben Geschwistern und einem ganzen Zoo von Haustieren in der Kleinstadt Launceston an der Nordküste der australischen Insel Tasmanien auf. Sie interessierte sich für Wissenschaft und studierte Biochemie an der Universität Melbourne; dort hatte sie das Glück, den berühmten Biochemiker Fred Sanger kennenzulernen, als dieser aus England zu Besuch kam. Zu jener Zeit arbeiteten nur wenige Frauen in der Molekularbiologie, aber durch diese Begegnung ermutigt, ging Blackburn an Sangers Institut in Cambridge, um dort ihren Doktor zu machen. Der Zeitpunkt hätte besser nicht gewählt sein können, denn Sanger hatte gerade herausgefunden, wie man DNA sequenzieren kann. Außerdem gab es noch ein zweites glückliches Ereignis: In Cambridge lernte sie ihren späteren Ehemann kennen, den Amerikaner John Sedat, der wenig später eine Stellung an der Yale University annahm. Deshalb entschloss sie sich, nach Abschluss ihrer Promotion in das Labor von Joseph Gall in Yale zu wechseln.

Gall, ein gestandener Zellbiologe, interessierte sich für die Struktur von Chromosomen, und Blackburn wusste durch ihre Arbeit bei Sanger, wie man DNA sequenziert. Die beiden taten sich mit ihren Fachkenntnissen zusammen und identifizierten in der DNA gezielt die Sequenzen an den Telomeren der Chromosomen. In jeder Zelle eines Menschen gibt es nur 92 Telomere, zwei an jedem der 46 Chromosomen. Diese Materialmenge, so wurde ihnen klar, reichte nicht aus. Klugerweise wählten sie deshalb *Tetrahymena* als Versuchsobjekt, einen einzelligen Organismus, der in einer bestimmten Lebensphase bis zu 10 000 kleine Chromosomen besitzt. Wie sie nun feststellten, unterscheidet sich die DNA an den Telomeren nicht nur von allen anderen Sequenzen in den Chromosomen, sondern auch von allem, was man bis dahin überhaupt kannte. TTGGGG (oder im anderen Strang das komplementäre CCCCAA) wiederholte sich dort zwischen zwanzig- und siebzigmal.[9]

Kurz nachdem Blackburn diese Wiederholungssequenzen charakterisiert hatte, traf sie mit Jack Szostak zusammen, der an der Harvard Medical School arbeitete und künstliche Chromosomen in Hefezellen einschleusen wollte. Dahinter stand der Gedanke, die Zellen durch diese künstlichen Chromosomen mit neuen Genen auszustatten, die sich dann zusammen mit den eigenen Chromosomen der Hefe vermehrten. Aus irgendeinem Grund waren die künstlichen

Konstrukte aber instabil. Die Hefezellen hielten die Enden der künstlichen DNA-Moleküle für beschädigt und setzten eine Reaktion gegen die vermeintlichen Brüche in Gang. In gemeinsamer Arbeit fügten Szostak und Blackburn die Telomersequenz aus den *Tetrahymena*-Chromosomen an die Enden von Szostaks künstlichen Chromosomen an. Was würde geschehen? Es wirkte wie ein Zaubertrick: Die abgewandelten künstlichen Chromosomen waren jetzt in Hefezellen stabil.[10] Im weiteren Verlauf charakterisierte Szostak auch die Telomer-DNA der Hefe. Wie sich herausstellte, enthielt sie eine ähnliche Wiederholungssequenz wie bei *Tetrahymena*, nur fand sich hier statt TTGGG eine Kombination aus TG, TGG oder TGGG. Aus späteren Arbeiten wissen wir heute, dass die Wiederholungseinheit bei Menschen und anderen Säugetieren TTAGGG lautet.

Aus irgendeinem Grund teilten diese kurzen Telomersequenzen der Zelle mit, dass sie etwas Besonderes waren und nicht wie die Enden einer zerbrochenen DNA behandelt werden sollten. *Tetrahymena* und Hefe sind durch mehr als eine Milliarde Jahre der Evolution getrennt, und doch funktioniert die geringfügig andere Wiederholungssequenz aus *Tetrahymena* auch in Hefezellen. Man kann also vermuten, dass es sich um einen allgemein verbreiteten Mechanismus handelt, der auf solchen Wiederholungssequenzen basiert und die Telomere der Chromosomen schützt.

Man kann sich die wiederholten Sequenzen als zusätzliches, unentbehrliches Material vorstellen, das an die Enden der Chromosomen angeheftet ist. Jedes Mal, wenn sich das Chromosom verdoppelt, verliert es einige Wiederholungseinheiten, aber das spielt erst eine Rolle, wenn alle verschwunden sind und nun wichtige Gene an den Enden der Chromosomen verloren gehen. Das wäre eine Erklärung dafür, warum Zellen nur eine begrenzte Zahl von Teilungen durchmachen, bevor sie die Hayflick-Grenze erreichen und das Wachstum einstellen.

Aber auch wenn damit einige Dinge prinzipiell erklärt waren, blieben mehrere grundlegende Fragen unbeantwortet. Wie werden die

Telomersequenzen angefügt? Und warum können sich manche Zellen, beispielsweise Krebszellen oder die Zellen unserer Keimbahn, öfter teilen, als es die Hayflick-Grenze erlaubt?

Ein erster großer Fortschritt in Richtung der Beantwortung solcher Fragen trat ein, als Blackburn, die jetzt an der University of California in San Francisco ihr eigenes Institut leitete, die Doktorandin Carol Greider einstellte. Die beiden entdeckten ein Enzym, das die Telomer-Wiederholungssequenzen an die Chromosomenenden anfügt, und gaben ihm den Namen *Telomerase.*[11]

Die Zellen der meisten Gewebe stellen Telomerase nur in sehr geringen Mengen oder überhaupt nicht her; Krebszellen und manche besonderen Zellen, so die der Keimbahn, produzieren sie. Ohne Telomerase werden die Telomere mit dem Alter immer kürzer, bis die Zelle veranlasst wird, in den Zustand der Seneszenz überzugehen und sich nicht mehr zu teilen.[12] Zellen mit Telomerase dagegen können ihre Telomere nach jeder Zellteilung neu aufbauen und sich somit unendlich weiter teilen. Auch die Lebensdauer normaler Zellen lässt sich verlängern, wenn man Telomerase in sie einschleust.[13]

Wie so oft in der Biologie, so ist die Sache auch hier aber nicht ganz so einfach. Zellen verlieren während jeder Teilung viel mehr DNA, als Watson und Olownikow vorhergesagt hatten. Außerdem stellen sie die Teilung sogar schon ein, bevor die ganze Telomerregion verschwunden ist. Und selbst wenn die Telomere eine besondere Sequenz haben, war letztlich überhaupt nicht klar, warum die Zellen in ihnen keine DNA-Brüche sehen und ihre DNA-Schadensreaktion nicht einschalten.

Wie sich herausstellte, besitzen die Telomere eine besondere Struktur: Ein DNA-Strang ragt ein wenig über den anderen hinaus.[14] Dieser längere Strang wendet sich rückwärts und bildet eine besondere Schleifenstruktur; dabei helfen ihm spezialisierte Proteine, die zusammenfassend als Shelterin bezeichnet werden, weil sie die Enden der DNA abschirmen (engl. *shelter*) und schützen.[15] Diese entscheidende Struktur ist der Grund, warum die Zelle die Chromosomenenden nicht als Doppelstrangbrüche erkennt.[16] Ein Verlust oder Defekt des Shelterins ist unter Umständen tödlich; schon ein nur teilweise funktionsunfähiges Shelterin kann Chromosomenanomalien und vorzeitige Alterung zur Folge haben, selbst wenn die Länge der Telomere normal ist.

Ist ein bestimmter Anteil der Telomer-DNA verloren gegangen, können sich diese besonderen Strukturen nicht mehr bilden. Dann erkennt die Zelle die ungeschützten Enden der DNA als Brüche, setzt die Schadensreaktion in Gang und weist andere Zellen an, entweder Selbstmord zu begehen oder in den Zustand der Seneszenz einzutreten.[17] Wie und warum manche Zellen – darunter diejenigen, die Leonard Hayflick studierte – zur Seneszenz übergehen, während andere sich selbst zerstören, wissen wir noch nicht. Vielleicht begehen Zellen, die für die Instandhaltung oder Regeneration von Gewebe wichtig sind – darunter die Stammzellen – bevorzugt Selbstmord, damit sie die geschädigte DNA nicht an ihre Nachkommen weitergeben.

Das alles ist gut und schön, wenn man mehr über Gewebekulturzellen wissen will, aber hat es irgendetwas mit den Gründen dafür zu tun, dass wir älter werden? Oder mit unserer Lebensdauer? Und warum ist die Telomerase in den meisten Zellen unseres Organismus abgeschaltet? Könnten wir die Alterung aufhalten, wenn wir sie wieder aktivieren?

Menschen, bei denen die Telomerase defekt oder in anormal geringer Menge vorhanden ist, bekommen vorzeitig eine Reihe von Krankheiten, die man mit dem Alter in Verbindung bringt.[18] Auch ein Leben mit viel Stress kann dazu führen, dass wir scheinbar schneller altern. Dann sehen wir hager aus, und sogar die Haare können vorzeitig grau oder weiß werden. Ebenso bringt Stress viele Krankheiten mit sich, die eigentlich für das Alter typisch sind. Er hat sehr verschiedene Auswirkungen auf unsere Physiologie, und die Frage, wie er den Alterungsprozess im Einzelnen beeinflusst, ist kompliziert. Wir wissen aber, dass Stress die Verkürzung der Telomere beschleunigt. Wenn wir unter Belastung stehen, produziert unser Organismus viel mehr Cortisol, das auch als Stresshormon bezeichnet wird und die Aktivität der Telomerase vermindert.[19]

Nun könnte man erwarten, dass Tierarten mit längeren Telomeren auch länger leben, aber Mäuse, die im Labor in der Regel nur eine Lebenserwartung von etwa zwei Jahren haben und in freier Wildbahn noch viel kürzer leben, besitzen längere Telomere als wir. Möglicherweise läuft also die Verkürzung der Telomere bei ihnen schneller ab.[20] Reaktiviert man aber die Telomerase bei Mäusen, denen das Enzym fehlt, kann man den mit dem Alter einsetzenden Gewebeverfall rückgängig machen. In mehreren Studien zeigten Mäuse, in die man gentechnisch längere Telomere eingeschleust hatte, weniger Alterungserscheinungen und lebten länger.[21] Die zu Beginn vorhandenen viel längeren Telomere schaffen also vermutlich bei Mäusen einen Ausgleich für die schnellere Verkürzung.

Ausgehend von solchen Studien schleusen heute viele Biotechnologieunternehmen das Gen für Telomerase in Zellen ein, oder sie aktivieren das bereits vorhandene Telomerase-Gen mit Arzneiwirkstoffen. Manche arbeiten auch an Methoden, um das Enzym nur vorübergehend einzuschalten; damit will man das Problem vermeiden, dass eine permanent eingeschaltete Telomerase Krebs auslösen kann. Vorerst konzentrieren sich viele derartige Experimente auf bestimmte Krankheiten, die vermutlich auf eine anormale Verkürzung der Telomere zurückzuführen sind. Wie wirksam solche Strategien sind und welche langfristigen Folgen sie haben, ist aber bisher nicht bekannt.

Die Entdeckung der Telomerase löste in der Krebsforschung große Aufregung aus. Da das Enzym in Krebszellen aktiviert ist, glaubte man, damit einen Ansatzpunkt für die Krebsbekämpfung gefunden zu haben – wenn man die Telomerase hemmen oder abschalten könnte, würden Krebszellen vielleicht absterben. Andererseits würde ihre Abschaltung aber auch die Verkürzung der Telomere beschleunigen, und das könnte nicht nur zu vorzeitiger Alterung oder anderen Krankheiten führen, sondern durch Schädigung der Telomere auch zu einer Umordnung der Chromosomen, die dann ironischerweise selbst wieder zu Krebs führt. Offensichtlich besteht ein empfindliches Gleichgewicht zwischen Telomerverlust und Alterung auf der einen Seite und einem erhöhten Krebsrisiko auf der anderen; möglicherweise verhindert der normale Prozess, durch den die Telomerase in den meisten Zellen abgeschaltet wird, dass schon in jungen Jahren Krebs entsteht.[22] Der gleiche Balanceakt zeigt sich auch in einer Studie, in der nachgewiesen wurde, dass Menschen mit kurzen Telomeren stärker zu Verfallskrankheiten wie Organversagen, Fibrose und anderen Alterungserscheinungen neigen. Andererseits besteht für Menschen mit langen Telomeren ein erhöhtes Risiko für Melanome (Hautkrebs), Leukämie und andere Krebserkrankungen.[23] Vermutlich haben wir also noch einen langen Weg vor uns, bevor das Herumbasteln an der Telomerase zu einer tragfähigen Strategie gegen Krebs oder Alterung wird.

In den letzten beiden Kapiteln war davon die Rede, wie Gene das Steuerungsprogramm für die komplexen Lebensprozesse in sich tragen. In Kapitel 5 werden wir erfahren, dass das in unserer DNA niedergeschriebene Drehbuch des Lebens selbst dann nicht festgelegt ist, wenn wir von Veränderungen und Schäden in unserer DNA oder den Telomeren absehen. Es wird je nach seiner Vergangenheit und seinem Umfeld ständig abgewandelt und angepasst. Die Tatsache, dass wir Anmerkungen hinzufügen können wie ein Dirigent in einer Partitur oder ein Filmregisseur in seinem Drehbuch, bildet die Basis für einige grundlegende Lebensprozesse, darunter der, durch den ein ganzes Tier sich aus einer einzigen Zelle entwickelt. Geraten die Anmerkungen durcheinander, ist auch das eine fundamentale Ursache für Krankheiten und Alterung.

KAPITEL 5

NEUSTART DER BIOLOGISCHEN UHR

Am 26. Juni 2000 schalteten sich der Präsident Bill Clinton und der britische Premierminister Tony Blair, jeweils flankiert von einigen der weltweit angesehensten Wissenschaftler, über eine Satellitenverbindung zusammen und kündigten in sorgfältiger Choreografie »eine weitere großartige anglo-amerikanische Partnerschaft« an.[1] Der Anlass war die Veröffentlichung der vorläufigen Sequenz des gesamten menschlichen Genoms: der genauen Reihenfolge der Basen in nahezu unserer vollständigen DNA.

Über diesen Meilenstein herrschte über alle weltanschaulichen Grenzen hinweg einhellige Begeisterung. Clinton sagte: »Heute lernen wir die Sprache, in der Gott das Leben erschaffen hat«, und Richard Dawkins, der Evolutionsbiologe und leidenschaftliche Atheist, erklärte: »Zusammen mit der Musik von Bach, den Sonetten von Shakespeare und dem Apollo-Raumfahrtprogramm ist das Human-Genomprojekt eine jener Errungenschaften des menschlichen Geistes, derentwegen ich stolz darauf bin, ein Mensch zu sein.«[2]

Andere Wissenschaftler und die Laienpresse folgten mit einem Schwall ähnlich überschwenglicher Aussagen. Wenn man jedes einzelne Gen des Menschen kannte, würden neue Therapieverfahren für Krankheiten möglich werden, und eine neue Ära der echten personalisierten Medizin würde anbrechen. Wenn wir die Gene einzelner Menschen sequenzieren, dann, so manche Vermutungen, würden wir deren

Schicksal in allen Einzelheiten verstehen: ihre Stärken und Schwächen, ihre Neigungen und Begabungen, Krankheitsanfälligkeiten, ihre Alterungsgeschwindigkeit und voraussichtliche Lebensdauer.

Die Zeremonie der Bekanntgabe war der Höhepunkt eines langen, schwierigen Weges. Über viele Jahre hatte ein internationales wissenschaftliches Konsortium vor allem in den Vereinigten Staaten und Großbritannien mit finanzieller Unterstützung durch Regierungen oder biomedizinische Förderungseinrichtungen wie den Wellcome Trust einen langsamen, aber stetigen Fortschritt erzielt und zwischendurch einzelne Sequenzabschnitte veröffentlicht. Die Gruppe wurde als öffentliches Konsortium bezeichnet, weil sie beträchtliche staatliche Finanzmittel erhielt und sich verpflichtet hatte, ihre Daten allgemein zugänglich zu machen.

Anfang der 1990er-Jahre schaltete sich dann J. Craig Venter ein, der die erste vollständige Sequenz eines Bakteriums namens *Haemophilus influenzae* aufgeklärt und sich damit einen Namen gemacht hatte. Venter war in dem Fachgebiet so etwas wie ein Rebell.[3] Er spielte die Rolle des amerikanischen Unternehmers und Kapitalisten, segelte mit seiner Yacht um die Welt und flog häufig im Privatjet. Ich begegnete ihm nur wenige Male; einmal flog er im Cold Spring Harbor Laboratory ein, wo der 150. Jahrestag des Erscheinens von Darwins *Entstehung der Arten* gefeiert wurde. Er hielt seinen Vortrag und reiste sofort wieder ab; ganz offensichtlich hatte er Wichtigeres zu tun – im Gegensatz zu mir, der ich während der ganzen Konferenzwoche blieb. Venter hatte in der wissenschaftlichen Welt bereits für großen Aufruhr gesorgt, als er an den US-amerikanischen National Institutes of Health (NIH) arbeitete, einem großen staatlichen Forschungslabor für Biomedizin in Bethesda in Maryland: Dort hatte er versucht, Teilstücke der menschlichen DNA-Sequenz zu patentieren und so ihre kommerzielle Nutzung für Diagnose und Therapie möglich zu machen. Die Entscheidung der NIH, ihm grünes Licht zu geben, war für James Watson der Anlass, als erster Leiter des National Center for Human Genome Research zurückzutreten.[4] Die NIH hatten die Patente unter Venters Namen angemeldet, aber er selbst sagte später, er sei immer dagegen gewesen.[5]

Venter war der Ansicht, das öffentliche Konsortium arbeite zu langsam, und man könne die Methode, mit der er die Millionen Basen eines Bakteriums sequenziert habe, in größerem Maßstab und mit weitaus geringeren Kosten auch auf die rund drei Milliarden Basen im menschlichen Genom anwenden. Also gründete er zu diesem Zweck seine eigene Firma Celera. Natürlich war Venter sich nicht zu schade dafür, die großen Teile des menschlichen Genoms zu nutzen, die das öffentliche Konsortium bereits sequenziert hatte, bevor er in das Rennen einstieg. In der Gemeinschaft der Genomforscher waren viele über Venters Unverfrorenheit empört und wollten unbedingt dafür sorgen, dass das Genom des Menschen und auch alle anderen natürlichen Genome nicht zum Nutzen eines Privatunternehmens patentiert wurden, sondern der Menschheit kostenlos zur Verfügung standen.

Einer der Gegner war John Sulston, einer der Leiter des öffentlichen Konsortiums. Sulston war ein Gegenpol zu Venter. Trotz seines beachtlichen Ruhms und Einflusses trug der britische Wissenschaftler Sandalen und Kleidung, die an die der Hippies der 60er erinnerte.

Er blieb in seinem bescheidenen Haus wohnen und fuhr mit einem alten Fahrrad ins Labor. Als leidenschaftlicher Vertreter der Haltung, dass das Genom allen zur kostenlosen Nutzung zur Verfügung stehen sollte, stand Sulston den Motiven und Beiträgen von Venter äußerst kritisch gegenüber.[6] Im Vorfeld der Fertigstellung des Sequenzentwurfs waren die Beziehungen zwischen Mitgliedern des öffentlichen Konsortiums und Venter so verbittert, dass Präsident Clinton persönlich intervenieren musste, damit sie bei der Bekanntgabe höflich das Podium teilten.[7]

Aber trotz des ganzen Rummels war der Sequenzentwurf, den Clinton und Blair präsentierten, erst der Anfang. Große Teile des Genoms fehlten noch, darunter insbesondere solche, die aus sich wiederholenden Buchstaben bestehen und deshalb schwierig zu sequenzieren sind; außerdem war noch nicht ganz klar, wie manche

DNA-Abschnitte tatsächlich zusammengehören. Drei Jahre später wurde die Sequenz für fertig erklärt,[8] in Wirklichkeit bleiben aber selbst heute noch einige Lücken, so unter anderem auf dem Y-Chromosom, dem männlichen Geschlechtschromosom. (Frauen haben zwei X-Chromosomen, Männer ein X- und ein Y-Chromosom.)

Die Sequenz des menschlichen Genoms wird oft auch als »Buch des Lebens« bezeichnet, aber das ist ein wenig irreführend. In Wirklichkeit wäre selbst eine ganz und gar vollständige Sequenz kein Buch, sondern eher so etwas Ähnliches wie ein langer, ununterbrochener Text, ohne Punkt und Komma. Sie würde keine Markierungen enthalten, die einzelne Kapitel, Absätze oder auch nur Sätze voneinander trennen, und keine Querverweise würden einen Kontext liefern. Es wäre sicher etwas ganz anderes als eine gut bearbeitete Enzyklopädie, in der man ein Lieblingsgen nachschlagen und alles darüber erfahren könnte, auch über seine Beziehungen zu allem anderen. Ehrlich gesagt war ein großer Teil davon nicht einmal zu entziffern. Nur ungefähr zwei Prozent unserer DNA codieren tatsächlich die Proteine, die viele Lebensfunktionen ausführen. Alles andere wurde von den Biologen früher als »DNA-Schrott« abgetan; heute setzt sich zunehmend die Erkenntnis durch, dass dieser doch eine Bedeutung hat, aber wie und warum, durchschauen wir noch nicht ganz.

Anfangs kannte man die Position vieler proteincodierender Gene nicht. Die Signale, die anzeigen, wo ein Gen in der DNA beginnt und endet, sind nicht immer ohne Weiteres zu erkennen. Noch schwieriger sind sie auszumachen, weil es auch sogenannte Pseudogene gibt, die früher vielleicht Proteine codiert haben, heute aber nicht mehr aktiv oder funktionsfähig sind. Viele Pseudogene gehen auf Viren zurück, die ihre Gene in unsere DNA eingebaut haben. Und selbst wenn man die Sequenz eines Gens kennt, weiß man damit nicht automatisch etwas über seine Funktion. Dennoch war die Sequenzierung des Genoms ein ungeheuer nützlicher Anfang. Sie schuf die Möglichkeit, Fragen zu stellen und Experimente zu planen, die zuvor undenkbar gewesen wären. Für die Biologie war sie ein Wendepunkt.

Manch einer denkt vielleicht auch, das Buch des Lebens könne uns genaue Auskunft darüber geben, wie sich unsere individuelle Lebensgeschichte entwickelt und wie sie letztlich endet. Schließlich ist die DNA der Träger der gesamten genetischen Information, der Obersteuermann, der die biologischen Prozesse beaufsichtigt. Sollten wir jetzt, nachdem wir ihre gesamte Sequenz kennen, nicht genau vorhersagen können, wie sich ein Organismus oder eine Zelle entwickeln wird? Natürlich wurden Mutationen in einzelnen Genen mit vielen Krankheiten in Verbindung gebracht, so zum Beispiel mit Cystischer Fibrose, Brustkrebs, Tay-Sachs-Krankheit und Sichelzellanämie. Insgesamt betrachtet ist die Biologie aber nicht so deterministisch.

Eineiige Zwillinge strafen die Vorstellung, DNA sei Schicksal, Lügen. Sie tragen die gleichen Gene, und selbst wenn sie bei der Geburt getrennt werden, sind sie sich oftmals verblüffend ähnlich. Das ist nicht verwunderlich. Überraschend ist aber, dass auch eineiige Zwillinge, die in der gleichen Umwelt aufgewachsen sind, sich manchmal *stark* unterscheiden, selbst wenn es um Eigenschaften mit starken genetischen Grundlagen geht, beispielsweise um Schizophrenie.

Jeder einzelne Mensch ist ein lebendiger Beleg dafür, dass die DNA nicht allein über das Schicksal bestimmt. Alle unsere Zellen stammen von einer einzigen befruchteten Eizelle ab, und wenn sich diese Zelle teilt, bringt sie neue Zellen hervor, von denen jede die gleichen Gene enthält. Und doch lassen diese Gene eine Vielzahl ganz unterschiedlicher Zellen entstehen. Eine Hautzelle unterscheidet sich stark von einem Neuron, einer Muskelzelle oder einem weißen Blutkörperchen. Wie wir heute wissen, werden als Reaktion auf Veränderungen der Umwelt unterschiedliche Gene ein- und ausgeschaltet. Es ist also plausibel, dass unterschiedliche Zellen, die unter geringfügig unterschiedlichen Umständen leben, auch unterschiedliche Gene ausprägen und unterschiedliche Wege einschlagen, um die verschiedenen Gewebe im Organismus zu bilden. Was dabei wichtig ist: Der Prozess lässt sich nicht umkehren – selbst wenn man solche unterschiedlichen Zellen in genau dem gleichen Nährmedium heranwachsen lässt, behalten sie ihre Identität, als würden sie sich daran erinnern, aus welchem Gewebe sie stammen.

Man kann also davon ausgehen, dass sich im genetischen Programm der Zellen abhängig von der Umwelt eine dauerhafte Veränderung abgespielt hat. Die Erforschung solcher Veränderungen bezeichnet man als Epigenetik, von der griechischen Vorsilbe *epi* für »über«.[9] Sie besagt, dass es oberhalb unserer Gene eine zweite Steuerungsebene gibt. Den Begriff prägte Conrad Waddington, ein britischer Universalgelehrter und Professor für Tiergenetik, im Jahr 1942. Waddington beschrieb den Prozess unter dem Gesichtspunkt einer Landschaft. Die ursprüngliche befruchtete Eizelle, so erklärte er, gleiche einer Kugel auf dem Gipfel eines Berges. Ihre Nachkommen rollen auf unterschiedlichen Wegen in die verschiedenen Schluchten und Täler am Fuß des Berges hinab, die jeweils einen anderen Zelltyp repräsentieren. Dort angekommen, können sie unmöglich wieder zum Gipfel zurückrollen oder über den Bergkamm in ein Nachbartal gelangen. Mit anderen Worten: Wenn eine Zelle sich auf ihren endgültigen Typ festgelegt hat, kann sie sich nicht mehr in einen anderen Typ verwandeln; eine Hautzelle kann nicht mehr zu einem Lymphocyten (einem Typ weißer Blutzellen) werden. Ebenso kann die Hautzelle ihren Werdegang nicht umkehren, wieder zur befruchteten Eizelle werden und einen ganz neuen Organismus hervorbringen.

Anfangs wurde Waddington vielfach als Lamarckist verunglimpft: Man warf ihm vor, er glaube wie der Evolutionsbiologe Lamarck, dass erworbene Merkmale vererbt werden können, eine Idee, die durch Darwins und Wallaces Theorie der Evolution durch natürliche Selektion in Verruf geraten war. Waddingtons Theorie schien zu besagen, dass unsere Umwelt die Gene auf unumkehrbare Weise beeinflusst. Selbst wenn man seine Gedanken anerkannte, warfen sie Fragen auf. An welchem Punkt ist das Genom einer Zelle so stark verändert, dass es nicht mehr die Entwicklung eines ganzen Organismus steuern kann? Und wie weit darf die Kugel von Waddingtons Berg hinunterrollen, damit sie noch zurück auf den Gipfel gelangen kann?

Zu Waddingtons Zeit wusste man noch nicht einmal, dass DNA das genetische Material ist, von ihrer Struktur oder der Frage, wie sie genetische Information speichert, ganz zu schweigen. Bekannt *war* aber bereits, dass die befruchtete Eizelle, auch Zygote genannt, eine ganz besondere Zelle ist: Sie beherbergt das richtige genetische Material, und ihr Cytoplasma, die Substanz in ihrem Inneren, enthält offenbar alles Notwendige, um den Prozess der Entwicklung zu einem neuen Organismus in Gang zu setzen. Eine befruchtete Eizelle nennt man auch *totipotent*, das heißt, sie kann sich zu allen Zelltypen weiterentwickeln, die zum Aufbau eines neuen Tieres mit Körper und Plazenta gebraucht werden. Nach wenigen Zellteilungen erreicht der Embryo ein als Blastocyste bezeichnetes Stadium: Er besteht jetzt aus einigen hundert Zellen, die einen flüssigkeitsgefüllten Hohlraum umgeben. Aus den äußeren Zellen bilden sich im weiteren Verlauf die Plazenta und die Eihülle, aus den inneren entwickeln sich alle anderen Bestandteile des neuen Tieres. Diese inneren Zellen, aus denen sämtliche Körperzellen hervorgehen, nennt man *pluripotent*.

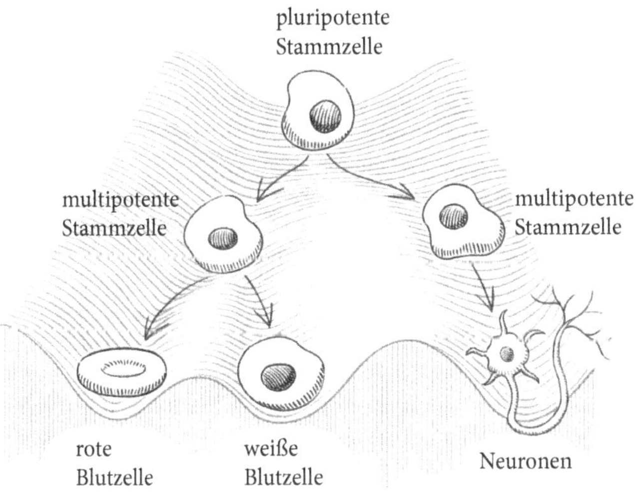

Waddingtons metaphorischer Berg verdeutlicht die Entwicklung spezialisierter Zelltypen aus einer pluripotenten Stammzelle.

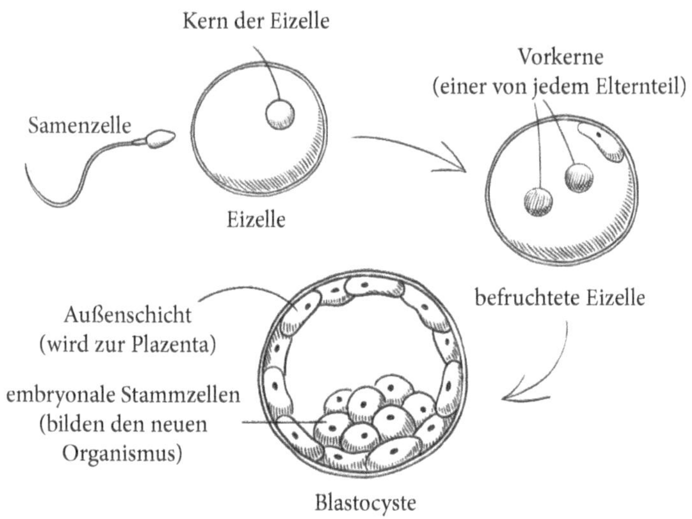

Die Entwicklung der Blastocyste nach der Befruchtung einer Eizelle.

Ist die besondere Eigenschaft der befruchteten Eizelle auf ihr Genom oder auf ihre Umwelt zurückzuführen? Angenommen, die zweite Möglichkeit trifft zu: Könnte man dann einen Zellkern mit den Genen einer stark spezialisierten Zelle nehmen, in eine Eizelle einbringen, deren eigenen Zellkern man entfernt hat, und sie damit totipotent machen, sodass sie sich zu einem normalen Tier entwickelt? Genau diese Frage wollten Robert Briggs und Thomas King am Institute for Cancer Research and Lankenau Hospital Research Institute in Philadelphia beantworten. Sie versuchten es im Jahr 1952 mit dem Leopardfrosch (*Rana pipiens*), denn Froscheier sind groß und durchsichtig, sodass man sie unter dem Mikroskop leicht handhaben kann. Briggs und King entnahmen Kerne aus Zellen im Blastocystenstadium des Embryos, schleusten sie in entkernte Eizellen ein und konnten dann beobachten, wie sich die Eizellen zu normalen Kaulquappen entwickelten. Stammten die Zellkerne aber aus Zellen in einem späteren Entwicklungsstadium, entwickelte sich die Eizelle nur teilweise; anschließend stellte sie die Entwicklung ein und starb ab. Die Zellen eines Embryos sind also bereits in einem relativ frühen Entwicklungsstadium auf ihr Programm festgelegt. Sie sind Waddingtons metaphorischen Berg noch nicht allzu weit hinuntergerollt und können dennoch nicht mehr zurück zum Gipfel wandern.[10]

Zu jener Zeit wusste man noch nicht, ob spezialisierte Zellen einen Teil ihres Genoms, der für das Wachstum des gesamten Tieres vom Anfang an erforderlich ist, verloren haben oder ob irgendetwas anderes die Entwicklung jenseits eines bestimmten Stadiums verhindert. Dann aber machte ein junger Wissenschaftler eines der berühmtesten Experimente der modernen Biologie.

ALS ICH JOHN GURDON zum ersten Mal traf, fiel mir sofort seine Mähne aus goldenen Haaren auf, die ihm das Aussehen eines Löwen verlieh. Er war damals ein weltberühmter, über 70 Jahre alter Wissenschaftler und arbeitete ungefähr fünf Kilometer von meinem Labor entfernt in dem nach ihm benannten Institut im Zentrum des englischen Cambridge. Trotz seiner angesehenen Stellung in der Welt der Wissenschaft war er allen gegenüber unaufdringlich und höflich, vom angehenden Doktoranden bis zu seinen etablierten Kollegen. Andere Wissenschaftler hätten sich in seinem Alter längst zur Ruhe gesetzt, Gurdon jedoch betrieb immer noch leidenschaftlich Wissenschaft und stellte seine eigenen Experimente an. Am Anfang allerdings war seine Karriere holprig gewesen.

Gurdon stammte aus einer Adelsfamilie, deren normannischer Ahnherr 1066 bei der Invasion mit William dem Eroberer nach England gekommen war. Wie viele Söhne hochgestellter Familien ging er mit 13 Jahren in das angesehene Internat von Eton. Seine dortige Schulzeit fing nicht gut an: Der Biologielehrer schrieb am Ende des ersten naturwissenschaftlichen Kurses einen vernichtenden Bericht über ihn. Mit den zufällig verteilten Großbuchstaben, die – außer in einigen Kreisen der besseren britischen Gesellschaft – bereits seit einigen hundert Jahren veraltet waren, stand darin: »Ich glaube, er hat die Idee, Wissenschaftler zu werden; wie Er sich derzeit präsentiert, ist dies vollkommen lächerlich, denn wenn Er nicht einmal einfache biologische Tatsachen lernen kann, hat Er keine Aussichten, die Arbeit eines Spezialisten zu verrichten, und es wäre schiere Zeitverschwendung sowohl von seiner Seite als auch für Diejenigen, die ihn unterrichten müssen.« Gurdon durfte keine weiteren naturwissenschaftlichen Kurse mehr belegen. Stattdessen studierte er Sprachen.[11]

Aber Gurdon hatte schon als Kind ein starkes Interesse an Biologie und Natur, und so ließ er sich nicht ohne Weiteres abschrecken. Zum Glück für die Wissenschaft standen seine Eltern hinter ihm und konnten ihm helfen. Obwohl sie bereits das teure Schulgeld in Eton für mehrere Jahre hingeblättert hatten, bezahlten sie ihm einen Privatlehrer, bei dem er nach seinem Abschluss ein weiteres Jahr Biologieunterricht nehmen konnte. Einer ungewöhnlichen Übereinkunft zufolge wurde er dann an der Universität Oxford zugelassen, allerdings unter der Bedingung, dass er in einem Vorbereitungsjahr zunächst Prüfungen in grundlegender Physik, Chemie und Biologie ablegte. Gurdon überlebte das Martyrium, begann ein Zoologiestudium und machte sich im weiteren Verlauf an ein Forschungsprojekt, um bei Michael Fischberg, der ebenfalls in Oxford arbeitete, zu promovieren. Das war nur vier Jahre nachdem Briggs und King ihre Versuche mit den Fröschen angestellt hatten.

Fischberg schlug vor, Gurdon solle das Experiment noch einmal machen, allerdings mit einer anderen Amphibienart: mit dem Afrikanischen Krallenfrosch *Xenopus laevis*. Auf das Tier, das man ursprünglich als Kröte bezeichnet hatte, waren die Biologen erstmals durch Lancelot Hogben aufmerksam geworden, einen weltläufigen britischen Wissenschaftler, der von England nach Kanada gezogen war und dann 1927 Professor an der Universität im südafrikanischen Kapstadt wurde. Dort studierte Hogben die Frösche wegen ihrer chamäleonähnlichen Eigenschaften. Der Krallenfrosch wurde in der Embryologie zu einem beliebten Modellorganismus,[12] und das nicht nur weil seine Eier ebenso groß sind wie diejenigen der von Briggs und King untersuchten Frösche, sondern auch weil er einen kurzen

Lebenszyklus hat und weil man ihn durch Hormonbehandlung dazu bringen kann, zu jeder Jahreszeit Eier zu legen.

Nachdem Gurdon einige technische Schwierigkeiten überwunden hatte, gelang ihm schließlich mit *Xenopus laevis* ein Experiment, das für die Welt der Biologie eine Umwälzung darstellen sollte. Er konnte den Zellkern aus einer Zelle an der Darminnenwand einer Kaulquappe entnehmen und in eine Eizelle einbringen, deren eigenen Zellkern er durch Behandlung mit einer großen Dosis UV-Strahlung inaktiviert hatte. Die so entstandene Eizelle entwickelte sich zu einer vollständigen Kaulquappe, was darauf schließen ließ, dass der Zellkern aus der Darmzelle ebenso die gesamte für die Entwicklung erforderliche Information enthielt wie der Kern der Eizelle. Um die Möglichkeit auszuschließen, dass der eigene Kern der Eizelle nicht vollständig inaktiviert war, nutzte Gurdon für die Zelle, aus der der Kern stammte, und die Eizelle, die ihn erhielt, zwei Stämme von *Xenopus*, die sich leicht unterscheiden ließen. Dass die Kaulquappen aus dem Spenderzellkern entstanden waren, stand damit außer Zweifel. Und da die Gene der neuen Kaulquappe denen des Spenders glichen, der den Zellkern beigesteuert hatte, war sie ein Klon dieses Tieres. Damit hatte zum ersten Mal jemand einen Zellkern aus einem vollständig entwickelten Tier entnommen und damit ein ganz neues Tier geklont.[13]

Gurdons Arbeiten schlugen nahezu sofort hohe Wellen. Er hatte nachgewiesen, dass der Kern aus einer somatischen Zelle eines vollständig entwickelten Tieres die Entwicklung eines ganz neuen Tieres steuern kann – das dann ein Klon des Organismus ist, aus dem der Zellkern stammt. Demnach kann man eine somatische Zelle also dazu bringen, in der Entwicklung den Rückwärtsgang einzulegen, und das sogar bis zurück zum Gipfel von Waddingtons Berg. Sie kann die Altersuhr rückwärts laufen lassen und in einem neuen Tier ganz neu zu wachsen beginnen. Das bedeutete auch, dass Zellen, die sich zu spezialisiertem Gewebe wie dem Darm entwickelt haben, ihre sämtlichen Gene behalten. Sie sind nicht spezialisiert, weil sie bestimmte Gene verloren hätten, sondern weil in jedem Einzelfall anders festgelegt wird, welche Gene ein- oder ausgeschaltet sind.

Später konnten andere Gurdons Experimente mit weiteren Tierarten wiederholen, aber an Säugetieren wurde das Verfahren erst 1996 erstmals angewandt.[14] Damals klonten Wissenschaftler am Roslin Institute nicht weit von Edinburgh ein Schaf namens Dolly aus einer Zelle, die aus der Brustdrüse eines ausgewachsenen Tieres stammte. Die Nachricht machte rund um die Welt große Schlagzeilen. Überall setzten Diskussionen über die Ethik des Klonens ein: Die Bedenken reichten vom Wohlergehen der Tiere bis zu einer schönen neuen Welt, in der reiche Menschen, die weiterleben wollen, sich selbst oder einen verblichenen Angehörigen klonen lassen. (Welche Absurdität darin steckte, verblich offenbar ebenso.) Heute ist das Klonen in einem breiten Spektrum von Tieren gelungen; aus naheliegenden ethischen Gründen ist es aber international verboten, es mit Menschen zu probieren.

Trotz der ganzen Aufregung waren Gurdons anfängliche Experimente ziemlich ineffizient: Nur ein kleiner Teil der Kernverpflanzungen klappte. Die meisten anderen scheiterten entweder von vornherein, oder es entwickelten sich defekte Embryonen, die irgendwann das Wachstum einstellten und abstarben. In den 60 Jahren seit Gurdons ursprünglichen Experimenten und den mehr als 25 Jahren seit Dolly hat man mühsam versucht, die Effizienz des Klonens zu steigern; dennoch ist es nach wie vor ein ineffizientes Verfahren. Die Methode der Natur zur Erzeugung von Nachkommen funktioniert weitaus besser.

FÜR UNS ALS MENSCHEN BESTEHT beispielsweise im Vergleich zu Seesternen eines der großen Probleme darin, dass wir Gewebe im Allgemeinen nicht regenerieren können. Wenn bei uns ein Arm abgetrennt wird, wächst kein neuer nach. Schon kurze Zeit nach den ersten Kernverpflanzungsexperimenten fragten sich die Fachleute, ob es dafür folgende Lösung gibt: Kann man die frühen

Embryonalzellen veranlassen, auf Kommando zu jedem gewünschten Gewebe heranzuwachsen, also zu Herzmuskelzellen, Neuronen oder Zellen der Bauchspeicheldrüse? Wenn eine solche Möglichkeit praktikabel wäre, würde sie für die Medizin ein ungeheures Potenzial bergen. Außerdem ist der Verfall unserer Gewebe auch eines der wichtigsten Probleme, mit denen wir es im Alter zu tun haben, und nun konnte man sich vorstellen, Organe zu regenerieren und zu verjüngen.

Ein Arm oder ein Bein mag uns nicht nachwachsen, aber auch wir besitzen die Fähigkeit, bestimmte Gewebe zu regenerieren. Jedes Mal, wenn wir uns schneiden oder kratzen, erzeugt der Organismus neue Haut. Wir spenden Blut, und der Organismus stellt einfach mehr davon her. Wie schafft er das? Viele unserer Zellen sind zwar endgültig differenziert, wie man es nennt – sie haben einen Endzustand erreicht und führen nur noch ihre vorgesehenen Aufgaben aus, bis sie absterben –, andere, hochspezialisierte Zellen sind aber dafür zuständig, neue Zellen hervorzubringen und alterndes Gewebe zu erneuern. Hier sprechen wir von Stammzellen.

Auch Stammzellen können verschiedene Stadien durchmachen. Viele haben schon ein ganzes Stück des Weges von Waddingtons Berg ins Tal zurückgelegt und können sich nur noch zu wenigen Zelltypen differenzieren. Ein Beispiel sind die hämatopoetischen Stammzellen in unserem Knochenmark: Sie können alle wichtigen Blutzellen hervorbringen, darunter die roten Blutkörperchen und die Zellen unseres Immunsystems. Zu Leber- oder Herzmuskelzellen können sie aber nicht werden. Die inneren Zellen des frühen Embryos dagegen sind pluripotente Stammzellen und können sich zu allen Zelltypen des Organismus entwickeln.

Solche embryonalen Stammzellen oder kurz ES-Zellen konnte man in Gewebekulturen am Leben erhalten und dann die Kulturbedingungen so verändern, dass sie sich zu diesem oder jenem Gewebetyp weiterentwickelten. Mit der Möglichkeit, ES-Zellen in Kulturen zu halten, musste man sie nicht mehr jedes Mal aus frischen

Embryonen gewinnen; die Lösung dieses Problems gab den Anlass zu einem explosiven Wachstum der Stammzellenforschung.[15] Letztlich stammen ES-Zellen aber immer noch aus Embryonen, die durch Schwangerschaftsabbrüche gewonnen wurden, was den Anlass zu ethischen Fragen und strengen Vorschriften gab. Eine Zeit lang durften staatliche Forschungsmittel in den Vereinigten Staaten nicht für Arbeiten mit ES-Zellen verwendet werden, und die Institute mussten zwischen Bereichen, die staatlich finanziert oder nicht finanziert wurden, eindeutig trennen.

Dass man eine beliebige ausgewachsene Zelle nehmen und dazu veranlassen kann, sich zu jedem beliebigen Gewebe zu entwickeln, erschien fast wie ein Wunder, von der Entwicklung zu einem vollständigen Tier ganz zu schweigen. Was ist an den Stammzellen und insbesondere an pluripotenten Stammzellen das Besondere, wodurch sie sich von den meisten anderen Zellen unseres Organismus unterscheiden?

Molekularbiologen hatten begonnen Transkriptionsfaktoren zu identifizieren: Proteine, welche die Genexpression regulieren – das heißt, sie schalten Gene ein oder aus, und das unter Umständen um einen bestimmten Betrag. Der Name deutet darauf hin, dass sie darüber bestimmen, ob die Zelle ein bestimmtes Gen in der DNA »transkribiert«, also in mRNA umschreibt, die dann zur Herstellung des jeweiligen Proteins abgelesen wird. Stammzellen enthalten zahlreiche aktive Transkriptionsfaktoren. Manche davon werden gebraucht, damit die Zellen im Labor weiterwachsen können. Man stellte die Hypothese auf, dass eine kürzlich befruchtete Eizelle ähnliche Transkriptionsfaktoren besitzt, mit deren Hilfe sie sich zum neuen Tier entwickeln kann. Einige dieser Faktoren sind auch in Krebszellen aktiv, die sich unbegrenzt weiter vermehren.

Das war der Stand der Dinge Ende der 1990er-Jahre, als der japanische Wissenschaftler Shinya Yamanaka seine Aufmerksamkeit auf das Thema richtete. Yamanaka war 1962 geboren, in dem Jahr, in dem John Gurdon erstmals erfolgreich einen Frosch geklont hatte. Zu Beginn seiner Karriere war er Chirurg, was zum Teil auf den Einfluss seines Vaters zurückzuführen war, der als Ingenieur in der Stadt Higashi-Osaka eine kleine Fabrik betrieb. Aber Yamanakas Begeisterung für die Chirurgie schwand schon bald dahin: Er verlor nicht nur das Vertrauen in seine eigenen Fähigkeiten, sondern er erkannte auch, dass die Chirurgie ihre Grenzen hat, wenn es darum geht, Patienten mit unheilbaren Krankheiten wie rheumatoider Arthritis oder Rückenmarksverletzungen zu behandeln. Stattdessen, so dachte Yamanaka, sollte er sein Leben lieber der Grundlagenforschung widmen und Wege finden, um solche Leiden zu heilen. Er machte in Osaka seinen Doktor und ging dann als Postdoc an das Gladstone Institute of Cardiovascular Diseases in San Francisco.

Als Yamanaka Ende der 1990er-Jahre nach Japan zurückkehrte und sein eigenes Institut aufbaute, wusste man bereits, dass ES-Zellen eine ganze Reihe von Transkriptionsfaktoren produzieren. Konnte man eine normale Zelle dazu verleiten, sich wie eine Stammzelle zu verhalten, wenn man einige dieser Faktoren oder sogar alle aktivierte? Yamanaka und sein Doktorand Kazutoshi Takahashi hofften es. Sie identifizierten 24 Faktoren, die für die pluripotenten Eigenschaften der ES-Zellen verantwortlich sein könnten, und schleusten sie systematisch in Fibroblasten in Haut und Bindegewebe ein, die gleichen Zellen, die auch Hayflick zu züchten versucht hatte. Als sie mit verschiedenen Kombinationen von Transkriptionsfaktoren experimentierten, stellten sie fest, dass vier dieser Proteine ausreichten, um einen ausgewachsenen Fibroblasten in eine pluripotente Zelle zu verwandeln.[16]

Yamanakas Arbeiten hatten zur Folge, dass wir heute keine Zellen mehr aus Embryonen entnehmen müssen, um pluripotente Stammzellen zu erzeugen; wir können sie aus anderen, ausgewachsenen Zellen heranzüchten. Die Zellen, die mit Yamanakas Faktoren erzeugt wurden, nennt man induzierte pluripotente Zellen oder iPS-Zellen. Nachdem es immer einfacher wurde, solche Zellen herzustellen, kam es auf dem Gebiet der Stammzellenforschung zu einer explosionsartigen Steigerung. Effizienz und Zuverlässigkeit des Prozesses werden ständig verbessert, und man kann dabei auch mit immer genaueren Methoden festlegen, welche Wege die Stammzellen einschlagen.

SOLCHE FORTSCHRITTE SIND BEMERKENSWERT, sie sagen aber noch nichts Genaues darüber aus, was in unserem Genom im Einzelnen dafür sorgt, dass unsere Zellen sich so unterschiedlich verhalten, obwohl alle die gleiche DNA besitzen. Warum haben verschiedene Zellen so unterschiedliche genetische Programme? Und warum bleiben Zellen ihrem Typus treu, warum verwandelt sich also ein Typ nicht plötzlich in einen anderen? Selbst die Stammzellen, aus denen die Blutzellen hervorgehen, erzeugen nicht plötzlich Neuronen oder Hautzellen.

Jede Zelle enthält Gene, die immer exprimiert werden, weil jede Zelle sie braucht. Hier spricht man von Haushaltsgenen. In anderen Fällen jedoch hängt es sehr stark von den Bedürfnissen einer bestimmten Zelle ab, welche Gene eingeschaltet werden und welche ausgeschaltet bleiben. Wie steuert die Zelle solche Vorgänge? Wir haben gerade die Transkriptionsfaktoren erwähnt, Proteine, die darüber bestimmen, welche Gene aktiv ausgeprägt oder unterdrückt werden. Eines der ersten und einfachsten Beispiele für einen solchen Faktor entdeckte man, als man der Frage nachging, wie das Bakterium *E. coli* den Zucker Lactose verdaut.[17] Normalerweise kommt *E. coli* nicht mit Lactose in Berührung, und deshalb braucht es auch nicht ständig die Enzyme zur Verdauung des Zuckers. Vielmehr arbeitet es nach Bedarf: Spürt das Bakterium, dass Lactose vorhanden ist, schaltet es die Gene ein, an denen die entsprechenden Enzyme gebildet werden. Sobald keine Lactose mehr in der Nähe ist, werden diese Gene wieder abgeschaltet. Das Ganze ist ein einfaches, elegantes System, mit dem Gene je nach Veränderungen in der Umwelt ein- oder ausgeschaltet werden. Nach dem gleichen Prinzip funktioniert ein großer Teil der Genregulation: Die Transkription wird als Reaktion auf einen Reiz gesteuert. Allerdings ist die Sache nur selten so einfach wie bei der Lactose; in der Regel sind komplizierte Netzwerke beteiligt, in denen Gene, die aktiviert werden, ihrerseits andere Gene aktivieren oder inaktivieren, was wiederum weitere Gene beeinflusst.

Bei *E. coli* kann man die Reaktion auf Lactose einfach rückgängig machen, indem man den Zucker aus dem Kulturmedium entfernt. Würde man aber beispielsweise eine Hautzelle in die Leber stecken, sie würde sich deshalb nicht plötzlich wie eine Leberzelle verhalten. Haut- und Leberzellen enthalten unterschiedliche Transkriptionsfaktoren; außerdem kann die Zelle dafür sorgen, dass manche Veränderungen im genetischen Programm über lange Zeit erhalten bleiben, und dazu gehört auch, dass der Code in der DNA selbst neu vernetzt wird.

Nach der bisherigen Beschreibung war die DNA ein einfaches, mit vier Buchstaben geschriebenes Drehbuch mit allen Informationen zur Herstellung der Proteine, die verschiedene lebenswichtige Funktionen erfüllen. Aber schon bevor man die Struktur der DNA kannte, wusste man, dass bei einem kleinen Anteil der vier Basen A, T, C und G (oder U, der Entsprechung zum T in der RNA) zusätzliche chemische Gruppen angeheftet sind. Aber niemand hatte eine Ahnung, wozu diese chemischen Abwandlungen dienen.

Heute sind wir klüger: In vielen Fällen dienen sie als Signale dafür, ob ein Gen über längere Zeit ein- oder ausgeschaltet bleiben soll. Am häufigsten sind Methylgruppen (-CH3) an das Cytosin angeheftet, die C-Base der DNA. Sind Cs an den richtigen Stellen auf diese Weise methyliert, bleiben die unmittelbar vor ihnen gelegenen Gene abgeschaltet.

Im Laufe ihrer Entwicklung methylieren Zellen ihre DNA in den Genabschnitten, die sie herunterfahren wollen, und Regionen, die aktiv genutzt werden müssen, bleiben unmethyliert. Zellen, die sich zu Hautzellen entwickeln, haben also ein anderes Methylierungsmuster als beispielsweise Neuronen.

Nun könnte man erwarten, dass die Methylierungsmuster verloren gehen, wenn Zellen sich teilen und ihre DNA kopiert wird, denn dann wird neue DNA aus neuen Bausteinen hergestellt. Die Zelle verfügt aber über ein raffiniertes System, um das Methylierungsmuster der Ausgangszelle wiederherzustellen.[18] Auf diese Weise kann das genaue Methylierungsmuster bei der Zellteilung an die Tochterzellen weitergegeben werden, sodass Gene, die in einer bestimmten Zellabstammungslinie abgeschaltet sind, auch abgeschaltet bleiben. Es gibt allerdings auch das Umgekehrte: Demethylasen können Methylgruppen entfernen, sodass die zugehörigen Gene wieder eingeschaltet werden. Neben den Transkriptionsfaktoren sind solche chemischen Abwandlungen der DNA eine vollständige, zusätzliche Steuerungsebene, über die die Gene ein- und ausgeschaltet werden. Außerdem gewährleistet sie, dass die entsprechenden Veränderungen an die nächste Zellgeneration weitergegeben werden. Die Abwandlungen der DNA verändern also die Nutzung unserer Gene. Man bezeichnet sie als epigenetische Marker oder Veränderungen, denn sie sind die molekulare Erklärung für das Phänomen der Epigenetik, das Conrad Waddington als Erster beschrieben hatte.

Solche epigenetischen Marker bleiben mit fortschreitendem Alter nicht nur erhalten und werden sogar stärker, sondern sie können auch über Generationen weitergegeben werden. Gegen Ende des Zweiten Weltkrieges, zwischen September 1944 und Mai 1945, herrschte in den Niederlanden eine verheerende Hungersnot, die mehr als 20 000 Menschen das Leben kostete. Wie sich später in einer Studie zeigte, litten die Kinder von Frauen, die während der Nahrungsknappheit schwanger waren, trotz der relativ kurzen Dauer der Krise während ihres gesamten Lebens an negativen Auswirkungen auf die körperliche und seelische Gesundheit. Übergewicht, Diabetes und Schizophrenie kamen bei ihnen häufiger vor, und die Sterblichkeit war höher als bei Kindern, die sich während der Hungersnot nicht im Mutterleib befunden hatten. Die Effekte waren sogar unterschiedlich, je nachdem, ob die Hungersnot in einem früheren oder späteren Schwangerschaftsstadium eingesetzt hatte. Aufschlussreich war der Vergleich der DNA von Personen, die vor der Geburt der Hungersnot ausgesetzt waren, mit der ihrer älteren und jüngeren Geschwister: Durch die Hungersnot hatte der Fetus ein Methylierungsmuster mitbekommen, das sich während seines gesamten weiteren Lebens auswirkte und sowohl Alterskrankheiten als auch die Sterblichkeit verstärkte. Das Ganze ist ein verblüffendes Beispiel dafür, wie äußere Belastungen in der DNA für epigenetische Veränderungen sorgen können, die ein ganzes Leben andauern.[19]

UND ALS WÄRE DAS ALLES noch nicht kompliziert genug, geht es noch weiter: Die DNA liegt in den Zellen nicht als nacktes Molekül vor. Vielmehr ist sie dicht mit Proteinen umhüllt, die man Histone nennt; die Mischung aus Proteinen und DNA bezeichnet man als Chromatin. Die Histone sind der Grund, warum unsere gesamte DNA in den winzigen Kern einer Zelle passt. Könnte man die DNA der Zelle gerade ausstrecken, wäre sie ungefähr zwei Meter lang. Der Zellkern dagegen hat nur einen Durchmesser von wenigen Mikrometern, das ist ungefähr ein Millionstel dieser Größe. Histonen sind positiv geladen und neutralisieren die negativen Ladungen der Phosphatgruppen in der DNA. Damit schaffen sie die Möglichkeit, dass die DNA zu einer stark verdichteten Form kondensiert.

Die erste Ebene dieser DNA-Verdichtung ist das Nukleosom: In ihm ist die DNA um einen kugelförmigen Kern gewunden, der aus acht Histonproteinen besteht. Die Nukleosomen organisieren sich ihrerseits zu Fasern, die hin und her gespannt werden, sodass alles bequem in den Zellkern passt. Wenn die Zelle sich teilt, müssen die verdoppelten Chromosomen in die beiden Tochterzellen wandern. Es ist, als würde man die Habseligkeiten des ganzen Haushalts vor dem Umzug in einen Lastwagen packen: Die Chromosomen sind vor der Zellteilung besonders kompakt. In diesem Stadium haben sie die bekannte X-Form, die wir aus Abbildungen kennen. Während des größten Teils der Lebensdauer einer Zelle ist das Chromatin aber viel stärker ausgestreckt.

Die Verdichtung des Chromatins wirft das Problem auf, dass die Zelle bei Bedarf nach wie vor Zugang zu der in der DNA gespeicherten Information haben muss. Es ist, als besäße man eine große Büchersammlung, wobei in der Wohnung aber der Platz fehlt, um alle Bände leicht zugänglich aufzubewahren. Die meisten von ihnen muss man in Kisten packen und auf dem Dachboden stapeln, und nur die Bücher, die man derzeit liest oder bald lesen möchte, stellt man leicht zugänglich auf ein Bücherregal oder stapelt sie auf dem Nachttisch. Auch die Zelle muss dafür sorgen, dass die richtigen Chromatinabschnitte zugänglich sind, selbst wenn sie den größten Teil der DNA abschalten will. Zu diesem Zweck markiert sie die Histone, indem sie daran bestimmte chemische Gruppen koppelt. Wie für die Methylgruppen der DNA, so gibt es auch hier Enzyme, die solche Histonmarkierungen anbringen, und andere schneiden die Markierungen wieder ab. Die Markierungen an den Histonen sind für die Zelle ein Signal, andere Proteine in dieser Region hinzuzuziehen und das Chromatin entweder zu inaktivieren oder zu öffnen; auch sie wirken also als epigenetische Marker. Ein solch häufiges Kennzeichen der Histone wird als Acetylgruppe bezeichnet, und die Enzyme, die sie an die Histone anfügen, heißen Histonacetylasen.

DNA-Methylierung und Histonacetylierung haben im Allgemeinen entgegengesetzte Wirkungen. Durch die DNA-Methylierung wird das Gen, das auf den methylierten Abschnitt folgt, in der Regel ruhiggestellt, die Histonacetylierung dagegen signalisiert, dass das Gen aktiv transkribiert werden soll. Beide Signale lassen sich durch die Tätigkeit von Demethylasen beziehungsweise Deacetylasen rückgängig machen.

Beide Abwandlungen überlagern die eigentliche DNA-Sequenz mit einem zweiten, langfristigen Einfluss auf das Programm einer bestimmten Zelle. Sie schaffen die Möglichkeit, dass Zellen eine stabile Identität als Neuronen, Haut- oder Herzmuskelzellen beibehalten. Während eine Zelle sich aus der befruchteten Eizelle zu einem der vielen Zelltypen entwickelt, müssen jeweils unterschiedliche epigenetische Markierungen angebracht werden.

WIR ALLE WISSEN, dass Menschen unterschiedlich schnell altern. Manch einer sieht mit 50 schon alt aus, andere wirken mit über 80 noch bemerkenswert jugendlich. Ein Teil davon lässt sich auf die Genetik zurückführen, die Alterung wird aber auch durch Stress und Entbehrungen beschleunigt. Von dem Augenblick an, da wir durch die Befruchtung der Eizelle entstehen, ereignen sich in der DNA unserer Zellen nicht nur Mutationen, die den grundlegenden Code selbst betreffen. Auch epigenetische Markierungen sammeln sich an. Wie wir an den Überlebenden der Hungersnot in den Niederlanden beobachten konnten, sind manche solcher Markierungen die Folge umweltbedingter Belastungen.

Als Steve Horvath an der University auf California in Los Angeles arbeitete, interessierte er sich nicht für Epigenetik: Er glaubte, sie sei zu chaotisch, zu indirekt und werde wahrscheinlich keine nützlichen Erkenntnisse über die Alterung liefern. Aber eines Tages sammelte ein Kollege den Speichel eineiiger Zwillinge mit unterschiedlicher sexueller Orientierung, und Horvath sollte mit ihm der Frage nachgehen, ob es bei solchen Menschen epigenetische Unterschiede gibt. Horvath hat einen homosexuellen Zwillingsbruder, er selbst ist heterosexuell. Im Interesse der wissenschaftlichen Forschung spendeten sie auch beide in der Studie ein wenig von ihrer eigenen Spucke. Als sie die Methylierung der Cytosine analysierten, fanden sie keinerlei Zusammenhang zwischen dem Methylierungsmuster und der sexuellen Orientierung.[20]

Horvath verfügte mittlerweile aber über viele Daten von Zwillingen aus verschiedenen Altersgruppen. Er entschloss sich, seine Analysen weiterzutreiben und damit möglicherweise Neues zu erfahren. Dabei entdeckte er einen sehr seltsamen Zusammenhang zwischen dem DNA-Methylierungsmuster und dem Alter. Anschließend analysierte er Zellen aus anderen Geweben und korrelierte das Methylierungsmuster mit bekannten Alterungszeichen – zum Beispiel mit Dingen, die ein Arzt im Blut untersuchen würde wie Leber- und Nierenfunktion. Dabei konnte er 513 Methylierungsstellen nachweisen, auf deren Grundlage man nicht nur die Sterblichkeit vorhersagen konnte, sondern auch Krebserkrankungen, die gesunde Lebensdauer und das Risiko, an Alzheimer zu erkranken.[21]

Diese Muster bieten Anhaltspunkte zur Beantwortung einer grundlegenden Frage. Menschen altern biologisch mit unterschiedlicher Geschwindigkeit, wie also soll man die Alterung messen? Die Methylierungsmuster gleichen einer biologischen Uhr; mit ihrer Hilfe kann man Alterskrankheiten und Sterblichkeit sogar genauer vorhersagen als mit dem chronologischen Alter allein.[22] Viele andere wissenschaftliche Arbeitsgruppen entwickelten ebenfalls eigene Methylierungsuhren mit geringfügig anderen Markern, aber alle stehen in einem eindeutigen Zusammenhang mit dem biologischen Alter.[23] Auf eines weisen Horvath und seine Kollegen allerdings selbst hin: Solche Uhren sind für die Forschung nützlich, aber bisher sind sie kein Ersatz für Untersuchungen, mit denen man den Verlust physiologischer Funktionen misst oder Krankheiten frühzeitig diagnostiziert.

Dass schon kleine Kinder altern, machen wir uns in der Regel nicht klar; tatsächlich werden sie in der Kindheit und Jugend vor allem stärker, und die Wahrscheinlichkeit, dass sie sterben, sinkt. Aber wie sich herausgestellt hat, kehren die Methylierungsmuster sich schon im Embryo frühzeitig um, was auf einen Neustart der Uhr oder eine Verjüngung schließen lässt. Von da an folgt die Methylierung aber einer unausweichlichen Gesetzmäßigkeit. Wir altern also schon, bevor wir geboren werden! Ähnliches gilt auch für den Nacktmull: Man stellt sich vor, dass er nicht altert, weil das Sterberisiko mit der Zeit nicht zunimmt. In Wirklichkeit zeigt sein Methylierungsmuster aber, dass er durchaus altert, allerdings langsamer als andere Nagetiere.[24]

Wer ein Extrembeispiel für die Wirkung der Epigenetik auf die

Lebensdauer sucht, braucht nur in einen Bienenstock zu blicken. Bei Bienen gibt es wie bei den Ameisen eine Königin, die um ein Vielfaches länger lebt als andere Bienen, obwohl alle genau die gleichen Gene haben: Honigbienenköniginnen werden zwei bis drei Jahre alt, die Arbeiterinnen sterben dagegen schon nach sechs Wochen. Zum Teil liegt das daran, dass die einmal ausgewählte Königin ganz anders behandelt wird. Sie lebt tief im Bienenstock, wird umsorgt und vor natürlichen Feinden geschützt; Bienen- und Ameisenarbeiterinnen dagegen müssen sich ins Freie begeben und ihr Leben für die Nahrungssuche aufs Spiel setzen. Außerdem wird sie mit einer besonderen Nahrung gefüttert, dem Gelée Royale, das ganz anders zusammengesetzt ist und einen weitaus höheren Nährwert hat als der gewöhnliche Nektar und Honig, von dem die Arbeiterinnen leben. Aber diese Faktoren haben noch weiterreichende Auswirkungen. Aus irgendeinem Grund sorgen die Ernährung und die stressfreie Umwelt dafür, dass die Königin ganz andere epigenetische Markierungen besitzt als Arbeiterinnen und in einem viel geringeren Tempo altert.[25]

Warum verursachen epigenetische Markierungen die Alterung? Das ist eine komplizierte Frage. Die Muster stehen im Zusammenhang mit einer Zunahme von Entzündungsvorgängen und einer Abnahme von Reaktionswegen, auf denen RNA und Proteine hergestellt werden und DNA repariert wird. Wie sie zur Alterung führen, ist also leicht zu erkennen.

Außerdem finden epigenetische Veränderungen offenbar nach einem Zeitplan statt. Das heißt nicht, dass die Alterung selbst programmiert wäre. Vielleicht finden die epigenetischen Veränderungen einfach dann statt, wenn sie in irgendeinem Stadium gebraucht werden, aber wenn sie ihre Aufgabe erfüllt haben, werden sie nicht wieder abgeschaltet, denn die Evolution kümmert sich nicht darum, was mit einem Individuum geschieht, nachdem es seine Gene weitergegeben hat. Wenn die Epigenetik viele Gene stabil abschaltet, verhindert sie auch, dass Zellen sich schon frühzeitig im Leben krebsartig verändern. Wie der Verlust der Telomere und die Reaktion auf DNA-Schäden, so könnte auch dies ein Beispiel für den Tauschhandel zwischen der Krebsverhütung und Alterungsvorbeugung sein.

Möglicherweise sind viele epigenetischen Veränderungen auch nicht programmiert, sondern werden durch zufällige Veränderungen in der Umwelt ausgelöst. Erinnern wir uns noch einmal an die eineiigen Zwillinge. Die epigenetischen Veränderungen in ihrer DNA sind von Geburt an unterschiedlich, und obwohl sie im Wesentlichen die gleiche DNA-Sequenz besitzen, erwerben sie auch während ihres Lebens unterschiedliche epigenetische Markierungen.

KANN DIE UHR DER ALTERUNG rückwärts laufen? Ja, und das hat jeder einzelne Mensch erlebt: Bei der Empfängnis wird die Alterungsuhr auf null zurückgestellt. Wenn eine Frau im Alter von 40 Jahren ein Kind zur Welt bringt, ist das Neugeborene nicht älter als das Baby einer Zwanzigjährigen. Obwohl die Zellen der Keimbahn bei der 40-jährigen Frau älter sind, haben beide Kinder zu Beginn das gleiche Alter. Die Alterung, die im Organismus der Eltern stattfindet, wird beim Kind neu gestartet.

In unserer Evolution haben sich mindestens drei Wege entwickelt, auf denen die Alterungsuhr zurückgestellt werden kann. Erstens haben Keimbahnzellen bessere DNA-Reparaturmechanismen, sodass sich in ihnen weniger Mutationen ansammeln als in somatischen Zellen.[26]

Zweitens macht sowohl die Ei- als auch die Samenzelle vor der Befruchtung einen strengen Selektionsprozess durch. Alle Eizellen, die eine Frau für ihr ganzes Leben besitzt, bilden sich bereits, wenn sie noch ein Fetus ist. Ihre Zahl – am Anfang vielleicht einige Millionen – ist bereits bei ihrer Geburt auf rund eine Million zurückgegangen. In der Pubertät sinkt die Zahl auf ungefähr eine Viertelmillion, und wenn eine Frau 30 Jahre alt ist, bleiben ihr noch rund 25 000 Eizellen.[27] Aber nur 500 davon werden im Leben einer Frau während des Eisprungs im Menstruationszyklus genutzt. Bei den Samenzellen sind die Verhältnisse noch dramatischer: Männer produzieren von der Pubertät an viele Millionen Samenzellen. Beide Zelltypen sind also in gewaltigem Überschuss vorhanden. Warum? Vor dem Eisprung – dem Ereignis, bei dem der Eierstock einmal im Monat eine ausgereifte Eizelle in den Eileiter freisetzt, wo sie potenziell befruchtet werden kann – werden die Eizellen im Eierstock irgendwie überprüft und zerstört, wenn ein Schaden bemerkt wird. Nur wenn sie die Prüfung bestehen, werden sie zum Eisprung bereitgestellt. Da die Schäden wahrscheinlich mit dem Alter zunehmen, ist das vielleicht eine Erklärung dafür, warum die Zahl der Eizellen stark abnimmt und die Chance, schwanger zu werden, sich verringert. Vielleicht wird auch der Überwachungsprozess selbst weniger effektiv, denn auch genetisch bedingte Defekte des Babys nehmen mit dem Alter der Mutter zu.

Auch Samenzellen dürften einer Selektion unterliegen, außerdem muss eine Samenzelle schwimmen und Millionen andere ausstechen, um als erste die Eizelle zu befruchten. Auch danach werden viele Embryonen in frühen Entwicklungsstadien abgestoßen, wenn bei ihnen ein Defekt wahrgenommen wird. Und selbst in einem Embryo, der sich insgesamt normal entwickelt, werden anormale Zellen durch Konkurrenz beseitigt.[28] Das Ganze ist kein fehlerfreier Vorgang, aber die Natur hat ihr Möglichstes getan, damit unsere Nachkommen frei von den Schäden und der Alterung unserer eigenen Zellen sind.

Die dritte Methode, mit der die Alterungsuhr zurückgestellt wird, ist eine echte Neuprogrammierung des Genoms. Unmittelbar nach der Zeugung trägt die befruchtete Eizelle, auch Zygote genannt, vorübergehend zwei Zellkerne in sich, die Vorkerne: einen von der Mutter und einen vom Vater. Enzyme und andere chemische Substanzen in der Zygote beseitigen in der DNA beider Vorkerne schnell nahezu alle epigenetischen Markierungen und fügen dann neue hinzu, um die befruchtete Eizelle auf den Weg zur Produktion eines Babys zu leiten. Halten wir fest, dass ich gesagt habe »*nahezu* alle«. Eine Eizelle, in der beide Vorkerne entweder vom männlichen oder vom weiblichen Elternteil stammen, würde sich nicht normal entwickeln. Der Grund: Die von Mutter und Vater beigesteuerten Vorkerne besitzen unterschiedliche epigenetische Markierungsmuster, die einander ergänzen; diese Prägungen, wie man sie auch nennt, liefern gemeinsam das richtige Entwicklungsprogramm.[29]

Denkt man an all die soeben beschriebenen Verwicklungen der normalen Entwicklung, ist es eigentlich erstaunlich, dass das Klonen der Frösche oder des Schafes Dolly überhaupt funktioniert hat. Zum einen stammte das Genom der geklonten Tiere aus ausgewachsenen somatischen Zellen, in denen sich die Schäden eines ganzen Lebens angesammelt hatten. Normal gezeugte Tiere dagegen gehen aus stärker geschützten Keimbahnzellen hervor und machen sowohl vor als auch nach der Befruchtung einen strengen Selektionsprozess durch. Außerdem ist die Veränderung des Programms einer somatischen Zelle etwas ganz anderes als der normale Ablauf in einer Eizelle. Wie konnten die geklonten Tiere angesichts solcher Schwierigkeiten normal sein? Mussten sie im Vergleich zu natürlich gezeugten Tieren nicht Anzeichen einer vorzeitigen Alterung oder andere Anomalien aufweisen? Tatsächlich klappte es nicht sonderlich gut. Die meisten Verpflanzungen führten nicht zu vollständig ausgebildeten Tieren. Aber in manchen Fällen, so bei Dolly, gelang es.

Allerdings war Dolly eigentlich ein ziemlich krankes Schaf. Sie hatte anormal kurze Telomere und wurde mit einem Jahr nach mehreren Kriterien älter eingestuft, als es ihrem chronologischen Alter entsprach. Normalerweise leben Schafe zehn bis zwölf Jahre, aber die arme Dolly bekam schon mit sechs Jahren Tumore in der Lunge und musste eingeschläfert werden. Wie sich aber herausstellte, war Dolly nicht das einzige geklonte Schaf. Es gab auch die weniger bekannten Daisy, Diana, Debbie und Denise, die erstaunlicherweise alle gesund waren und eine normale Lebensdauer hatten.[30] Man kann also vermuten, dass es zumindest prinzipiell möglich ist, die Auswirkungen der Alterung selbst dann rückgängig zu machen und die Uhr zurückzustellen, wenn man von einer ausgewachsenen somatischen Zelle ausgeht und diese neu programmiert. Wenn die epigenetischen Markierungen beseitigt werden und ein neues Programm der Genexpression in Gang gesetzt wird, kann ein neu geklontes Tier bei Null anfangen.

Das Klonen ist allerdings selbst dann, wenn es um Nutztiere oder Nutzpflanzen geht, nicht der wichtigste Zweck bei der Umprogrammierung von Zellen. Wirklich auszahlen würde es sich, wenn man Stammzellen in der regenerativen Medizin verwenden könnte, das heißt für die Reparatur oder den Ersatz von Gewebe, das abgestorben ist oder geschädigt wurde. Wenn wir die technischen Probleme überwinden, ergeben sich gewaltige, weitreichende Möglichkeiten. Vielleicht könnten wir neue Pankreaszellen einschleusen, die bei Patienten mit Diabetes wieder Insulin produzieren, oder einen geschädigten Herzmuskel nach einem Herzinfarkt ersetzen oder Neuronen nachwachsen lassen, beispielsweise bei Menschen, die einen Schlaganfall erlitten haben oder an einer Nervenverfallskrankheit wie Alzheimer leiden. Das Potenzial solcher Entwicklungen ist der Grund, warum man heute Milliarden in die Stammzellenforschung investiert.

Auch wenn solche Stammzellen nicht den ganzen Weg bis zum Nullpunkt zurücklegen und ein neues geklontes Tier hervorbringen, können sie sehr effizient die Alterungsuhr zurückdrehen und einzelne gealterte Teile eines Tieres regenerieren oder sogar ersetzen. Sowohl embryonale Stammzellen als auch induzierte pluripotente Stammzellen (iPS-Zellen) können sich zu zahlreichen Zelltypen differenzieren, aber die beiden Gruppen sind nicht genau gleich. ES-Zellen sind natürliche Stammzellen aus dem frühen Embryo; nachdem die Wissenschaft herausgefunden hatte, wie man sie in Kulturen halten kann, konnte man sie umprogrammieren, sodass sie unterschiedliche Wege einschlagen und unterschiedliche Gewebe hervorbringen. iPS-Zellen dagegen werden nicht durch Faktoren der Eizelle umprogrammiert, sondern mit den vier Yamanaka-Faktoren in einer somatischen Zelle. Deshalb verhalten sie sich nicht genau gleich. Aber da es so bequem ist, iPS-Zellen zu erzeugen, ohne dass man sich mit den juristischen und ethischen Fragen rund um ES-Zellen herumschlagen muss, wird in der Wissenschaft intensiv daran gearbeitet, Yamanakas ursprüngliche Methode zum Umprogrammieren von Zellen zu verbessern.

Schon bald werden wir sehen, wie Wissenschaftler versuchen, mit diesem Verfahren die Alterung rückgängig zu machen. Vielfach interessiert man sich auch dafür, Zellen mit bestimmten Wirkstoffen umzuprogrammieren, die die DNA-Methylierung oder die Histon-Deacetylasen hemmen. Dieser Weg zur Verjüngung von Geweben und sogar ganzer Tiere ist in der aktuellen Forschung ein wichtiger Schwerpunkt.[31] Wie die Telomerase, so könnte sich durchaus auch unsere Epigenetik in der Evolution so entwickelt haben, dass ein heikles Gleichgewicht zwischen der Verminderung des Krebsrisikos in jungen Jahren und der beschleunigten Alterung hergestellt wird. Ganz gleich, mit welcher Methode man die Alterung verlangsamen oder durch Verjüngung umkehren will, immer muss man sich mit der Frage befassen, wie so etwas gefahrlos möglich ist. Tatsächlich wurden viele Gewebe, die man mithilfe der vier Yamanaka-Faktoren hergestellt hatte, mit einem ungewöhnlich hohen Anteil von Tumoren in Verbindung gebracht.

In den letzten drei Kapiteln haben wir erfahren, wie das genetische Steuerungsprogramm des Lebens durch Schäden im Genom, die sich mit fortschreitendem Alter ansammeln, gestört werden kann. Wir haben erfahren, wie das Programm als solches im Handumdrehen abgewandelt werden kann, wenn die Bedürfnisse des Organismus es in einem bestimmten Stadium erfordern. Das Produkt des Programms ist die Gesamtheit der Proteine in unseren Zellen. Diese Proteine führen eine Riesenzahl komplizierter, miteinander verflochtener Aufgaben aus und gleichen damit den Musikern in einem großen Symphonieorchester.

Als Nächstes wird davon die Rede sein, was geschieht, wenn das Orchester Missklänge hervorbringt und auseinanderfällt.

KAPITEL 6

ABFALL-RECYCLING

Wenn ich heutzutage einen Termin vergesse oder meine Handschuhe, meinen Regenschirm oder meinen Hut verlege, gerate ich für einen Augenblick in Panik. Während ich diese Zeilen schreibe, bin ich gerade 70 geworden, und solche Vorfälle erscheinen mir sofort als Anzeichen für einen unvermeidlichen, fortschreitenden Verfall. Dann heitere ich mich auf, indem ich mich an die Zeit erinnere, als ich gerade 20 war: Damals lud ich einen Freund zum Abendessen ein, vergaß es und war nicht einmal zu Hause, als er anrief; einige Jahre später war ich so damit beschäftigt, meine Arbeit zu beenden, dass ich vergaß, zu meiner eigenen Abschiedsparty zu gehen, die ein Nachbar für mich ausgerichtet hatte. Außerdem war ich schon während meines ganzen Lebens dafür bekannt, dass ich immer wieder Dinge verlor.

Dennoch haben meine Vorahnungen einen stichhaltigen Grund. Wir alle müssen damit rechnen, Nervenverfallskrankheiten zu bekommen, durch die wir nicht nur vergesslich werden, sondern auch völlig das Gespür dafür verlieren, wer wir eigentlich sind.

Heute leiden mehr als 50 Millionen Menschen an Demenz, und da der Anteil älterer Menschen in der Bevölkerung in nahezu allen Ländern der Welt zunimmt, wird diese Zahl den Erwartungen zufolge bis 2030 auf 78 Millionen und bis 2050 auf 139 Millionen steigen.[1] In England und Wales löste Demenz kürzlich die Herzkrankheiten als häufigste Todesursache ab, was zum Teil daran lag, dass die Behandlungsmöglichkeiten für Herzerkrankungen sich stark verbessert haben, während es für Demenz nach wie vor keine wirksame Therapie gibt.[2] In den Vereinigten Staaten hinkt Demenz hinter den besser bekannten Todesursachen wie Herzkrankheiten, Krebs und Unfällen hinterher, aber auch hier steigt ihr Anteil allmählich an. Schätzungen zufolge wird ungefähr ein Drittel der Menschen, die 2015 geboren werden, irgendwann an irgendeiner Form der Demenz leiden.[3]

Über die Hälfte aller Demenzkranken leidet an der Alzheimer-Krankheit. Benannt ist sie nach dem deutschen Psychiater Alois Alzheimer, der den Ausbruch der bis dahin namenlosen Krankheit um 1900 genauer charakterisierte.[4] Er schrieb, seine Patienten wechselten zwischen ruhigen Phasen mit geistiger Klarheit und einem Zustand, in dem sie Alltagsgegenstände nicht mehr erkannten, wobei sie zunehmend orientierungslos, vergesslich, unruhig und sogar verwirrt waren. Das ist nur der Anfang. Im weiteren Verlauf erkennen viele Alzheimer-Kranke ihre Angehörigen und Freunde nicht mehr. Zu grundlegenden Tätigkeiten wie Sprechen, Essen und Trinken sind sie nicht in der Lage. Gleichzeitig sind sie zunehmend verängstigt über den Kontrollverlust, den Verlust der eigenen Identität und die zunehmende Unfähigkeit, in ihrer Umwelt einen Sinn zu sehen. Noch schlimmer ergeht es vielleicht den Angehörigen, die zusehen müssen, wie ein solcher Mensch – ein Ehepartner, ein Elternteil, ein geliebter Freund – allmählich dahinschwindet.

In den mehr als einhundert Jahren seit Dr. Alzheimers Erstbeschreibung haben wir mit unseren Kenntnissen über die biologischen Grundlagen der nach ihm benannten Krankheit gewaltige Fortschritte gemacht. Das Gleiche gilt für andere neurodegenerative Erkrankungen wie die Parkinson- und die Pick-Krankheit. Sie alle haben zwei Dinge gemeinsam: Die Erkrankungswahrscheinlichkeit wächst mit dem Alter, und die Ursache ist eine Fehlfunktion unserer eigenen Proteine.

Wie wir bereits erfahren haben, sind Proteine lange Ketten aus Aminosäuren, die sich während ihrer Entstehung auf wundersame Weise falten. Nun ja, wundersam ist es eigentlich nicht. Dass sie sich falten, liegt daran, dass manche Aminosäuren wie Öl hydrophob sind, das heißt, sie setzen sich nicht gern dem Wasser aus. Anders die hydrophilen Aminosäuren: Sie treten gern in Wechselwirkung mit Wassermolekülen. Die meisten Proteinketten haben eine ganz bestimmte gefaltete Form, die stabil und funktionsfähig ist. Manche Proteinmoleküle falten sich auch gemeinsam mit anderen und bilden einen Komplex aus mehreren Ketten. Das Prinzip ist aber das gleiche. Es ist eine erstaunliche Koordinationsleistung: Jede unserer Zellen stellt nicht nur Tausende von Proteinen in den benötigten Mengen und zur erforderlichen Zeit her, sondern alle müssen auch wie ein gut geschultes Ensemble zusammenwirken. Und dieser Prozess kann natürlich auch schiefgehen.

Denken wir nur einmal daran, auf wie viele Arten ein Gegenstand im Haushalt nutzlos werden kann. Selbst ein brandneues Produkt ist unter Umständen schlecht hergestellt und kommt voller Fabrikationsfehler an. Oder wir beschädigen es versehentlich, während wir es benutzen. Oder es nutzt sich langsam ab, rostet, birgt in der Benutzung Gefahren oder funktioniert überhaupt nicht mehr. Dann gibt es Produkte, die früher einmal lebensnotwendig waren, heute aber nicht mehr gebraucht werden. Vielleicht sind unsere Kinder bereits herangewachsen, und wir brauchen weder Milchfläschchen noch eine Wiege. Oder die Technik hat sich verändert, und wir haben heute keine Verwendung mehr für Kassettenrekorder oder Filmkameras. Oder unsere Besitztümer werden einfach unmodern, und wir mögen sie nicht mehr. Eine noch kürzere Haltbarkeit haben Lebensmittel. Mit alledem haben wir im Alltag ganz selbstverständlich zu tun. Wir werfen übrig gebliebene, verdorbene Lebensmittel weg, flicken alte Kleidungsstücke oder rangieren sie aus und reparieren defekte Gerätschaften oder entsorgen sie. Täten wir es nicht, unser Zuhause würde sich schnell mit Abfall füllen und wäre nicht mehr bewohnbar.

Mit Zellen und ihren Proteinen verhält es sich genauso. Auch Proteine können Herstellungsfehler aufweisen. Vielleicht wurde die

Proteinkette nicht richtig oder nur unvollständig zusammengesetzt. Vielleicht hat sie sich nicht in ihre richtige Form gefaltet. Während ihrer Lebensdauer könnte sie sich auch auseinanderfalten und damit ihre Form verlieren, oder sie wird durch Chemikalien oder andere Einflüsse geschädigt. Genau wie bestimmte Gegenstände, die wir nur in einzelnen Lebensphasen brauchen, werden auch viele Proteine nur während eines bestimmten Stadiums der Zellentwicklung oder als Reaktion auf einen Reiz aus der Umwelt für kurze Zeit benötigt. Und genau wie wir Produkte entsorgen oder wiederverwerten, wenn sie fehlerhaft sind, sich abgenutzt haben oder beschädigt wurden, so haben sich auch in der Evolution der Zelle verschiedene Wege entwickelt, auf denen Proteine, die von vornherein defekt sind oder später Abweichungen aufweisen, wahrgenommen und zerstört werden. Ebenso kann die Zelle vollkommen normale Proteine loswerden, wenn sie nicht mehr gebraucht werden. In allen diesen Fällen werden defekte Proteine in ihre Aminosäurebausteine zerlegt, die dann für die Herstellung neuer Proteine oder zur Energieproduktion dienen.

Zwischen den Proteinen in einer Zelle und einem Haus voller Haushaltsgegenstände gibt es aber auch entscheidende Unterschiede. Hersteller kümmern sich in der Regel kaum darum, was mit ihren Produkten geschieht, nachdem sie verkauft wurden (abgesehen natürlich von der Garantiezeit). Außerdem muss der Hersteller einer Waschmaschine nicht dafür sorgen, dass sie mit anderen Geräten kompatibel ist, und deshalb ist es ihm gleichgültig, welche Marke von Kühlschrank oder Mikrowelle wir besitzen oder ob wir solche Geräte überhaupt unser Eigen nennen. Zellen dagegen produzieren Proteine und nutzen sie; sie müssen sicherstellen, dass ihre vielen tausend Proteine problemlos zusammenarbeiten.

Wenn wir älter werden, baut auch der Apparat für Qualitätskontrolle und Recycling in der Zelle ab, und das führt nicht nur zu Nervenverfallsleiden, sondern auch zu vielen anderen Alterskrankheiten wie Entzündungen, Arthritis und Krebs. Andererseits verfügt die

Zelle aber über mehrere Wege, um die Qualität und Unversehrtheit ihres Proteinrepertoires zu sichern.

Proteine können auf vielerlei Weise defekt sein. Die Geburt einer Proteinkette findet am Ribosom statt, jener großen Molekülmaschine, die ich während der letzten 45 Jahre erforscht habe. Das Ribosom läuft an der mRNA entlang, liest die in ihr enthaltenen genetischen Informationen ab und setzt die Aminosäuren in einer genau festgelegten Reihenfolge zur Proteinkette zusammen. Der ganze Prozess hat im Laufe seiner jahrmilliardenlangen Evolution ein hohes Maß an Perfektion erlangt, aber immer noch lässt er gelegentlich defekte Produkte entstehen. Manchmal enthält die mRNA bereits Fehler; manchmal wird sie auch vom Ribosom falsch abgelesen. In solchen Fällen hat das neu produzierte Protein eine falsche Aminosäuresequenz und funktioniert nicht richtig – ein wenig wie ein ganz neues Gerät mit einem Herstellungsfehler. Heute gehen viele meiner Kollegen und ich der Frage nach, wie die Zelle solche Fehler erkennt und so auf sie abzielt, dass sie beseitigt werden.

Die neue Proteinkette entspringt aus einem Tunnel im Ribosomen, und selbst wenn sie die richtige Aminosäuresequenz besitzt, steht sie vor der Schwierigkeit, sich in die richtige Form zu falten. Sie enthält zwar alle Informationen, die zur Ausbildung dieser Form gebraucht werden, der Prozess kommt aber in der Regel nicht von selbst in Gang. Wenn es sich um größere Proteine handelt, lassen sich die hydrophoben Abschnitte in den einzelnen Teilen der Kette nur schwer so getrennt halten, dass sie während der Proteinfaltung nicht aneinanderkleben (oder – noch schlimmer – an anderen Ketten haften, die zur gleichen Zeit produziert werden). Der Faltungsprozess kann auf vielerlei Weise schiefgehen, und deshalb haben sich in der Evolution aller möglichen Zellen von Bakterien bis zum Menschen besondere Proteine entwickelt, die nur die Aufgabe haben, andere Proteine bei der richtigen Faltung zu unterstützen.[5] Mein Wissenschaftskollege Ron Laskey aus Cambridge bezeichnete solche Proteine humorvoll als Chaperone (engl. *chaperone* = »Anstandsdame«), auf Deutsch spricht man auch von Gouvernantenproteinen. (Laskey ist unter anderem auch Folksänger und hat witzige Lieder über das Leben als Wissenschaftler geschrieben und aufgenommen. Eines handelt davon, wie er als junger Mann zusammen mit Paul Simon auf einer kleinen Bühne in England auftrat, wo beide kaum bekannt waren – und wie ihm sofort klar wurde, dass er besser bei der Wissenschaft bleiben sollte.) Wie die viktorianischen Anstandsdamen bei der Partnersuche, so verhindern auch diese Proteine unangemessene Wechselbeziehungen zwischen verschiedenen Teilen derselben Kette oder verschiedenen Ketten. Dennoch falten sich Proteine hin und wieder falsch.

Auch nachdem ein Protein durch Faltung die richtige Form angenommen hat, kann man es dazu veranlassen, sich wieder zu »entfalten«. In einem Hühnerei sind alle Proteine richtig gefaltet und können gemeinsam ihre Funktion ausüben, die befruchtete Eizelle zum Küken heranwachsen zu lassen. Kocht man aber das Ei, falten sich seine Proteine auseinander. Etwas Ähnliches geschieht, wenn man Zitronensaft in Milch gießt und umrührt: Dann reißt die Säure die Milchproteine auseinander. In beiden Fällen falten sich die Proteinketten auseinander, und die wasserabstoßenden hydrophoben Aminosäuren, die zuvor im Inneren der Moleküle lagen, werden der umgebenden Flüssigkeit ausgesetzt. Dies führt dazu, dass die Proteine aneinanderkleben und sich verfilzen. Die Folge: Das Ei oder die Milch verwandelt sich in eine gelatinenartige Substanz.

Aber auch wenn man Proteine nicht kocht oder mit saurem Zitronensaft behandelt, sind sie keine felsenfesten, unbeweglichen Gebilde. Die Atome in einem Proteinmolekül zittern ständig, und die Proteinmoleküle selbst atmen und pendeln rund um ihre Durchschnittsform. Hin und wieder können sie sich auch entweder von selbst oder als Reaktion auf Umweltbelastungen auseinanderfalten. Häufig nehmen sie anschließend wieder die ursprüngliche Form ein, manchmal kleben sie aber stattdessen auch zusammen. Wenn wir älter werden, bilden sich mehr solche Klumpen, und das heißt, dass mehr Proteine ihre Funktion nicht mehr ausüben. Noch schlimmer ist, dass auch die Proteinansammlungen als solche zu Krankheiten führen können, unter anderem zu Demenz.

Manche Proteine werden also von vornherein fehlerhaft produziert, andere falten sich später falsch zusammen. Aber das ist noch nicht alles. An der Oberfläche vieler Proteine werden an ganz bestimmten Stellen nach der Produktion noch Zuckermoleküle angeheftet. Dieser Prozess, Glykosylierung genannt, ist für ihre Funktion unentbehrlich. Wenn wir aber älter werden, docken Zuckermoleküle an zufällige Stellen der Proteine an – diesen Prozess nennt man Glykation, um ihn von dem normalen, geordneten Prozess der Glykosylierung zu unterscheiden.[6] Die Glykation ist die Ursache mehrerer verbreiteter Gesundheitsstörungen. Augenerkrankungen wie Katarakt (Grauer Star) und Makuladegeneration entstehen, weil Proteine in der Linse oder Netzhaut unseres Auges durch Zuckermoleküle verändert werden; damit verändern sich auch ihre Eigenschaften, und sie funktionieren nicht mehr normal. Solche Proteine muss die Zelle erkennen und zerstören, bevor sie zum Problem werden.

Die erste Abwehrlinie sind die Chaperone, die missgestaltete Proteine neu in die richtige Form falten. Sammeln sich aber ungefiltert Proteine an, sind drastischere Maßnahmen erforderlich. Die Zellen besitzen einen raffinierten Mechanismus, mit dem sie die Anhäufung ungefalteter Proteine erkennen.[7] Die *unfolded protein response* (»Reaktion auf ungefaltete Proteine«) oder kurz UPR ist ein mehrgleisiger Prozess: Zuerst werden weitere Chaperone produziert, die bei der Faltung der anomalen Proteine helfen. Zweitens werden solche Proteine als Ziele für die Zerstörung gekennzeichnet. Da offensichtlich ein Problem mit der richtigen Faltung der Proteine vorliegt, fährt die Zelle ihre Proteinproduktion auch insgesamt herunter oder stellt sie völlig ein. Im Extremfall, wenn solche Maßnahmen nicht ausreichen, kann die UPR eine Zelle auch dazu anweisen, Selbstmord zu begehen.[8]

Wie kann eine Zelle einzelne Proteine zerstören, die sie als defekt oder unerwünscht wahrnimmt? Wenn sie spürt, dass etwas nicht stimmt, kennzeichnet sie das Protein mit einem Molekül namens Ubiquitin, das auch selbst ein kleines Protein ist. Es wurde Mitte der 1970er-Jahre entdeckt und erhielt seinen Namen, weil es allgegenwärtig (engl. *ubiquitous*) ist – man fand es nahezu in allen Geweben, die man untersuchte. Offensichtlich hatte es etwas mit der Steuerung der Proteine in den Zellen zu tun, aber wie das genau funktioniert, war anfangs nicht klar.

Schließlich entdeckte man das Proteasom, wie man es nannte, eine riesige Molekülmaschine zur Abfallentsorgung.[9] Ein mit Ubiquitin markiertes Protein, das man einem Proteasom zu fressen gibt, wird in Stücke zerlegt, die wiederverwertet werden können. Wie man sich natürlich leicht vorstellen kann, ist solch eine leistungsfähige Abbaumaschine gefährlich, wenn sie nach Belieben auf Proteine einwirkt. Deshalb wird der ganze Prozess strikt gesteuert. Er dient nicht nur zum Abbau defekter Proteine, sondern auch zur Beseitigung vollständig funktionsfähiger Proteine, die nicht mehr gebraucht werden.

Jeder Defekt im Proteasom oder in dem Ubiquitin-Markierungssystem führt dazu, dass sich unerwünschte Proteine in der Zelle ansammeln und Probleme verursachen. Die Aktivität der Proteasomen nimmt mit fortschreitendem Alter ab, und wir haben Grund zu der Annahme, dass dies eine Ursache der Alterung ist. Absichtlich in Proteasomen oder das Ubiquitin-Markierungssystem eingeschleuste Defekte sind unter Umständen tödlich, und schon kleinere Fehler können zu Krankheiten führen, die man mit hohem Alter in Verbindung bringt wie Alzheimer und Parkinson.[10]

Das Ubiquitin-Proteasom-System ist genau darauf abgestimmt, unerwünschte oder fehlerhafte Proteine zu entfernen. Dazu baut es zu jedem Zeitpunkt den Strang eines einzigen Proteins ab. Wie der Abfallbehälter in der Küche kann es jeweils nur einen Brocken gleichzeitig verarbeiten. Wie sieht es aber aus, wenn die Zelle viel Sperrmüll loswerden muss wie wir, wenn wir ein abgenutztes Sofa, alte Möbelstücke oder Haushaltsgeräte entsorgen? Das ist kein Grund zur

Beunruhigung. Die Natur hat dafür einen Apparat bereitgestellt, den man seltsamerweise schon Jahrzehnte früher entdeckte als das Proteasom.

Dass die Zellen höherer Organismen einen Zellkern besitzen, der die Chromosomen enthält, weiß man schon seit Langem. Als man die Zelle aber immer eingehender und mit immer leistungsfähigeren Mikroskopen studierte, stellte sich heraus, dass es darin auch viele andere spezialisierte Strukturen gibt, die man Organellen (»kleine Organe«) nannte. Wie diese Strukturen mit ihrem Zusammenwirken die Zellfunktion erleichtern, blieb ein Rätsel. Schließlich stellte sich heraus, dass eine davon für das Abfall-Recycling in der Zelle ungeheuer wichtig ist.

Christian de Duve, der seine Arbeitszeit zwischen der Rockefeller University in New York und der Katholischen Universität im belgischen Löwen aufteilte, entdeckte 1955 ein Organell, das er Lysosom nannte. Zusammen mit seiner Arbeitsgruppe in Löwen fand er heraus, dass Lysosomen voller Verdauungsenzyme stecken, die alle Hauptbestandteile lebender Materie abbauen. Anfangs galt das Lysosom als ziemlich langweilig – man hielt es ungefähr für so aufregend wie die Müllkippe in einer Stadt. Interessanter wurde die Sache erst, als man nachweisen konnte, dass Lysosomen häufig Überreste anderer Zellbestandteile enthalten. Alle möglichen unerwünschten Strukturen wurden zur Entsorgung in die Lysosomen transportiert. De Duve prägte nach dem griechischen Wort für »Selbstessen« den Begriff *Autophagie*: Die Zelle verdaut Teile ihrer selbst. Aber wie finden die Abfälle der Zelle den Weg in die Lysosomen?

In der Zelle bilden sich die sogenannten Autophagosomen, membranumhüllte Gebilde, die an Größe zunehmen und nach und nach alles einschließen, was in der Zelle zur Entsorgung markiert ist. Man kann sich die Autophagosomen wie große Mülltransporter vorstellen. Sie sammeln allen möglichen Müll ein, von Proteinklumpen bis zu großen Organellen. Am Ende verschmilzt ein Autophagosom mit einem Lysosom und liefert dort seinen Inhalt ab, damit er abgebaut und wiederverwendet werden kann. Wenn das Proteasom der Abfalleimer unter der Küchenspüle ist, dient das Lysosom als riesige Abfall-Recyclingfabrik für die ganze Stadt.

Der Prozess läuft ständig ab und wird genau gesteuert. Wenn die Zelle unter Belastung steht oder hungert, nimmt die Autophagie zu. Proteine und andere Strukturen abzubauen und ihre Bestandteile wiederzuverwerten, ist sinnvoll, wenn man schwierige Zeiten überleben muss.

Damit wissen wir aber immer noch nicht, wie die Zelle entscheidet, wann sie was an die Lysosomen liefert. Bis die Wissenschaft in dieser Frage vorankam, mussten fast 50 Jahre vergehen. Ende der 1980er- und Anfang der 1990er-Jahre brütete Yoshinori Ohsumi, ein junger Assistenzprofessor an der Universität Tokio, eine schlaue Idee aus.

In der Biologie erzielt man Fortschritte häufig durch die Erforschung einfacher Lebewesen, die sich leicht züchten lassen und leicht mutieren; die an ihnen gewonnenen Erkenntnisse kann man dann in verallgemeinerter Form auch auf komplexere Organismen wie den Menschen übertragen. Ohsumi beschäftigte sich mit der Bäckerhefe, einem Lieblingsorganismus der Molekularbiologen, in dem die Entsprechung zum Lysosom als Vakuole bezeichnet wird. Er isolierte Stämme, in denen sich Zellabfälle in der Vakuole angesammelt hatten, und fand auf diese Weise ein Dutzend Gene, die für die Aktivierung der Autophagie notwendig sind.[11]

Aufgrund solcher Entdeckungen wissen wir heute, dass die Autophagie im Rahmen der allgemeinen Instandhaltung der Zelle ständig abläuft, und das je nach den Bedürfnissen der Zelle mit höherer oder niedrigerer Geschwindigkeit. Sie kann auch ausgelöst werden, wenn die Zelle eingedrungene Viren oder Bakterien loswerden muss. Diese Form der Autophagie erfordert besondere Adapterproteine, die solche Fremdkörper erkennen und ins Autophagosom transportieren, von wo sie in die Lysosomen gelangen und dort zerstört werden. Autophagie ist der einzige Prozess, mit dem die Zelle derart große Strukturen beseitigen kann.

Nun könnte man meinen, die Autophagie habe ausschließlich die Aufgabe, Probleme zu bewältigen, sie ist aber auch unentbehrlich, damit sich die einzelne befruchtete Eizelle zum ausgewachsenen Tier entwickeln kann. Stellen wir uns einmal vor, wir hätten ein vollkommen intaktes Haus, aber wir wollten es umbauen. Vielleicht haben wir Familienzuwachs bekommen, oder wir brauchen plötzlich mehr Platz, damit wir während einer Pandemie von zu Hause aus arbeiten können. Oder wir wünschen uns einfach eine größere Küche. Wenn wir ein Gebäude umbauen, müssen wir manche Teile abbrechen und dann mit dem Neuaufbau beginnen. Wir müssen vielleicht Wände einreißen, Leitungen verlegen und Küchenschränke einbauen, oder wir müssen Möbel beseitigen, die nicht in die neuen Räumlichkeiten passen. Den gleichen Prozess machen auch unsere Zellen durch, wenn sie sich von der ursprünglichen befruchteten Eizelle zu Neuronen, Muskeln und anderen spezialisierten Zellen entwickeln, die einen ganz anderen inneren Aufbau und andere Strukturen haben. Dafür sorgt die Autophagie.

Kurz gesagt gewährleistet die Autophagie, dass Zellen sich normal entwickeln, und sie beseitigt defekte Proteine oder gealterte Strukturen, zerstört aber auch Bakterien und Viren. Sie hat also viele lebenswichtige Funktionen, und wenn sie auch nur zum Teil versagt, stellen sich schwerwiegende Probleme ein, von Krebs bis zu Nervenverfallskrankheiten.[12]

Bisher war davon die Rede, wie Zellen mit Proteinen und größeren Strukturen umgehen, die defekt sind oder nicht mehr gebraucht werden. Häufen sich zu viele defekte Proteine an, fällt es dem Recyclingapparat zunehmend schwer, damit Schritt zu halten. In einem solchen Fall wäre es sinnvoll, die Synthese neuer Proteine schnell herunterzufahren, ein wenig so, als wenn wir den Wasserhaupthahn abdrehen, wenn im Badezimmer eine Überschwemmung droht. Ebenso ist es für Zellen nicht sinnvoll, neue Proteine zu produzieren und zu wachsen, wenn sie es mit Nahrungsmangel oder Stress zu tun haben.

Zu diesem Zweck hält die Zelle ihre Ribosomen davon ab, mit der Ablesung der mRNA und der Proteinherstellung zu beginnen. Auf diese Weise verlangsamt sie die Produktion neuer Proteine während der Krisenbewältigung – es ist ein wenig so, als würde man auf einer Autobahn einen Stau sehen und dann die Autobahnauffahrt sperren, damit das Problem nicht noch schlimmer wird. Durch diesen Prozess wird die Produktion der meisten Proteine heruntergefahren, aber gleichzeitig wird die Bildung von Proteinen, die der Zelle bei der Bewältigung und Linderung von Stress helfen, angekurbelt. Im Vergleich mit dem Verkehrsstau wäre das so, als würde man eine Ampel auf Rot schalten, damit keine weiteren Fahrzeuge mehr auf die Autobahn gelangen, und gleichzeitig Abschleppwagen anfordern, die nach dem Unfall, der den Stau verursacht hat, aufräumen.

Dieser Prozess, die Synthese der meisten Proteine zu unterbinden und die Produktion einiger nützlicher Proteine zu ermöglichen, kann durch Nährstoffmangel, eine Virusinfektion oder zu viele ungefaltete Proteine ausgelöst werden. Da es sich um eine einheitliche Antwort auf viele Formen von Stress handelt, spricht man auch von einer integrierten Stressreaktion oder ISR.

Man kann sich leicht vorstellen, dass solche Probleme mit Qualität und Quantität der Proteine sich im höheren Alter verschlimmern, sodass eine starke ISR nützlich ist. Genau das haben mehrere Arbeitsgruppen nachgewiesen. Entfernt man bei Mäusen die Gene, die für die ISR sorgen, sind die Tiere anfälliger für verschiedene krankhafte Zustände, die auf eine anormale Proteinproduktion zurückgehen.[13] Behandelt man Mäuse, die an einer durch ungefaltete Proteine ausgelösten Krankheit leiden, mit einem Wirkstoff, der eine dauerhafte ISR ermöglicht, schwächen sich die Symptome ab; umgekehrt verschlimmern sie sich, wenn man die ISR unterdrückt, und der Tod tritt schneller ein. Wirkstoffe wie Guanabenz oder sein Derivat Sephin1, die integrierte Stressreaktionen stärken, beugen Krankheiten vor, die durch eine schlechte Qualitätskontrolle bei der Proteinproduktion verursacht werden. Sie verlängern auch die Lebensdauer,[14] allerdings bestanden zumindest in einem Fall Meinungsverschiedenheiten darüber, wie diese Substanzen wirken und ob sie die ISR unmittelbar beeinflussen.[15]

Das scheint also stark dafür zu sprechen, die ISR im Alter wiederherzustellen oder zu stärken. Allerdings haben manche Arbeitsgruppen das genaue Gegenteil gefunden. Ihren Studien zufolge lindert die Beseitigung der Gene, welche die ISR in Gang setzen, bei Mäusen die Symptome der Alzheimer-Krankheit wie beispielsweise den Gedächtnisverlust.[16] Ein Molekül, das die ISR herunterfährt, stärkt das kognitive Erinnerungsvermögen und macht kognitive Defekte rückgängig, die nach Gehirnverletzungen eingetreten sind. Was noch erstaunlicher war: Die Effekte zeigten sich auch dann, wenn der experimentelle Wirkstoff, ein Hemmstoff für die ISR oder kurz ISRIB (für *integrated stress response inhibitor*), erst einen Monat nach der Verletzung verabreicht wurde.[17]

Warum kann das Abschalten eines allgemein verbreiteten Steuerungsmechanismus nützlich sein? Eine Antwort gibt Nahum Sonenberg, ein Experte für Translation an der McGill University in Montreal und Co-Autor der ISRIB-Studie: Nach seiner Überzeugung gibt es Krankheitszustände, bei denen die ISR selbst chronisch außer Kontrolle geraten ist[18] und die Proteinsynthese auch dann unterdrückt, wenn es nicht oder zumindest nicht in diesem Umfang nützlich ist. Es ist, als würden wir beim Autofahren ständig auf die Bremse treten und nicht nur dann, wenn vor uns eine rote Ampel auftaucht oder ein Unfall passiert ist. Dann ist die Bremse kein Lebensretter, sondern eine Belastung. Auch im höheren Alter müssen wir neue Proteine produzieren. Die Bildung neuer Erinnerungen setzt beispielsweise voraus, dass Proteine synthetisiert werden, die Verknüpfungen zwischen den Gehirnzellen stärken. Ist die ISR aber außer Kontrolle geraten, können wir Proteine nicht mehr in den benötigten Mengen erzeugen. In solchen Fällen könnte die Abschaltung der ISR von Vorteil sein.

In der Presse wurde ISRIB als »Wundersubstanz« angepriesen,

mit der man ein schwindendes Gedächtnis stärken und Gehirnverletzungen behandeln könne. Die in San Francisco ansässige Firma Calico Life Sciences, die zu der Google-Mutterfirma Alphabet gehört, begann mit klinischen Studien zur Inaktivierung der ISR mit ISRIB-ähnlichen Wirkstoffen. Peter Walter, einer der Entdecker der Reaktion auf ungefaltete Proteine und des Wirkstoffs ISRIB, gab eine prestigeträchtige Professur an der University of California in San Francisco auf und ging zu dem Privatunternehmen Altos Labs, das Institute zur Erforschung der Alterung betreibt und Firmensitze in Kalifornien sowie im englischen Cambridge hat.

Was bei alledem herauskommen wird, ist bisher nicht klar. Man darf nicht vergessen, dass die ISR ein allgemeiner Kontrollmechanismus ist, der in der Zelle problematische Situationen wie die Anhäufung ungefalteter Proteine, Aminosäureknappheit und Virusinfektionen bewältigen soll. Wie bereits erwähnt, stellte sich in ersten Forschungsarbeiten heraus, dass eine verlängerte ISR bei bestimmten krankhaften Zuständen nützlich ist. Möglicherweise wäre es also in manchen Situationen hilfreich, die ISR zu verstärken, und in anderen besser, sie zu hemmen. Genau herauszufinden, welches Ausmaß an ISR in einem bestimmten Stadium optimal ist, wird voraussichtlich alles andere als einfach werden, und so dürften wir noch einen langen Weg vor uns haben, bevor man den Mechanismus mit einem gewissen Zutrauen als langfristige Therapie für Alterskrankheiten nutzen kann.

In diesem Kapitel haben wir ein breites Spektrum von Themen erörtert, aber durch alle zieht sich ein gemeinsamer roter Faden. Damit Zellen funktionieren, müssen in ihnen Tausende von Proteinen zusammenwirken. Sie müssen genau zur richtigen Zeit in der richtigen Menge produziert werden und die richtige Form haben. Das Ganze erinnert an die Instrumente in einem Symphonieorchester, von denen jedes seine Stimme spielen muss. Wie in manchen modernen Orchestern gibt es keinen Dirigenten. Und wenn Teile des Orchesters nicht richtig spielen, fällt alles auseinander.

Bisher ging es in allen Beschreibungen darum, auf welchen Wegen die Zellen spüren, ob etwas nicht stimmt, und was sie dagegen tun. Es ist ein atemberaubend kompliziertes Netzwerk von Wechselbeziehungen, das selbst wiederum durch weitere Proteine gesteuert wird. Werden solche Steuerungsproteine defekt, verstärken sich die Probleme. Genau das geschieht, wenn wir älter werden.

ZU BEGINN DIESES KAPITELS war von der schrecklichen Geißel der Alzheimer-Krankheit die Rede. Wie sich herausgestellt hat, ist diese Krankheit, die im höheren Alter zunehmend zur Bedrohung wird, verwandt mit einer eigenartigen Gruppe von Gesundheitsstörungen, deren Ursache man auf höchst unerwartete Weise entdeckte. Die entscheidende Gestalt, die das Geheimnis lüftete, war Carleton Gajdusek, ein Wissenschaftler mit einem einzigartigen, unglückseligen Merkmal: Er war sowohl Nobelpreisträger als auch ein verurteilter Kinderschänder.[19]

Nachdem Gajdusek an der Harvard University sein Examen in Medizin gemacht hatte, arbeitete er als wissenschaftlicher Mitarbeiter in Boston und wurde schließlich zur Armee eingezogen. Er zog in den Koreakrieg und konnte dort zeigen, dass ein Fieber, an dem amerikanische Soldaten starben, durch Zugvögel übertragen wurde. Aufgrund dieser Leistung bot man ihm eine Stelle bei den Centers for Disease Control an, der staatlichen US-Seuchenbehörde, aber er entschloss sich, stattdessen bei dem berühmten Immunologen MacFarlane Burnet im australischen Melbourne zu arbeiten.[20] Burnet schickte ihn nach Port Moresby in Neuguinea, wo er an einer internationalen Studie über Entwicklung, Verhalten und Krankheiten von Kindern mitarbeiten sollte. Feldforschung in einer derart abgelegenen Region weit weg von jedem modernen Forschungslabor war sicher nicht einfach, aber Gajdusek war eine ungewöhnliche Persönlichkeit. Burnet sagte einmal über ihn, er habe »einen Intelligenzquotienten im 180er-Bereich und die emotionale Unreife eines Fünfzehnjährigen«,[21] wobei er offenherzig hinzufügte, sein Schützling sei vollkommen egozentrisch, dickfellig und rücksichtslos. Gleichzeitig, so Burnet, lasse der junge Mann sich durch die Aussicht auf Gefahren, körperliche Entbehrungen – oder auch die Gefühle anderer Menschen – nicht im Mindesten bei dem stören, was er vorhatte.

In Port Moresby hörte Gajdusek von einer rätselhaften Krankheit namens Kuru und machte sich auf den Weg in die gut 300 Kilometer entfernte Provinz der Eastern Highlands, wo die Krankheit bei dem indigenen Volk der Fore verbreitet war. Die Patienten wiesen keine Symptome von Fieber oder Entzündungen auf, starben aber an einer fortschreitenden Gehirnerkrankung, die Zittern und höchst anormale Verhaltensweisen wie unkontrollierte Lachanfälle hervorrief. Die Anthropologen Shirley Lindenbaum und Robert Glasse konnten beobachten, dass Frauen und Kinder, nicht aber erwachsene Männer, den gesamten Körper verstorbener Angehöriger einschließlich der Knochen aßen. Bei den Fore war das gängige Praxis, und nachdem sie detaillierte Belege für solche Kannibalenmahlzeiten gesammelt und mit dem späteren Ausbruch der Krankheit bei den Beteiligten in Verbindung gebracht hatten, gelangten Lindenbaum und Glasse zu dem Schluss, dass der Kannibalismus etwas mit der Übertragung der Krankheit zu tun haben müsse.[22] Gajdusek und sein Kollege Vincent Zigas hatten beobachtet, dass es bei dem Stamm unter anderem üblich war, nach einer Trauerfeier das Gehirn der verstorbenen Angehörigen zu kochen und zu essen. Also hatte Gajdusek den Verdacht, dass irgendetwas aus dem erkrankten Gehirn die Krankheit an die Menschen weitergab, die es verzehrten. Er verfolgte die Vermutung weiter und konnte nachweisen, dass man Kuru auf Schimpansen übertragen kann, wenn man Extrakte aus dem Gehirn erkrankter Menschen in ihr Gehirn injiziert.

Gehirngewebe von Angehörigen der Fore, das man nach einer Obduktion unter dem Mikroskop untersuchte, war voller Löcher, wie ein Schwamm. Kuru ist eine von vielen Gehirnerkrankungen mit einem solchen Befund; zu diesen sogenannten spongiformen Enzephalopathien gehört auch eine Variante der Creutzfeld-Jakob-Krankheit. (Mit »Variante« meint man die Form der Krankheit, die nicht erblich, sondern übertragbar ist.) Ungefähr zehn Prozent aller Fälle sind bei dieser Krankheit erblich, und wie bei Kuru konnte Gajdusek nachweisen, dass Gehirnextrakte aus infizierten Patienten die Krankheit auf Schimpansen übertrugen. Der Gedanke, dass eine Krankheit in manchen Fällen erblich ist, aber in anderen Fällen auch wie eine Infektion übertragen wird, war vollkommen neu. Im Jahr 1976 erhielt Gajdusek den Nobelpreis.

Leider endete Gajduseks Karriere weniger ruhmreich. Im Laufe vieler Jahre holte er mehr als 50 Kinder aus Neuguinea und Mikronesien in die Vereinigten Staaten und betätigte sich als ihr Vormund. In den 1990er-Jahren, nach einem Tipp von einem Mitarbeiter aus seinem Institut, leitete das FBI Ermittlungen gegen den Wissenschaftler ein. Die Behörde veranlasste einen der Jungen, ein Telefongespräch auf Band aufzuzeichnen, in dem Gajdusek einräumte, er und der Junge hätten sexuelle Kontakte gehabt. Nach einer Übereinkunft mit der Staatsanwaltschaft, die heute undenkbar wäre, verbrachte er 1997 ein Jahr im Gefängnis; nach seiner Freilassung verließ er sofort die Vereinigten Staaten und verbrachte den Rest seines Lebens in Europa. Während des selbstauferlegten Exils war er weiterhin wissenschaftlich tätig und arbeitete an mehreren Universitäten. Er ließ keine Reue für sein Verhalten erkennen, sondern führte die Art, wie man ihn behandelt hatte, auf amerikanische Prüderie zurück.[23] Viele der Jungen hatten weiterhin Kontakt mit ihm, einige nahmen seinen Namen an und benannten sogar ihre eigenen Kinder nach ihm. Er starb 2008 in einem Hotelzimmer im norwegischen Tromsø, wo er häufig die Universität aufgesucht hatte.

Gajduseks Konzept der Übertragbarkeit hatte auf unsere Vorstellungen von dieser Krankheitsgruppe gewaltigen Einfluss. Der Rinderwahnsinn (Bovine spongiforme Enzephalopathie, BSE) suchte in Großbritannien insbesondere in den 1980er-Jahren die Kühe heim, nachdem man sie mit den Überresten infizierter Tiere gefüttert hatte. Ungefähr zur gleichen Zeit starben mehr als 100 Menschen an der

Creutzfeld-Jakob-Krankheit. In der wissenschaftlichen Welt wuchs der Verdacht, dass sie zuvor das Fleisch erkrankter Kühe gegessen hatten. Der Zusammenhang mit dem Verzehr infizierten Rindfleisches war noch nicht allgemein anerkannt, und John Gummer, ein Minister der britischen Regierung, forderte in einer berühmten Fernsehsendung seine vierjährige Tochter Cordelia auf, vor der Kamera einen Hamburger zu essen, wobei er erklärte, britisches Rindfleisch sei vollkommen ungefährlich. (Das Mädchen erkrankte nicht.) Dennoch verboten viele Staaten vorsorglich den Import britischen Rindfleisches und hoben die Einfuhrbeschränkungen erst wieder auf, nachdem man mehrere Millionen Kühe gekeult und die Methoden in der Landwirtschaft verändert hatte.

Auch nachdem nachgewiesen war, dass die Krankheiten übertragbar sind, war noch nicht im Einzelnen klar, wie sie sich verbreiten. Seit dem 19. und frühen 20. Jahrhundert war es zu einer festen Lehrmeinung geworden, dass jede Infektionskrankheit von Lebewesen übertragen wird, die sich im Wirt vermehren können, seien es nun Parasiten oder Mikroorganismen wie Bakterien, Pilze oder Viren. Anfang der 1980er-Jahre versuchte der amerikanische Neurologe Stanley Prusiner von der University of California San Francisco, den infektiösen Erreger von Scrapie zu isolieren, einer spongiformen Enzephalopathie von Schafen und Ziegen. Die Gehirnextrakte, die Scrapie übertrugen, blieben auch dann infektiös, wenn man sie mit den üblichen Methoden wie Erhitzen keimfrei gemacht hatte; deshalb herrschte allgemein die Ansicht, der infektiöse Erreger müsse ein Virus sein, das gegen die Inaktivierung resistent ist und eine lange Inkubationszeit hat. Als Prusiner das infektiöse Agens schließlich isoliert hatte, erwies es sich als Protein – eine Vorstellung, die allgemein mit Skepsis aufgenommen wurde. Schließlich können Proteine sich im Gegensatz zu Bakterien oder Viren nicht vermehren, wie sollten sie also eine Infektion verursachen, die sich von Tier zu Tier verbreitet?

Im Laufe der folgenden Jahre konnte Prusiner das Protein identifizieren und nachweisen, dass es zwar ein normaler Bestandteil des

Gehirns ist, bei einer Scrapie-Infektion aber eine anormale Form hat. Dieses Protein bezeichnete er als Prion und erklärte, es gebe zwei Formen davon: eine normale und eine Scrapie-Version. Wie ein Bösewicht, der alle guten Menschen um sich herum ansteckt, so wirkt auch die abweichende, falsch gefaltete Scrapie-Version des Proteins als Gussform oder Matritze und veranlasst jedes normale Prion-Protein, das ihm begegnet, sich in die falsch gefaltete Form zu verwandeln. Dies hat zur Folge, dass das falsch gefaltete Protein sich wie eine Infektion in der Zelle und zwischen den Zellen im Gewebe verbreitet, was zur Krankheit führt.[24]

Auf den ersten Blick scheint die einzige Gemeinsamkeit zwischen Krankheiten wie Kuru oder Scrapie auf der einen Seite und Alzheimer auf der anderen darin zu bestehen, dass es sich um tödliche Erkrankungen des Gehirns handelt. Aber wie wir noch genauer erfahren werden, geht die Ähnlichkeit noch weiter. Dr. Alois Alzheimer selbst obduzierte die Gehirne verstorbener Patienten und entdeckte »Plaques« – Ablagerungen außerhalb der Zellen – und ein Fasergeflecht im Inneren mancher Nervenzellen.[25] Anfangs war nicht klar, ob die Ausbildung solcher Ablagerungen die Ursache der Krankheit oder ein Symptom war.

Im Jahr 1984 identifizierte man den Hauptbestandteil der Plaques: ein Protein namens Amyloid-beta, das durch Zurechtschneiden des viel größeren Amyloid-Vorläuferproteins APP (für *amyloid precursor protein*) entsteht.[26] Alzheimer ist normalerweise eine Alterskrankheit und wird nicht unbedingt vererbt, aber manche Patienten tragen auch eine erbliche Form und erkranken in jüngeren Jahren. Wie sich herausgestellt hat, trägt das Gen für APP bei ihnen Mutationen.[27] Außerdem konnte man die Enzyme nachweisen, die das APP zum ausgereiften Amyloid-beta zurechtschneiden, und weil man anerkennen wollte, dass sie an der Entstehung der vorzeitigen Alterung (Senilität) beteiligt sind, bezeichnete man sie als Präseniline. Auch Mutationen in diesen Proteinen führen zur familiären Form der Alzheimer-Krankheit. Demnach sprachen überwältigende Befunde dafür, dass die Krankheit entsteht, weil sich das Amyloid-beta-Protein in zu großer Menge oder in einer falsch verarbeiteten Form ansammelt. In der wissenschaftlichen Welt konzentrierte man sich nun vor allem auf die Vorgänge, die im Einzelnen zur Entwicklung der Plaques führen, und auf ihre Verhütung.

Aber in der Wissenschaft ist die Sache oft nicht ganz so einfach. Zum einen entwickeln sich die Plaques in der Regel außerhalb der Nervenzellen, warum sterben diese also ab? Seltsamerweise enthalten auch andere Gewebe – beispielsweise Blutgefäße – Ablagerungen von Amyloid-beta, aber die Menschen sterben am erkrankten Gehirn. Ein weiteres Merkmal der Krankheit wurde anfangs übersehen: In manchen Neuronen der Patienten findet man Fasern eines anderen Proteins namens tau. Waren vielleicht diese tau-Filamente die Ursache der Krankheit?[28]

Anfangs waren die Fachleute skeptisch, dann aber deuteten immer mehr Befunde auf tau als Ursache hin: Drei Arbeitsgruppen entdeckten unabhängig voneinander, dass Betroffene mit einer erblichen, mit der Parkinson-Krankheit verwandten Form der Demenz Mutationen im Gen für tau trugen.[29] Außerdem konnte man sich leicht vorstellen, wie tau die Krankheit verursacht. Die Filamente könnten die schmalen Axone und Dendriten blockieren, mit denen die Neuronen verknüpft sind, und erwartungsgemäß verschwinden diese Verknüpfungen im Krankheitsverlauf als Erstes, was zu kognitiven Einschränkungen führt.

Wie sich in jüngster Zeit herausgestellt hat, handelt es sich bei den Filamenten, die für das erkrankte Gehirn charakteristisch sind, nicht nur um zufällig zusammengestellte Klumpen aus ungefalteten Proteinen. Die anormalen Moleküle lagern sich jeweils zu Filamenten zusammen, die für den jeweiligen Typ der Demenz charakteristisch sind.[30] In Studien zeigt sich immer wieder, dass das Fasergeflecht, das man in erkrankten Gehirnen beobachtet, eine sehr genau definierte Struktur hat, die jeweils eine bestimmte Erkrankung kennzeichnet. Das wusste man vor ein paar Jahren noch nicht.

Nach heutigem Stand gibt es also überzeugende Belege dafür, dass Amyloid-beta, tau und andere Filamente zur Krankheit beitragen. Problematisch ist aber, dass wir immer noch nicht wissen, welche Aufgaben diese Proteine normalerweise haben. Entfernt man bei Mäusen die zugehörigen Gene, zeigen die Tiere bekanntermaßen einige Anomalien, aber Plaques oder die Alzheimer-Krankheit entwickeln sich bei ihnen nicht.[31] Dass Amyloid-beta oder tau die Krankheit verursachen, liegt also nicht daran, dass sie ihre normale Funktion eingestellt hätten. Vielmehr lässt die ungefaltete Form Filamente entstehen, die sich im Gehirn ausbreiten.

Sowohl Alzheimer als auch die Prionenerkrankungen werden durch anormal geformte Proteine verursacht, die sich zusammenlagern und Knäuel oder Plaques bilden. Bei den Prionenerkrankungen nimmt das Prion im Vergleich zu seinem Normalzustand eine abweichende Form ein und verbreitet diese, indem es die normale Version in die Prionenform umwandelt, sobald es damit in Berührung kommt. Mittlerweile verstärkt sich die Vermutung, dass genau das Gleiche auch bei Alzheimer und anderen Nervenverfallskrankheiten geschieht.[32] Eine anormale, ungefaltete Form kann die Bildung von Filamenten in Gang setzen, die sich dann im ganzen Gehirn ausbreiten. Injiziert man Gehirnextrakte von Alzheimerkranken in Mäuse, wird die vorzeitige Ausbildung von Plaques oder Knäueln begünstigt. Aber anders als bei Prionenkrankheiten wie Kuru oder Bovine spongiforme Enzephalitis konnte man bei Alzheimer, Parkinson und ähnlichen Krankheiten bisher nicht nachweisen, dass sie ansteckend sind. Das könnte daran liegen, dass wir das Gehirn von Demenzkranken nicht essen und auch keine Extrakte ihres erkrankten Gehirns in unser eigenes injizieren.

Was ist die Ursache von Alzheimer? Das ist eine bohrende Frage, denn in ihr liegt auch der Schlüssel zur Verhütung der Krankheit. Die Antwort hängt davon ab, wie man eine Ursache definiert. Die unmittelbare Ursache könnte durchaus die Bildung von Filamenten aus tau oder Amyloid-beta im Gehirn sein. Eine tieferliegende Ursache ist aber die Unfähigkeit der Zellen, der übergroßen Menge an ungefalteten Proteinmolekülen Herr zu werden, die sich ansammeln und die Filamente überhaupt erst entstehen lassen. Das wiederum hat seine Ursache in Schäden unserer Steuerungssysteme, der Apparate für Qualitätskontrolle und Recycling in den Zellen, von denen in diesem Kapitel die Rede war. Und Schäden unseres Kontrollsystems sind eine Folge der Alterung.

Man könnte also sagen: Letztlich geht alles darauf zurück, dass wir lange genug leben und diese Schäden eintreten können. Es ist eine besondere Ironie des Schicksals: Zu den Folgen der im letzten Jahrhundert gewachsenen Lebenserwartung gehört es auch, dass wir mit größerer Wahrscheinlichkeit unsere letzten Jahre mit den schrecklichen Auswirkungen von Krankheiten wie Alzheimer verbringen müssen.

Kann man dagegen etwas tun? Die unangenehme Wahrheit lautet: Bisher gibt es für solche Demenzerkrankungen trotz jahrzehntelanger Forschungsarbeiten noch keine wirksame Behandlung. Genau wie Krebs, der so schwer zu behandeln ist, weil unsere eigenen Zellen außer Kontrolle geraten sind, wird auch Alzheimer dadurch verursacht, dass unsere eigenen Proteine sich falsch verhalten. Und genau wie bei Krebs dürften sowohl genetische Faktoren als auch chemische Substanzen oder infektiöse Erreger den Prozess beschleunigen. Daraus ergibt sich für die Therapie eine grundlegende Schwierigkeit. In jüngster Zeit konnte man nachweisen, dass eine Therapie auf der Basis von Antikörpern, die an das Amyloid-beta-Protein binden, den kognitiven Verfall nach 18 Monaten um ungefähr 25 Prozent vermindern konnte.[33] Am wirksamsten verlangsamten sie den Krankheitsfortschritt, wenn die Behandlung frühzeitig einsetzte und wenn bei den Betroffenen nur eine mäßige Menge an tau-Aggregaten vorhanden war. Gleichzeitig bestand aber das Risiko schwerer Nebenwirkungen wie Krampfanfälle und Gehirnblutungen. Immerhin war damit aber gezeigt, dass man klinische Wirkungen erzielen kann, wenn man auf das Beta-Amyloid abzielt, und angesichts der düsteren Situation, dass man Alzheimer-Betroffenen nichts zu bieten hat, wurde selbst eine teure, komplizierte Therapie mit relativ bescheidenem Nutzen als großer Durchbruch gefeiert.

Die jüngsten Fortschritte in den Kenntnissen über die Grundlagen der Krankheit bergen aber eine gewisse Hoffnung. Nachdem wir jetzt wissen, dass die Filamente nicht zufällig angeordnet sind, sondern ihre Struktur aufgrund sehr gezielter Kontakte bilden, kann man vielleicht Arzneiwirkstoffe entwickeln, die ihre Entstehung verhindern. Andere Arbeitsgruppen bemühen sich darum, die Produktion des Proteins als solches zu verhindern. Ebenso arbeitet man eifrig an den tieferliegenden Ursachen, darunter die Frage, wie man alternde Zellen so verändern kann, dass sie mit anormalen Proteinen ebenso effizient umgehen wie jüngere. Außerdem müssen wir geeignete biologische Marker identifizieren, die frühzeitig vor der beginnenden Krankheit warnen. Wenn wir mehr über die beteiligten biologischen Vorgänge wissen, können wir auf neue Methoden hoffen, mit denen wir die Krankheit von vornherein verhindern oder frühzeitig diagnostizieren und dann entsprechend behandeln können.

KAPITEL 7

WENIGER IST MEHR

Indien ist ein Land mit vielen Religionen. Als ich dort aufwuchs, schien es nie eine Zeit zu geben, in der nicht diese oder jene Gruppe fastete. Hindus fasteten vor bestimmten religiösen Anlässen – oder, wenn sie strenggläubig waren, jede Woche. Muslime fasteten während des gesamten Monats Ramadan von Sonnenaufgang bis Sonnenuntergang und tranken nicht einmal einen Tropfen Wasser, selbst wenn der Fastenmonat mitten in den heißen, langen Sommer des Subkontinents fiel. Christen fasteten in der Fastenzeit. Und das Fasten war auch nicht nur ein religiöses Gebot. In nahezu allen Kulturen galt der Verzicht auf Nahrung sowie Mäßigung ganz allgemein als Schlüssel zu einem langen, gesunden Leben; Völlerei dagegen war ein Laster.

Den größten Teil der Zeit, seit es unsere Spezies gibt, waren wir Jäger und Sammler. Unsere Vorfahren hatten gelegentlich viel zu essen, und dazwischen lagen längere unfreiwillige Fastenzeiten. Vielleicht hat sich unser Stoffwechsel in seiner Evolution an diese Lebensweise angepasst. Heute sieht die Sache insbesondere in den reichen Ländern des Westens anders aus. Wie Millionen andere Menschen, so nahm auch ich in der Anfangszeit der Covid-19-Pandemie, als wir meist zu Hause festsaßen und Lebensmittel nur so weit entfernt waren wie der Kühlschrank, übermäßig an Gewicht zu. Heute haben wir es mit einer verbreiteten Epidemie der Fettleibigkeit zu tun, und die steht nicht nur im Zusammenhang mit Herz-Kreislauf-Krankheiten und Diabetes des Typs 2, sondern auch mit bestimmten Krebsformen und sogar mit der Alzheimer-Krankheit. Auch für Infektionen ist sie ein wichtiger Risikofaktor: Übergewichtige Covid-19-Patienten starben weitaus häufiger an dem Virus. Daraus ergeben sich weitreichende Folgen sowohl für Gesundheitsstörungen im hohen Alter als auch für die Wahrscheinlichkeit, dass wir an ihnen sterben.

Die Gründe dafür, dass Fettleibigkeit in jüngster Zeit zugenommen hat, sind vielschichtig. Einer beliebten Theorie zufolge war Nahrung während des größten Teils unserer Vergangenheit knapp und nur gelegentlich verfügbar, und wer »Sparsamkeitsgene« hatte, die Fett effizienter speichern konnten, überlebte entbehrungsreiche Zeiten besser. Heute, in einer Zeit des Überflusses, speichern die gleichen Gene immer noch sehr effizient alles überschüssige Fett, das wir essen, und verursachen damit das Übergewicht.[1] Diese Idee war so weit verbreitet, dass sie zu einer Binsenweisheit wurde, aber mittlerweile wird sie infrage gestellt. Selbst heute ist in den Vereinigten Staaten noch nicht einmal die Hälfte der Bevölkerung übergewichtig. John Speakman, der den Zusammenhang zwischen Energieaufnahme und Gewicht von Lebewesen eingehend erforscht hat, vertritt mit überzeugenden Argumenten die Ansicht, dass es in der Bevölkerung einfach eine große genetische Schwankungsbreite in der Effizienz der Fettspeicherung gibt; diese Schwankungsbreite bezeichnet er als »schwankende Gene«.[2] Wenn Nahrung allgemein knapp war, waren selbst Personen, die vielleicht zu Fettleibigkeit neigten, nur selten dick. Heute dagegen hat ein großes Angebot an kalorienreichen Lebensmitteln zu einem Anstieg der Fettleibigkeit insbesondere bei dem Anteil der Menschen geführt, deren ererbte Gene in früheren Zeiten keinerlei Schaden angerichtet hätten. Außerdem gab es in unserer Evolution keinen Grund, Enthaltsamkeit zu entwickeln.

Unabhängig von den Gründen für die Zunahme der Fettleibigkeit hat niemand einen Zweifel daran, dass Mäßigung und die Aufrechterhaltung eines gesunden Körpergewichts ein Rezept für gute Gesundheit sind. Zu viel zu essen, ist eindeutig schlecht für die Gesundheit, aber gilt auch das Umgekehrte? Würde eine strenge Einschränkung unserer Ernährung auf weniger als das, was wir normalerweise essen, uns tatsächlich länger leben lassen? Die ersten Studien zur Beantwortung dieser Frage wurden schon 1917 durchgeführt, aber man nahm sie nicht ernst, vielleicht weil Unterernährung während des größten Teils der Existenz unserer Spezies ein viel größeres Risiko war als übermäßige Nahrungsaufnahme.[3] Dennoch hielt sich diese Idee, und in späteren Studien zeigte sich, dass Ratten, denen man kalorienreduziertes Futter zu fressen gab, länger lebten und gesünder waren als Tiere, die uneingeschränkt fressen durften.

Bei einer solchen Kalorienrestriktion (CR) füttert man dem Tier 30 bis 50 Prozent weniger Kalorien, als es aufnehmen würde, wenn es nach Belieben fressen könnte; gleichzeitig sorgt man dafür, dass es genügend lebenswichtige Nährstoffe enthält, sodass keine Mangelernährung eintritt. Nager und andere Tierarten lebten bei CR um 20 bis 50 Prozent länger, sowohl was die durchschnittliche als auch die maximale Lebensdauer anging. Außerdem setzten bei ihnen offensichtlich mehrere Alterskrankheiten erst später ein, darunter Diabetes, Herz-Kreislauf-Erkrankungen, kognitiver Verfall und Krebs.[4]

Aber Mäuse sind klein und leben nur kurz. Wie steht es mit Tieren, die uns ähnlicher sind? Wie sich 2009 in einer Langzeitstudie der University of Wisconsin herausstellte, lebten Rhesusaffen länger und waren gesünder und jugendlicher, wenn man sie der Kalorienrestriktion unterwarf.[5] Im Widerspruch dazu stand allerdings wenige Jahre später eine über 25 Jahre laufende Studie des National Institute on Aging (NIA).[6] In Wisconsin war die Nahrung reichhaltiger gewesen und hatte einen höheren Zuckergehalt; vielleicht lag der Unterschied also nicht in weniger Kalorien, sondern in der gesünderen Ernährung. In der NIA-Studie durften die Tiere der Kontrollgruppe nicht nach Belieben fressen, sondern man fütterte sie mit einer zugeteilten Menge, um Übergewicht zu verhindern. In der Kontrollgruppe in Wisconsin bekamen mehr als 40 Prozent der Tiere Diabetes, in der Kontrollgruppe des NIA waren es nur 12,5 Prozent. Zusammengenommen legen die Studien die Vermutung nahe, dass eine weitere

Kalorienreduzierung bei Tieren, die ohnehin bereits gesund ernährt werden und nicht übergewichtig sind, kaum zusätzliche Auswirkungen auf die Lebensdauer hat. Interessanterweise wogen alle Tiere in beiden Gruppen, auch die mit CR ernährten, mehr als Tiere in freier Wildbahn; man kann also vermuten, dass sie selbst bei eingeschränkter Fütterung mehr Nahrung erhielten, als sie von Natur aus fressen würden.

Mit Affen zu experimentieren, ist schon schwierig genug. Sie leben zwischen 25 und 40 Jahren, und die Studien am NIA und in Wisconsin, die über mehr als zwei Jahrzehnte liefen, hatten mehrere Millionen Dollar gekostet. Ähnliche Studien mit Menschen, die doppelt so lange leben und sich mit ihrer Nahrungsaufnahme kaum überwachen lassen, kommen natürlich nicht infrage. Alle Belege für die Wirkung der Kalorieneinschränkung auf die Lebensdauer von Menschen sind bisher Einzelfallberichte, aber das hat viele Einzelne nicht davon abgehalten, Selbstversuche anzustellen und sogar Bücher über ihre Lebensweise zu schreiben.[7]

Ebenso hält sich hartnäckig die Behauptung, Fasten sei für die Gesundheit auch über die verminderte Nahrungsaufnahme hinaus nützlich. Es gibt beispielsweise das 5-zu-2-Fasten: Seine Anhänger essen zweimal in der Woche nur 500 bis 600 Kalorien am Tag, an den restlichen fünf Tagen aber normal.[8] Nach einer anderen Methode soll man die gesamte Nahrung eines Tages innerhalb weniger Stunden zu sich nehmen. In jüngster Zeit hat man nicht nur die Effekte der CR und des vorübergehenden Fastens bei Mäusen wissenschaftlich untersucht, sondern auch die Auswirkungen, wenn man die Fresszeiten in Einklang mit dem täglichen Biorhythmus bringt.[9] Daraus zog man den Schluss, eine Übereinstimmung zwischen Nahrungsaufnahme und dem biologischen Tagesrhythmus verbessere generell den Nutzen des Intervallfastens. Das hört sich vielleicht ein wenig nach einer Selbstverständlichkeit an, aber wie der begleitende Kommentar erläutert, dürfte der zusätzliche Nutzen zum größten Teil nichts mit der Fütterungszeit als solcher zu tun haben. Gestattet man

Mäusen vielmehr nur zweimal am Tag – zu einer Zeit, zu der sie normalerweise schlafen –, etwas zu fressen, stehen sie vor der wenig beneidenswerten Alternative, zu hungern oder nicht zu schlafen. Die Versuchstiere entschieden sich dafür, ihren Schlaf zu unterbrechen. Selbst wenn man die eingeschränkte Fütterung auf die ganzen 24 Stunden verteilte, bekamen die Mäuse nicht genügend zu essen, solange sie wach waren; also entschlossen sie sich dazu, auch den Rest zu sich zu nehmen und dafür weniger zu schlafen.

Ich weiß, dass ich mich miserabel fühle, wenn mir Schlaf fehlt. Seit ich älter werde, verschlimmern sich meine Probleme mit dem Jetlag, und nach meiner Ankunft auf einem anderen Kontinent bin ich kaum ansprechbar. Deshalb bin ich immer wieder erstaunt, dass der Schlaf, der in einer so engen Beziehung zu unserer Gesundheit steht, von Forschern und Forscherinnen anderer Fachgebiete außer Acht gelassen wird. In unserer Vorstellung steht der Schlaf vor allem im Zusammenhang mit unserem Gehirn und insbesondere mit Augen und Sehen. Aber wie Matthew Walker in seinem Werk *Das große Buch vom Schlaf* ausgezeichnet erklärt, braucht man kein Gehirn und noch nicht einmal ein Nervensystem, um zu schlafen. Der Schlaf ist uralt und hat sich im gesamten Reich des Lebendigen bis heute erhalten. Schon einzellige Lebensformen leben nach einem Tagesrhythmus, der dem Schlaf ähnelt. Wenn man bedenkt, dass Schlaf auch gefährlich sein kann – schlafende Tiere sind Angriffen schutzlos ausgesetzt –, muss er einen gewaltigen biologischen Nutzen haben, damit er in der Evolution erhalten geblieben ist. Auf unsere Gesundheit hat der Schlaf tiefgreifende, vielfältige Auswirkungen. Insbesondere steigt durch Schlafmangel das Risiko für viele Alterskrankheiten, darunter Herz-Kreislauf-Erkrankungen, Fettleibigkeit, Krebs und Alzheimer.[10] Einer aktuellen Studie zufolge beschleunigt Schlafmangel die Alterung und den Tod unter anderem dadurch, dass er die Reparaturmechanismen verändert, die der Anhäufung von Schäden in unseren Zellen entgegenwirken.[11]

Aber kommen wir noch einmal auf die Studie zurück, in der die

Fütterungszeiten mit den Wachphasen der Mäuse in Einklang gebracht wurden: Dort wurden zwar die Schlafgewohnheiten der Mäuse nicht ausdrücklich überwacht, nach den Vermutungen der Wissenschaftler hat CR aber einen deutlich positiven Effekt auf Gesundheit und Lebensdauer, solange man den Schlaf nicht gezielt unterbricht. Im Laufe der Jahrzehnte hat eine Studie nach der anderen bestätigt, dass CR gegenüber einer Nahrungsaufnahme nach Belieben bei einer ganzen Reihe biologischer Arten von Vorteil ist.

Wer meint, das alles sei zu schön, um wahr zu sein, könnte recht haben. In einer Studie hingen die Auswirkungen der CR stark vom genetischen Stamm und Geschlecht der Mäuse ab; bei einer Mehrheit der Versuchstiere *verminderte* CR sogar die Lebensdauer.[12] Auch Leonard Hayflick, einer der Pioniere der Altersforschung, äußerte sich skeptisch gegenüber der Vorstellung, eine eingeschränkte Ernährung könne Auswirkungen auf die Alterung haben. Nach seinem Eindruck sind Tiere, die man beliebig fressen lässt, einfach überfüttert und deshalb in ihrer Gesundheit geschädigt; mit der Kalorienbeschränkung näherte sich ihre Ernährung demnach stärker den Bedingungen in freier Wildbahn an.[13] Und wenn man Tiere in freier Wildbahn außerhalb der typischen Laborumgebung beobachtet, wird der Zusammenhang zwischen geringerer Nahrungsaufnahme und längerem Leben immer zweifelhafter.[14]

Dennoch sieht es nach vielen Laborstudien so aus, als sei die CR zumindest im Vergleich zu einer beliebigen Nahrungsaufnahme nicht nur bei Ratten und Mäusen nützlich, sondern auch bei einem breiten Spektrum anderer Lebewesen von Würmern über Fliegen bis zu der bescheidenen einzelligen Hefe. In der Altersforschung ist man sich weitgehend einig, dass eine Einschränkung der Nahrungsaufnahme bei Mäusen sowohl die gesunde Phase des Lebens als auch die gesamte Lebensdauer verlängern kann und auch bei Menschen zu einer Verminderung von Krebserkrankungen, Diabetes und allgemeiner Sterblichkeit führt. Sieht man genauer hin, so kann eine Einschränkung der Proteinaufnahme oder sogar ein verminderter

Verzehr einzelner Aminosäuren wie Methionin und Tryptophan (die beide in unserer Ernährung unentbehrlich sind, weil unser Organismus sie nicht selbst produziert) zumindest einige Vorteile einer insgesamt verminderten Nahrungsaufnahme vermitteln.[15]

Dass es von Nutzen ist, nur das absolute Minimum an Nahrung aufzunehmen und Mangelernährung zu vermeiden, mag der Intuition widersprechen. Tatsächlich sind die Ergebnisse der CR nur ein weiteres Beispiel für die Evolutionstheorien der Alterung. Wenn wir viele Kalorien zu uns nehmen, wachsen wir schneller und pflanzen uns in jüngeren Jahren fort, aber das geht später auf Kosten einer beschleunigten Krankheitsentstehung und eines früheren Todes.

Warum also schränken wir nicht alle unsere Kalorienaufnahme ein? Die Antwort: aus dem gleichen Grund, aus dem reiche Länder es mit einer Epidemie der Fettleibigkeit zu tun haben. Wir leben in einer Zeit des üppigen Nahrungsangebotes, und unsere Evolution hat uns nicht zur Enthaltsamkeit erzogen. Außerdem hat die Beschränkung der Kalorien auch ihre Nachteile. Die Wundheilung wird verlangsamt, wir werden infektionsanfälliger und verlieren Muskelmasse, alles im höheren Alter ernste Probleme. Andere Nachteile, über die berichtet wird, sind ein Kältegefühl durch verminderte Körpertemperatur und ein Libidoverlust.[16] Und eine weitere Nebenwirkung liegt für die meisten auf der Hand: Menschen, die nur eingeschränkt Kalorien aufnehmen, haben ständig Hunger. Tiere fressen nach einer CR-Ernährung sofort wieder so viel wie möglich, wenn es ihnen gestattet wird.

Die Anti-Aging-Branche würde liebend gern eine Pille herstellen, mit der sich die Wirkung der CR nachahmen lässt, ohne dass wir auf Speiseeis und Blaubeerkuchen verzichten müssen. Um das möglich zu machen, müssen wir genau verstehen, was die Kalorienbeschränkung in unserem Stoffwechsel bewirkt. Das ist eine Geschichte voller ungewöhnlicher Wendungen, und in ihrem Verlauf wurden in unseren Zellen völlig neue Prozesse entdeckt.

IM JAHR 1964 MACHTE SICH eine wissenschaftliche Arbeitsgruppe aus Kanada auf den Weg zur Osterinsel, einem abgelegenen Eiland im südlichen Pazifik, das ungefähr 2500 Kilometer von der nächsten bewohnten Nachbarinsel entfernt ist.[17] Sie hatte das Ziel, die häufigsten Krankheiten der indigenen Bevölkerung auf der Insel zu erforschen, denn die hatte mit der Außenwelt wenig Kontakt. Insbesondere wollte man klären, warum die Inselbewohner keinen Tetanus bekamen, obwohl sie barfuß liefen. Die Forscher und Forscherinnen sammelten 67 Bodenproben von verschiedenen Teilen der Insel. In nur einer davon fanden sie Tetanussporen, obwohl diese normalerweise in bewirtschaftetem Boden mit seiner geringeren Mikroorganismenvielfalt häufiger vorkommen als in jungfräulichem Boden. Weiter wäre bei der Expedition vielleicht nichts herausgekommen, hätte nicht ein Wissenschaftler die Bodenproben in Montreal in die Labors des Pharmaherstellers Ayerst Laboratories gegeben. Das Unternehmen suchte nach Arzneistoffen, die von Bakterien produziert werden. Damals wusste man bereits, dass Bodenbakterien und insbesondere die Gattung *Streptomyces* alle möglichen interessanten Substanzen produzieren, darunter viele noch heute höchst nützliche Antibiotika. Dass sie solche Substanzen herstellen, liegt nach heutiger Kenntnis zum Teil daran, dass Mikroorganismen im Boden biologische Kriegsführung betreiben: Manche Arten stellen Verbindungen her, die für andere giftig sind.

Wenn man ein nützliches Produkt eines unbekannten Bakteriums aus einer Bodenprobe identifizieren will, muss man die Bakterien zuerst isolieren und dazu bringen, sich im Labor zu vermehren. Anschließend muss man Hunderte oder Tausende von Verbindungen analysieren, die der Mikroorganismus herstellt, und auf nützliche Eigenschaften überprüfen. Durch solche langwierigen Analysen fanden die Wissenschaftler bei Ayerst in einem Gefäß ein Bakterium namens *Streptomyces hygroscopicus,* und ein Produkt dieser Bakterien hemmte das Wachstum von Pilzen. Da Pilze uns ähnlicher sind als Bakterien, findet man nur selten Substanzen, mit denen man Pilzinfektionen behandeln kann, ohne unsere eigenen Zellen zu schädigen. Deshalb erschien es vielversprechend, die erste Beobachtung weiterzuverfolgen. Zwei Jahre brauchte man bei Ayerst, um den aktiven Bestandteil zu isolieren; das Unternehmen nannte ihn *Rapamycin* nach Rapa Nui, dem Namen der indigenen Bewohner für die Osterinsel.

Wie sich schon bald herausstellte, hat Rapamycin aber noch eine andere, möglicherweise weitaus nützlichere Eigenschaft. Es ist ein wirksames Immunsuppressivum und hindert Zellen daran, sich zu vermehren. Suren Sehgal, ein Wissenschaftler bei Ayerst, schickte eine Probe des Wirkstoffs an das US-amerikanische Nationale Krebsforschungsinstitut. Dort stellte man fest, dass das Medikament gegen solide Tumore wirkt, die ansonsten schwierig zu behandeln sind. Trotz solcher vielversprechenden ersten Befunde kamen die Arbeiten an Rapamycin 1982 zum Stillstand, als Ayerst das Labor in Montreal schloss und das gesamte Personal an eine neue Forschungseinrichtung in Princeton in New Jersey versetzte.

Sehgal war aber weiterhin überzeugt, dass Rapamycin sich als nützlich erweisen würde. Kurz bevor er von Kanada in die Vereinigten Staaten zog, züchtete er eine große Menge von *Streptomyces hygroscopicus* heran, verpackte sie in Gefäße und bewahrte sie zu Hause in der Kühltruhe mit einem Etikett »nicht essen!« neben einem Karton mit Speiseeis auf. Dort blieben die Gefäße mehrere Jahre. Im Jahr 1987 fusionierte Ayerst mit Wyeth Laboratories, und Sehgal konnte seinen neuen Chef davon überzeugen, die Arbeiten mit dem Rapamycin wieder aufzunehmen. Er erhielt die Erlaubnis, die immunsupprimierenden Eigenschaften der Verbindung genauer zu erforschen, denn sie konnten nützlich werden, um Transplantatabstoßungen zu verhindern. Schließlich wurde Rapamycin als Immunsuppressivum gegen Transplantatabstoßung zugelassen, aber eigentlich hatte niemand eine Ahnung, wie es im Einzelnen wirkt. Wie konnte die Substanz sowohl das Wachstum von Pilzen verhindern als auch die Vermehrung von Zellen unterbinden und als Immunsuppressivum wirken?

Hier wechselt der Schauplatz unserer Geschichte nach Basel in der Schweiz. Dort gelang zwei Amerikanern und einem Inder durch Zufall eine unerwartete Entdeckung.[18] Michael Hall, einer der beiden Amerikaner, hatte eine ungewöhnliche, internationale Kindheit hinter sich: Er war in Puerto Rico geboren, wo sein Vater bei einem multinationalen Konzern arbeitete, und seine Mutter hatte einen Abschluss in Spanisch. Beide mochten die lateinamerikanische Kultur und fassten den Entschluss, sich in Südamerika niederzulassen. Deshalb wuchs Hall zunächst in Peru und später in Venezuela auf. Als er 13 war, entschieden seine Eltern, dass er eine strenge US-amerikanische Ausbildung brauchte, und ganz plötzlich wurde er aus seinem sorgenfreien Leben mit T-Shirts, Shorts und Sandalen im warmen, sonnigen Venezuela gerissen und an ein Internat im eisigen Winter von Massachusetts verpflanzt. Von dort ging er an die University of North Carolina, wo er eigentlich Kunst studieren wollte, aber schließlich entschied er sich für Zoologie mit der Absicht, später in die Medizin zu wechseln. Ein Forschungsprojekt für Studienanfänger weckte seinen Appetit auf die Naturwissenschaft; im weiteren Verlauf promovierte Hall an der Harvard University und betrieb dann als Postdoc Forschung an der University of California in San Francisco. Dazwischen arbeitete er fast ein Jahr am berühmten Institut Pasteur in Paris, wo er die Französin Sabine kennenlernte, die später seine Frau wurde. Im Gegensatz zu vielen anderen amerikanischen Wissenschaftlern, für die der Wegzug aus den Vereinigten Staaten gleichbedeutend mit ihrem Verschwinden von der Landkarte der naturwissenschaftlichen Welt ist, warf Hall nach seiner Postdoc-Zeit ein großes Netz aus, um eine Stelle zu finden. Anfangs war er nicht auf die Idee gekommen, in die Schweiz zu ziehen, aber als er ein Vorstellungsgespräch für eine Dauerstelle am Biozentrum der Universität Basel führte, verliebte er sich in das Institut und die Stadt.

Kurz nachdem Hall in Basel sein Labor eröffnet hatte, stieß Joe Heitman zu ihm, ein anderer junger Amerikaner, der im Rahmen eines medizinischen Promotionsprogramms ein Medizinstudium an der Cornell Medical School mit Forschungsarbeiten an der Rockefeller University verband. Nach den Recherchen zu seiner Doktorarbeit kehrte er nicht sofort zurück, um sein medizinisches Examen abzuschließen, sondern er entschloss sich zu Postdoc-Forschung, unter anderem weil auch seine Frau im schweizerischen Lausanne mit einer Tätigkeit als Postdoc begann. Als er in der Umgebung nach geeigneten Labors suchte, wurde ihm klar, dass er bei Hall arbeiten wollte. Sein erstes Projekt dort endete aber mit einer Enttäuschung, und kurzfristig spielte Heitman mit dem Gedanken, wieder Medizin zu studieren. Dann aber las er einen Fachartikel über Mutanten des Schimmelpilzes *Neurospora*, die gegen das Immunsuppressivum Cyclosporin resistent waren. Jetzt wandte er sich an Hall mit der Idee, Immunsuppressiva mithilfe von Hefe zu studieren.

Es war ein glücklicher Zufall: Einen aufgeschlosseneren Vorgesetzten hätte Heitman nicht finden können. Wie sich herausstellte, war Cyclosporin ein Verkaufsschlager des in Basel ansässigen Pharmakonzerns Sandoz, und Hall arbeitete dort bereits mit einem Wissenschaftler zusammen, der sich dafür interessierte, wie dieses Immunsuppressivum und andere wirken. Dieser Wissenschaftler – er hieß Rao Movva – war in einem kleinen Dorf in Indien aufgewachsen und hatte bereits Erfolge erzielt, als er mithilfe von Hefe den Wirkmechanismus von Cyclosporin besser verstehen wollte; jetzt war er erpicht darauf, Rapamycin zu erforschen, das immer noch in der Entwicklung für die klinische Anwendung steckte.

Für die meisten Fachleute muss sich das nach einer verrückten Idee angehört haben. Was kann man von der Hefe – einem einzelligen Organismus, der überhaupt *kein* Immunsystem besitzt – über immununterdrückende Wirkstoffe und Menschen lernen? Wie Hall aber betont, wurden diese Substanzen im Rahmen der biologischen Kriegsführung unter Bodenmikroorganismen produziert, das heißt, Hefe ist ihre natürliche Zielscheibe. Sie Menschen zu verabreichen, ist eigentlich unnatürlich. Sobald Heitman sein Interesse an der Fragestellung bekundet hatte, brachte Hall ihn mit Movva in Kontakt. Das war ein gewaltiger Vorteil, denn in dem großen Pharmakonzern Sandoz verfügte Movva über die Mittel, um genügend Rapamycin herzustellen. Eines Tages kam er mit einem kleinen Gefäß in Halls Labor und sagte zu Heitman: »So, das hier ist die Weltproduktion an Rapamycin. Überlegen Sie sich sehr genau, welche Experimente sie als Nächstes anstellen. Verschwenden Sie es nicht, denn es ist alles, was wir haben.«

Der Einsatz zahlte sich aus. Die drei suchten nach mutierten Hefestämmen, die auch in Gegenwart von Rapamycin wuchsen, und in ihren Experimenten zeigte sich, dass viele dieser Mutationen sich in zwei eng verwandten Genen abgespielt hatten, die eines der größten Proteine der Hefe codieren. Die Namen der Gene und Proteine von Hefe bestehen in der Regel aus einer dreibuchstabigen Abkürzung, mit der alle, die nicht zu einem bestimmten Fachgebiet gehören, kaum etwas anfangen können. In diesem Fall wählten sie aus einer langen Liste möglicher Namen die Bezeichnungen TOR1 und TOR2 als Abkürzung für *target of rapamycin* (»Ziel von Rapamycin«). Für Heitman hatten die Namen einen besonderen Reiz, denn er wohnte nicht weit von einem der malerischen mittelalterlichen Stadttore von Basel.

Es war ein großer Durchbruch. Offensichtlich übte Rapamycin seine immununterdrückende Wirkung aus, indem es das Zellwachstum hemmte. Die Substanz bringt aber auch das Wachstum von Hefe zum Stillstand, und wenn man die Proteine identifizierte, auf die es zielt, konnte man genau herausfinden, wie es das tut. Mit den Mutanten waren zwei Gene nachgewiesen, aber bevor man sie nicht kloniert und sequenziert hatte, wusste man nichts darüber, was für Proteine sie codieren, von deren Funktion ganz zu schweigen.

Als es soweit war, verlief das Projekt in Halls Labor nahezu im Sande. Heitman blieb, solange er konnte, aber er musste nach New York zurückkehren und sein Medizinstudium abschließen. Mittlerweile hatte sich allgemein die Erkenntnis durchgesetzt, dass Rapamycin potenziell ein wichtiges Immunsuppressivum war, aber noch hatte niemand eine Ahnung, als wie bedeutsam sich die Entdeckung erweisen würde. Heitmans Mutanten lagen in der Laborgefriertruhe, bis wieder einmal eine Studentin frustriert war, weil ihr ursprüngliches Projekt nicht klappte. Mit einer Kollegin und weiteren Mitarbeitern aus dem Labor klonierte und sequenzierte sie die Gene TOR1 und TOR2. Zu jener Zeit war Sequenzieren noch Handarbeit. Außerdem war es kein triviales Projekt, denn TOR1 und TOR2 gehören zu den größten Genen der Hefe und sind sich außerdem ähnlich, aber nicht genau gleich. Entfernte man eines von ihnen, starben die Hefezellen ab – es war also für das Überleben unentbehrlich; für das andere galt das nicht.

Die Aufklärung des Wirkmechanismus eines Immunsuppressivums, das potenziell auch ein Krebsmedikament sein konnte, war von großer medizinischer Bedeutung. Als Hall und seine Kollegen ihre Arbeit fortsetzten, wurden sie zu Teilnehmern in einem heißen Wettlauf: Wer würde als Erster das Ziel des Rapamycins entdecken? Drei Arbeitsgruppen in den Vereinigten Staaten reinigten unmittelbar bei Säugetieren das Protein, auf das Rapamycin abzielt. Wie sich herausstellte, handelt es sich bei Säugetieren um das Gegenstück zu den Produkten der Gene, die Hall und seine Kollegen nachgewiesen hatten. Wissenschaftler sind manchmal höchst konkurrenzbewusst und werden nicht gerne Zweiter. Es ist ein wenig so, als würde man die *zweite* Expedition zur Besteigung des Mount Everest leiten oder als *zweites* Astronautenteam auf dem Mond spazieren gehen – man bekommt einfach nicht das gleiche Maß an Anerkennung. Im Fall der beiden Gene sorgten empfindliche Charaktere und die Schwierigkeit, die Stellung des Verlierers zu akzeptieren, in dem Fachgebiet zu einer Überfülle verschiedener Namen und damit für Verwirrung.

Die Arbeitsgruppen in den Vereinigten Staaten erkannten, dass sie bei Säugetieren eine Version des Proteins entdeckt hatten, das Hall und seine Kollegen in nahezu der gleichen Form bereits identifiziert hatten. Dennoch gaben einige von ihnen ihm vollkommen andere Namen. Schließlich einigten sich alle darauf, es »mTOR« zu nennen, wobei das *m* für *mammalian* (»Säugetier«) stand, und ihre Befunde so von dem Hefe-TOR abzugrenzen. Als man das gleiche Protein bei verschiedenen anderen Organismen nachwies, darunter Fliegen, Fische und Würmer, wurde das Ganze ein wenig lächerlich: Wer Zebrafische studierte, nannte die dort gefundene Version zTOR, wurden Taufliegen (*Drosophila*) untersucht, nannte man es skurrilerweise DrTOR, und so weiter. Schließlich einigte man sich auf mTOR für alle Arten (paradoxerweise mit Ausnahme der ursprünglichen Hefe; das m steht jetzt für *mechanistic*, was überhaupt keinen Sinn hat, denn es besagt eigentlich, es müsse für Rapamycin noch ein anderes, nichtmechanistisches Ziel geben (was immer das auch bedeuten soll). Warum man nicht einfach zu dem ursprünglichen TOR zurückkehrte, ist für mich nach wie vor ein Rätsel. Der Einheitlichkeit halber und aus Hochachtung vor den ursprünglichen Entdeckern bezeichne ich das Molekül als TOR, aber wenn man anderswo den Namen mit einem Kleinbuchstaben davor liest, ist grundsätzlich das gleiche Protein gemeint.

Dass Rapamycin Zellkulturen am Wachsen hindert, wusste man von Anfang an, aber wie das geschieht, war nicht klar. Begrenzt der Wirkstoff die Zahl der Zellen oder ihre Durchschnittsgröße? Anfangs glaubte Hall, Rapamycin würde einfach die Teilung der Zellen blockieren, aber nachdem ein berühmter Experte des Fachgebietes ihm widersprochen hatte, wurde ihm klar, dass TOR das Zellwachstum steuert, indem es die Proteinsynthese in der Zelle aktiviert, wenn Nährstoffe zur Verfügung stehen. Unter anderem konnten Hall und seine Arbeitsgruppe nachweisen, dass Zellen in Gegenwart von Rapamycin oder mit einer Mutation von TOR wie verhungert aussehen und das Wachstum selbst dann einstellen, wenn Nährstoffe im Überfluss vorhanden sind.

Wie in der Biologie schon seit Langem bekannt ist, werden Größe und Form von Zellen genau gesteuert. Die Zellgröße schwankt nicht nur bei einzelnen biologischen Arten, sondern auch in den verschiedenen Geweben und Organen. Eine Eizelle hat beispielsweise ungefähr einen dreißigmal größeren Durchmesser als der Kopf einer Samenzelle, und Axone, die Fortsätze von Nervenzellen, können bis zu einem Meter lang werden. Wie Zellgröße und -form kontrolliert werden, ist bis heute Gegenstand umfangreicher Forschungsarbeiten.[19] Allgemein war man aber der Ansicht, Zellen würden einfach immer weiterwachsen und sich teilen, solange man sie mit Nährstoffen versorgt – es sei denn, sie erhalten gezielte Signale, das Wachstum einzustellen. Halls Experimente stellten dieses Dogma auf den Kopf. Das Zellwachstum, so seine Annahme, ist kein passiver Vorgang, sondern TOR muss wahrnehmen, ob Nährstoffe vorhanden sind, und es dann aktiv anregen.

Es war ein wenig wie der Unterschied zwischen einer alten Dampflokomotive und einem benzingetriebenen Auto. Wenn eine Lokomotive losgefahren ist, rumpelt sie über die Schienen, solange sie genug Kohle in der Feuerung und Wasser im Kessel hat, es sei denn, man unternimmt etwas, um sie anzuhalten. Ein Auto dagegen braucht auch bei vollem Benzintank einen Fuß auf dem Gaspedal, damit es in Bewegung bleibt. Man muss also aktiv etwas unternehmen, um den Treibstoff zu nutzen. TOR ist der »Fahrer«, der auf das Gaspedal drückt und so dafür sorgt, dass die verfügbaren Nährstoffe zum Antrieb des Zellwachstums genutzt werden.

Halls Befunde bedeuteten für unsere Kenntnisse über das Zellwachstum einen Paradigmenwechsel und liefen jahrzehntealten Lehrmeinungen zuwider. Sein Artikel wurde siebenmal abgelehnt, bevor er 1996 in der Fachzeitschrift *Molecular Biology of the Cell* eine Heimat fand.[20] Ungefähr zur gleichen Zeit arbeitete Hall auch mit Nahum Sonenberg zusammen, dem Wissenschaftler, der uns schon in Kapitel 6 mit seinen Untersuchungen an der integrierten Stressantwort begegnet ist. Bekannt wurde er vor allem mit seinen Arbeiten zur Initiation der Ribosomen, das heißt zur Klärung der Frage, wie sie in der mRNA den Beginn der codierenden Sequenz finden, um sie abzulesen und Proteine zu produzieren. Wie die beiden herausfanden, muss TOR den Prozess, mRNA zu translatieren, aktiv möglich machen; ansonsten produzieren die Zellen keine Proteine und stellen das Wachstum ein.

Mit den ersten Entdeckungen von Hall und anderen Arbeitsgruppen waren die Schleusen geöffnet. Seither ist TOR zu einem der meistuntersuchten Moleküle in der Biologie geworden: Allein 2021 erschienen zu dem Thema ungefähr 7500 Fachartikel. Herauszufinden, wie Rapamycin die Immunantwort unterdrückt, war zweifellos wichtig. Aber nicht einmal die ausgezeichneten Wissenschaftler, die anfangs daran arbeiteten, hätten sich vorstellen können, dass sie später einen der ältesten und wichtigsten Stoffwechselknotenpunkte der Zelle entdecken würden. Im Stoffwechsel wirken Proteine nur selten allein; meist haben sie Einfluss auf die Tätigkeit anderer Proteine. Stellt man sich solche Proteine als untereinander verbundene Knoten vor – ein Bild wie der Liniennetzplan einer Fluggesellschaft –, ist TOR ein wichtiges Drehkreuz wie London, Chicago oder Singapur: Von dort führen direkte Verbindungen zu zahlreichen Städten auf der ganzen Welt.

Wie kann ein solches Protein derart breitgefächerte Auswirkungen auf die Zelle haben, und wie steht es im Einzelnen im Zusammenhang mit der Kalorienbeschränkung? Seit Michael Hall und seine Arbeitsgruppe die beiden TOR-Gene sequenziert haben, wissen wir, dass TOR zur Proteinfamilie der Kinasen gehört. Diese Enzyme dienen häufig als Schalter: Sie fügen Phosphatgruppen an andere Proteine an, und diese Gruppen dienen dann als Kennzeichen oder Etiketten, mit denen das betreffende Protein ein- oder ausgeschaltet wird. (Der Vorgang, Phosphatgruppen anzufügen, heißt Phosphorylierung, und die Proteine mit angefügten Phosphatgruppen bezeichnet man als phosphoryliert.) Manche Kinasen aktivieren weitere Kinasen, die ihrerseits andere Enzyme tätig werden lassen. Man kann sich die Kinasen als Teil eines riesigen Übertragungssystems vorstellen, in dem viele verschiedene Proteine in einem großen Netzwerk je nach einem Reiz aus der Umwelt oder nach dem Zustand der Zelle ein- oder ausgeschaltet werden. Ein Diagramm mit allen Proteinen, die an der Aktivierung von TOR mitwirken oder von ihm aktiviert werden, ist ungeheuer kompliziert. Deshalb ist es nicht verwunderlich, dass TOR, das auf viele verschiedene Umwelteinflüsse reagiert und dann viele verschiedene Zielpunkte ein- oder ausschaltet, in der Zelle derart vielfältige Auswirkungen hat. Manche solche Signale aus der Umwelt werden nicht unmittelbar von TOR wahrgenommen, sondern von anderen Proteinen, die dann ihrerseits TOR aktivieren.

TOR ist keine Proteinkette, die ganz allein tätig wird. Es gehört vielmehr zu zwei größeren Komplexen namens TORC1 und TORC2. Über TORC1 wissen wir erheblich mehr: Es wird von Proteinen aktiviert, welche die Konzentration von Nährstoffen wahrnehmen, beispielsweise einzelne Aminosäuren und Hormone, darunter solche, die das Wachstum anregen und deshalb als Wachstumsfaktoren bezeichnet werden. Auch vom Energieniveau in der Zelle wird es beeinflusst. Wenn alle Voraussetzungen stimmen, begünstigt TORC1 nicht nur die Synthese von Proteinen, sondern auch die Produktion von Nukleotiden, die als Bausteine für DNA und RNA dienen, und von Lipiden, fettähnlichen Verbindungen, aus denen die Membranen aller Zellen und Organellen bestehen.

Eine wichtige Funktion hat TOR, wenn Nährstoffe verfügbar sind und die Zelle nicht unter Stress steht: Dann hemmt es die Autophagie, von der in Kapitel 6 die Rede war, den Prozess, durch den geschädigte oder nicht mehr benötigte Zellbestandteile ins Lysosom transportiert und dort zerlegt und wiederverwendet werden. Das ist auch sinnvoll, denn genau unter solchen Bedingungen sollten Wachstum und Vermehrung der Zelle angeregt und nicht gehemmt werden.

Jetzt erkennen wir auch, in welchem Zusammenhang TOR mit der Kalorienbeschränkung steht.[21] Bei beschränkter Kalorienzufuhr stehen weniger Nährstoffe zur Verfügung. TOR erkennt das, schaltet die Proteinsynthese und andere Wachstumsmechanismen ab und gibt gleichzeitig grünes Licht für die Autophagie. Es war bereits davon die Rede, wie wichtig sowohl die Steuerung der Proteinsynthese als auch die Beseitigung defekter Proteine und anderer Strukturen durch Autophagie für eine optimale Zellfunktion sind und welche Bedeutung sie auch allgemein für die Alterung haben.

Wie wäre es, wenn wir keine Kalorieneinschränkung brauchen, um in den Genuss solcher Nutzeffekte zu kommen – wenn wir ein normales TOR hemmen und seine Wirkungen nachahmen könnten, ohne unsere Ernährung verändern zu müssen? TOR wurde entdeckt, weil es das Ziel des Rapamycins ist. Könnte Rapamycin die lang ersehnte Pille sein, mit der man die Kalorieneinschränkung nachahmen kann, ohne dass man weniger essen muss?

Wie sich herausgestellt hat, kann sowohl ein defektes TOR als auch die Hemmung von TOR mit Rapamycin bei einem breiten Spektrum verschiedener Organismen, von der einfachen Hefe bis zu Fliegen, Würmern und Mäusen, die Gesundheit stärken und das Leben verlängern.[22] Erstaunlicherweise bewirkte schon eine kurze Rapamycinbehandlung oder ein Behandlungsbeginn in relativ hohem Alter von Mäusen (das 60-jährigen Männern oder Frauen entsprechen würde) eine beträchtliche Verbesserung von Gesundheit und Lebensdauer.[23] Bei einem gentechnisch gezielt veränderten Mäusestamm zögerte Rapamycin auch den Beginn der Huntington-Krankheit hinaus, vermutlich weil es die Autophagie verstärkte und damit die Anreicherung falsch gefalteter Proteine verhinderte.[24] Damit war gezeigt, dass Rapamycin nicht nur die Lebensdauer von Mäusen verlängert, sondern auch ihre Gesundheit verbessert. Beide Wirkungen dürften eng zusammenhängen – vielleicht leben die Mäuse in solchen Experimenten gerade deshalb länger, weil sie vor verschiedenen Alterskrankheiten geschützt sind.

Rapamycin ist zwar ein Immunsuppressivum, aber anders als es der Intuition entspricht, verstärkt es auch manche Aspekte unserer Immunantwort. Das Immunsystem hat zwei wichtige Bestandteile: Einer davon sind die B-Zellen, eine Gruppe der weißen Blutzellen, die Antikörper ausstoßen, damit sie die Oberfläche von Bakterien, Viren und anderen eingedrungenen Fremdstoffen (Antigenen) erkennen und daran binden, sodass anschließend andere Fußsoldaten aus der Selbstverteidigungsarmee des Organismus zum Ort des Geschehens eilen und die Schuldigen beseitigen können. Der zweite Teil sind die T-Zellen, ein anderer Typ weißer Blutkörperchen: Helfer-T-Zellen regen die B-Zellen zur Herstellung von Antikörpern an, und die Killer-T-Zellen tun, was ihr Name sagt: Sie erkennen und zerstören Zellen, die durch einen Krankheitserreger infiziert wurden. Rapamycin hemmt zwar die Teile des Immunsystems, die (beispielsweise nach einer Nieren-, Knochenmarks- oder Lebertransplantation) für die Abstoßung des Spendergewebes sorgen und allgemein Entzündungen auslösen, es stärkt aber die Funktion bestimmter Helfer-T-Zellen, was potenziell die Reaktion eines Organismus auf Impfstoffe verbessert.[25] In einer anderen, 2009 erschienenen Studie wurde gezeigt, dass Rapamycin, das man Mäusen verabreicht, die alternden hämatopoietischen Stammzellen verjüngt, das heißt die Vorläufer der Zellen des Immunsystems; gleichzeitig verstärkt es die Reaktion des Körpers auf eine Grippeimpfung.[26]

Solche Befunde gaben in der Welt der Altersforschung den Anlass zu viel Aufregung rund um das Rapamycin, aber bevor wir uns über ein Immunsuppressivum als Langzeitwirkstoff gegen die Alterung freuen können, ist eine Warnung angebracht. Wie nicht anders zu erwarten, weisen viele Studien darauf hin, dass die langfristige Anwendung von Rapamycin beispielsweise bei Krebspatienten das Infektionsrisiko steigen lässt.[27] In der scheinbar so ermutigenden Studie an Mäusen von 2009 musste die Rapamycinbehandlung für zwei Wochen unterbrochen werden, bevor man den Impfstoff verabreichte; die Autoren räumten ein, dies sei geschehen, »um die mögliche Unterdrückung der Immunantwort durch Rapamycin zu vermeiden«. Man muss sich also fragen, ob die Ergebnisse ebenso vielversprechend gewesen wären, wenn man nicht die Pause zum Abbau des Rapamycins eingelegt hätte.

Außerdem wäre es möglich, dass manche Wirkungen von Rapamycin und TOR-Hemmstoffen auf eine allgemeine Verminderung der Entzündungsaktivität zurückzuführen sind. Anderen Forschungsergebnissen zufolge erfordert ein optimaler Gesundheitszustand ein feines Gleichgewicht zwischen übermäßiger Entzündung und erhöhter Anfälligkeit für Infektionen. Wie in einer aktuellen Studie gezeigt wurde, lassen TOR-Hemmstoffe die Anfälligkeit von Zebrafischen für pathogene Mycobakterien drastisch ansteigen; diese Erreger sind eng mit den Bakterien verwandt, die beim Menschen Tuberkulose verursachen. Deshalb, so die Studie »ist in vielen Regionen der Welt mit einer hohen TB-Belastung Vorsicht bei ihrer Anwendung als Anti-Aging- oder Immunverstärkungstherapie angebracht«.[28]

Dennoch übt Rapamycin als Wunderarznei nach wie vor eine große Anziehungskraft aus. In manchen Kreisen ist die Begeisterung darüber hinausgewachsen, was die Daten hergeben: Ein angesehener Altersforscher erzählte mir, er kenne mehrere Wissenschaftler, die sich insgeheim selbst mit Rapamycin behandeln. Bei Michael Hall erkundigte ich mich, was er davon hielt, die Alterung mit einem Immunsuppressivum zu bekämpfen. Darauf erwiderte er: »Ich glaube, die Rapamycin-Anhänger folgen dem alten Ausspruch von Paracelsus, wonach die Dosis das Gift macht.«[29] Damit spielte er auf den Schweizer Arzt aus der Renaissancezeit an, der Wirkstoffe, die nach seiner Ansicht eine medizinische Wirkung hatten, auch dann verabreichte, wenn sie in höheren Dosen giftig waren. Tatsächlich können die meisten Medikamente – selbst relativ ungefährliche wie das Aspirin – bei ausreichend hoher Dosis eine Giftwirkung haben. Dass Rapamycin oder andere TOR-Hemmstoffe bei niedriger Dosierung oder vorübergehender Einnahme ihren Nutzen entfalten, ohne dass schwerwiegende Risiken bestehen, ist also durchaus denkbar. Bevor wir mit ihnen gegen die Alterserscheinungen von Menschen vorgehen können, brauchen wir aber Langzeitstudien über ihre Ungefährlichkeit und Wirksamkeit.

Mäuse und andere Versuchstiere werfen unter anderem das Problem auf, dass sie in einer sehr geschützten und relativ keimfreien Umgebung gehalten werden, die nicht die realen Lebensbedingungen widerspiegelt. Um diesem Thema gerecht zu werden, leitet Matt

Kaeberlein an der University of Washington in Seattle ein landesweites wissenschaftliches Konsortium zur Erforschung der Gesundheit und Lebensdauer von Haushunden. Hunde sind nicht nur sehr unterschiedlich groß, sondern sie leben auch in ebenso vielfältigen Umgebungen wie ihre Halter; deshalb kann man auf diese Weise kontrollierte Studien in einem natürlichen Umfeld außerhalb eines Labors durchführen. Das Konsortium analysiert verschiedene Aspekte aus dem Stoffwechsel der Hunde, darunter die Besiedelung mit Mikroorganismen (ihr Mikrobiom) und die Unterschiede in der Alterung großer und kleiner Hunde.[30] Eine randomisierte Studie beschäftigt sich außerdem mit den Wirkungen von Rapamycin auf große Hunde mittleren Alters. Mit solchen Experimenten werden wir bei der Klärung der Frage, ob Rapamycin sich für den allgemeinen Gesundheitszustand im hohen Alter als nützlich erweist, ein ganzes Stück vorankommen.

Dass Rapamycin tatsächlich nützlich sein kann, obwohl es in den Zellen einen wichtigen Reaktionsweg ausschaltet, ist eigentlich seltsam. Wie so oft liegt die Antwort auf das Paradox in den bereits erörterten Evolutionstheorien der Alterung. In einem Artikel, der 2009 in der Fachzeitschrift *Aging* erschien, schlugen Michael Hall von der Universität Basel und der in Russland geborene Evolutionsbiologe Mikhail Blagosklonny eine Erklärung vor: TOR begünstigt das Zellwachstum, was in jungen Jahren unentbehrlich ist. Später aber kann es sich selbst dann nicht abschalten, wenn das von ihm angetriebene Wachstum übermäßige Ausmaße annimmt, was zum Verfall von Zellen und dem Ausbruch von Alterskrankheiten führt. Im weiteren Verlauf äußern sie die Vermutung, man könne zwar die Wege, die zur Alterung führen, durch Mutationen nicht vollständig ausschalten (denn das wäre in jüngeren Jahren schädlich oder sogar tödlich), man könne sie aber vielleicht Jahre später, wenn jemand das mittlere Alter erreicht und ein ungehemmtes TOR zum Problem wird, mit Wirkstoffen wie Rapamycin hemmen.[31]

Zu Beginn dieses Kapitels war davon die Rede, wie die uralte, nützliche Praxis des Fastens mit wissenschaftlichen Studien über Kalorienbeschränkungen neue Glaubwürdigkeit erlangt hat. Aber der Weg zur Entdeckung eines potenziellen Wirkstoffes, der die Vorteile der Kalorienbeschränkung nachvollzieht, ohne unerschütterliche Selbstbeherrschung zu erfordern, ist nichts weniger als außergewöhnlich. Er begann mit einer Fischereiexpedition, auf der kanadische Forscher ohne besondere Zielsetzung im Boden der abgelegenen Insel Rapa Nui nach etwas Interessantem suchten. Sie sammelten viele Bodenproben, aber nur in einer davon fand sich eine Bakterienart, die eine vielversprechende Substanz produzierte, und diese Mikroorganismen wären fast in der Tiefkühltruhe eines Wissenschaftlers zugrunde gegangen, als er von einem Land in ein anderes zog. Jahre später nahmen zwei Amerikaner und ein Inder, die in der Schweiz arbeiteten, das Staffelholz wieder auf. Keiner der Beteiligten hatte eine Ahnung, dass sie einen der wichtigsten Zellmechanismen aufklären würden, der sowohl mit Krebs als auch mit der Alterung in Verbindung steht. So geht es in der Wissenschaft oft: Menschen folgen ihrer Neugier, und dann kommt eines zum anderen. Es ist eine Geschichte von Hartnäckigkeit, Einsichten, Intelligenz und Visionen, dazu gehören aber auch Zufallsbegegnungen und schieres Glück. Wenn dieser seltsame Weg damit endet, dass wir einen Schlüssel finden, um uns vor den erbarmungslosen Attacken des Alters zu schützen, hätten wir tatsächlich ein wissenschaftliches Wunder vollbracht.

KAPITEL 8

WAS WIR VON EINEM BESCHEIDENEN WURM LERNEN KÖNNEN

Familien, in denen Menschen besonders alt werden, kennt jeder. Aber wie beeinflussen die Gene eigentlich im Einzelnen die Lebensdauer? Eine Studie an 2700 dänischen Zwillingen legt die Vermutung nahe, dass die Heritabilität einer langen Lebensdauer – das quantitative Maß dafür, wie stark Unterschiede in den Genen sich auf Unterschiede im Sterbealter auswirken – nur bei rund 25 Prozent liegt.[1] Außerdem glaubte man, dass es sich bei diesen genetischen Faktoren um die Summe kleiner Wirkungen zahlreicher Gene handelt, und deshalb hielt man es für schwierig, Aussagen auf der Ebene eines einzelnen Gens zu machen. Aber schon 1996, als die dänische Studie durchgeführt wurde, trug ein bescheidenes kleines Tier dazu bei, solche Vorstellungen über den Haufen zu werfen.

Das bescheidene kleine Tier war *Caenorhabditis elegans*, ein Fadenwurm, der im Boden lebt. In die moderne biologische Forschung eingeführt wurde er von Sydney Brenner, einem herausragenden Vertreter des Fachgebietes, der für seinen bissigen Humor bekannt war. Er war in Südafrika geboren worden und hatte dort auch seine erste Ausbildung erhalten, sein Berufsleben verbrachte er aber zu einem großen Teil im englischen Cambridge, und später gründete er Labors auf der ganzen Welt, von Kalifornien bis nach Singapur. Deshalb machten einige von uns die Bemerkung, dass die Sonne über dem Brenner-Reich nie untergeht. Berühmt wurde er zunächst dadurch, dass er die mRNA entdeckte. In enger Zusammenarbeit mit Francis Crick erforschte er den genetischen Code und die Frage, wie damit Proteine hergestellt werden. Nachdem er und Crick zu der Überzeugung gelangt waren, dass sie dieses grundlegende Problem gelöst hatten, wandte Brenner seine Aufmerksamkeit der Frage zu, wie sich ein komplexes Tier aus einer einzelnen Zelle entwickeln kann und wie Gehirn und Nervensystem funktionieren.[2]

Brenner erkannte in *C. elegans* das ideale Versuchstier, denn die Würmer sind leicht zu züchten, haben eine relativ kurze Generationszeit und sind durchsichtig, das heißt, man sieht die Zellen, aus denen der Wurm besteht. Er bildete am MRC Laboratory of Molecular Biology in Cambridge eine Reihe von Forschern und Forscherinnen aus und legte damit den Grundstein für eine weltweite Gemeinde, die alle möglichen Eigenschaften von *C. elegans* studierte, von der Entwicklung bis zum Verhalten. Einer seiner Kollegen war der Biologe John Sulston, der uns bereits in Kapitel 5 begegnet ist. In einem seiner bemerkenswerten Projekte verfolgte Sulston peinlich genau die Abstammungslinie jeder einzelnen der rund 900 Zellen von der ursprünglichen Ausgangszelle bis zum ausgewachsenen Wurm. Dies führte zu einer unerwarteten Entdeckung: Bestimmte Zellen sind darauf programmiert, in genau festgelegten Entwicklungsstadien abzusterben. Im weiteren Verlauf identifizierte man die Gene, die diese Zellen genau zur richtigen Zeit in den Selbstmord treiben und so dafür sorgen, dass der gesamte Organismus sich weiterentwickeln kann.[3]

Für ein Tier mit nur rund 900 Zellen ist dieser Wurm unglaublich kompliziert gebaut. Er hat einige Organe, die auch bei größeren Tieren vorkommen, allerdings in einfacher Form: einen Mund, einen Darm, Muskeln, ein Gehirn mit Nervensystem. Kreislauf oder Atemorgane gibt es dagegen nicht. Die Fadenwürmer sind zwar winzig – nicht länger als rund ein Millimeter –, aber unter dem Mikroskop kann man leicht erkennen, wie sie sich winden. Als Zwitter produzieren sie sowohl Samen- als auch Eizellen, unter bestimmten Bedingungen kann *C. elegans* sich aber auch ungeschlechtlich fortpflanzen. Normalerweise sind es soziale Tiere, aber man hat auch Mutationen gefunden, durch die sie unsozial werden. Die Würmer ernähren sich von Bakterien und werden wie Bakterien im Labor in Petrischalen gezüchtet. Man kann sie in kleinen Gefäßen in flüssigem Stickstoff für unbegrenzte Zeit einfrieren und bei Bedarf durch Auftauen wieder zum Leben erwecken.

Die Würmer leben in der Regel nur wenige Wochen. Ist ihre Nahrung aber knapp, können sie in einen Ruhe- oder Dauerzustand übergehen, bis zu zwei Monate überleben und wieder lebendig werden, wenn ausreichend Nährstoffe vorhanden sind. Im Verhältnis zur Lebensdauer eines Menschen würde das einem Zeitraum von 300 Jahren entsprechen. Irgendwie haben die Würmer es geschafft, den normalen Alterungsprozess auszusetzen. Eines gilt es allerdings zu bedenken: In den Dauerzustand können nur junge Würmer übergehen. Wenn sie die Pubertät durchgemacht haben und ausgewachsen sind, steht ihnen diese Möglichkeit nicht mehr offen.

David Hirsh interessierte sich zum ersten Mal für *C. elegans*, als er in Cambridge wissenschaftlicher Mitarbeiter von Brenner war; später setzte er die Erforschung der Würmer als Dozent an der University of Colorado fort. Dort stellte er den Postdoc Michael Klass ein, der sich mit der Alterung beschäftigen wollte. Zu jener Zeit galt die Alterung einfach als normaler, unvermeidlicher Abnutzungsprozess, und die Mainstream-Biologen betrachteten die Altersforschung mit einer gewissen Geringschätzung. Das änderte sich allerdings allmählich unter anderem dadurch, dass die US-Regierung zunehmend über die alternde Bevölkerung besorgt war. Wie Hirsh berichtete, hatten die National Institutes of Health gerade das National Institute on Aging gegründet, ein nationales Institut für Altersforschung; er und Klass bezogen ihre Motivation, auf dem Gebiet zu arbeiten, unter anderem aus den guten Aussichten auf eine staatliche Finanzierung.[4]

Als Erstes wiesen Hirsh und Klass nach, dass Würmer nach vielen

Kriterien kaum oder gar nicht altern, wenn sie in den Dauerzustand eingetreten sind. Als nächstes wollte Klass herausfinden, ob man Mutanten der Würmer isolieren kann, die länger leben, aber nicht zwangsläufig in den Ruhezustand übergehen. Damit konnte er Gene identifizieren, die sich auf die Lebensdauer auswirken. Um schnell Mutanten zu erzeugen, deren Lebensdauer er überprüfen konnte, behandelte er die Fadenwürmer mit chemischen Mutagenen. Am Ende hatte er Tausende von Petrischalen mit Würmern, und die studierte er weiterhin, nachdem er in Texas sein eigenes Institut aufgebaut hatte. Im Jahr 1983 veröffentlichte Klass einen Aufsatz über einige langlebige mutierte Fadenwürmer, aber schließlich schloss er sein Labor und trat in das Unternehmen Abbott Laboratories in der Nähe von Chicago ein. Vorher schickte er jedoch eine gefrorene Charge seiner mutierten Würmer an Tom Johnson, einen früheren Kollegen aus Colorado, der jetzt an der University of California in Irvine arbeitete.

Johnson vermehrte einige mutierte Würmer durch Inzucht und stellte dabei fest, dass ihre mittlere Lebensdauer zwischen zehn und 31 Tagen schwankte. Daraus zog er den Schluss, dass an der Lebensdauer zumindest bei Würmern eine erhebliche genetische Komponente beteiligt ist. Noch war nicht klar, wie viele Gene sich auf die Lebensdauer auswirken, aber 1988 gelangte Johnson in Zusammenarbeit mit seinem begeisterten Studienanfänger David Friedman zu einer erstaunlichen Schlussfolgerung. Sie stand in völligem Gegensatz zu der herkömmlichen Lehrmeinung, wonach sich viele Gene jeweils mit kleinen Beiträgen auf die Lebensdauer auswirken. Stattdessen stellte sich heraus, dass eine Mutation in einem einzigen Gen – die beiden nannten es *age-1* – eine längere Lebensdauer ermöglicht.[5] Im weiteren Verlauf konnte Johnson nachweisen, dass Würmer mit der Mutation von *age-1* in jedem Lebensalter eine geringere Sterblichkeit aufweisen, und ihre maximale Lebensdauer war mehr als doppelt so hoch wie die normaler Würmer.[6] Die maximale Lebensdauer ist definiert als die Lebensdauer der obersten zehn Prozent der Population; sie gilt als besseres Maß für Alterungseffekte, denn die mittlere Lebensdauer wird auch durch alle möglichen anderen Faktoren beeinflusst, die nicht zwangsläufig mit der Alterung zu tun haben, beispielsweise durch umweltbedingte Gefahren oder Krankheitsresistenzen.

Tom Johnson war zu jener Zeit noch kein berühmter Wissenschaftler, und seine Annahme, ein einziges Gen könne die Alterung in derart großem Ausmaß beeinflussen, lief dem damaligen wissenschaftlichen Konsens zuwider. Deshalb dauerte es fast zwei Jahre, bis sein Artikel veröffentlicht wurde. Und auch nachdem er 1990 endlich in dem angesehenen Fachblatt *Science* erschienen war, betrachtete die wissenschaftliche Welt seine Arbeiten mit einer gewissen Skepsis.[7]

Aber einige Jahre später kam ein zweiter mutierter Wurm hinzu. Die Arbeiten wurden in diesem Fall von Cynthia Kenyon geleitet, die auf dem Fachgebiet der *C. elegans*-Forschung bereits ein angehender Star war. Kenyon hatte eine Bilderbuchkarriere gemacht: Promotion am MIT, Postdoc-Forschung bei Sydney Brenner am MRC Laboratory of Molecular Biology in Cambridge, wo man die ersten genetischen Studien an dem Wurm angestellt hatte, und schließlich Dozentin an der University of California in San Francisco, einem weiteren weltberühmten Zentrum für Molekularbiologie und Medizin. Kenyon hatte sich Verdienste als führende Expertin für die Musterentwicklung des Wurmes erworben, das heißt für den Prozess, durch den während seines Wachstums der Körperbauplan angelegt wird. Sie interessierte sich für Altersforschung, aber da das Fachgebiet noch nicht in Mode war, fiel es ihr schwer, Studierende für die Erforschung der Fragestellungen zu gewinnen. Nachdem sie aber gehört hatte, wie Tom Johnson bei einer Tagung in Lake Arrowhead ganz in der Nähe von Los Angeles über seine Arbeiten an *age-1* berichtet hatte, war sie willens, sich mit dem Problem der Alterung zu beschäftigen. Also suchte sie nun selbst nach neuen Mutanten.[8]

Wie Hirsh, Klass und Johnson, so konzentrierte sich auch Kenyon auf die Ausbildung des Dauerstadiums. In den zehn Jahren zuvor hatte man eine ganze Reihe von Genen identifiziert, die an der Ausbildung dieses Zustandes mitwirken und meist in ihrem Namen die Buchstaben *daf* tragen. Die Namen von Genen werden in der Wissenschaft traditionell kursiv geschrieben; ist das nicht der Fall, meint man mit den gleichen Buchstaben die von den Genen codierten Proteine. Unter normalen Bedingungen schaffen diese Mutationen in den Würmern die Voraussetzungen für den Übergang ins Dauerstadium. Kenyon hatte aber die Vermutung, dass manche dieser Gene sich auch außerhalb des Dauerzustandes auf die Lebensdauer auswirken. Sie bediente sich eines Kunstgriffs und arbeitete mit mutierten Würmern, die temperaturempfindlich waren: Bei 20 Grad Celsius gingen sie nicht in den Ruhezustand über. Bei dieser niedrigeren Temperatur durften sie sich entwickeln, bis sie keine Jungtiere mehr waren und nicht mehr in das Dauerstadium gelangen konnten. Wenn es so weit war, wurde ihre Umgebungstemperatur auf 25 Grad gesteigert, und sie reiften zum ausgewachsenen Zustand heran, sodass man ihre Lebensdauer ermitteln konnte.

Mit solchen Untersuchungen identifizierten Kenyon und ihre Kollegen eine Mutation in einem Gen namens *daf-2*, deren Träger doppelt so lange lebten wie ein Durchschnittswurm. Anders als Johnson, der auf erhebliche Skepsis gestoßen war, hatte Kenyon keine Probleme, ihre Arbeit zu veröffentlichen: Ihr Artikel, der 1993 in *Nature* erschien, wurde mit großem Applaus aufgenommen.[9] Neben ihrer kometenhaften akademischen Laufbahn und ihren wissenschaftlichen Fähigkeiten war Kenyon auch ein scharfsinniger, charismatischer Charakter, und deshalb wurde sie von der Presse in höchsten Tönen gelobt.[10] Allerdings gab es ein unglückseliges Versäumnis: Weder in Kenyons Artikel noch in dem Begleitkommentar wurden Johnsons frühere Arbeiten mit *age-1* erwähnt, und viele Berichte über Kenyons Arbeit vermittelten den Eindruck, man habe zum ersten Mal eine Mutation entdeckt, die für eine längere Lebensdauer sorgt.

Zu jener Zeit hatte niemand eine Ahnung, was die von Johnson und Kenyon entdeckten Gene eigentlich bewirken. Hier kommt Gary Ruvkun ins Spiel. Er ist heute vor allem berühmt, weil er entdeckte, wie kleine RNA-Moleküle, sogenannte micro-RNAs, die Genexpression regulieren, aber er führte sowohl privat als auch wissenschaftlich ein abwechslungsreiches und bewegtes Leben. Als ich ihn vor ungefähr zehn Jahren auf einer Tagung in Kreta kennenlernte, wurde er nach einigen Drinks zunehmend leutselig. Irgendwann legte er sich ein Halstuch um und tat, als würde er eine Zigarette rauchen; gleichzeitig schenkte er sich einen starken griechischen Schnaps ein, wobei er mit seinem üppigen, aber gepflegten Schnauzbart aussah wie ein Seemann auf Landurlaub in einer griechischen Taverne. Gleichzeitig ließ er sich unpassenderweise lang und breit über die Biologie der RNA aus. Mitte der 1990er-Jahre arbeitete auch er mit den Würmern und hatte aus Gründen, die nichts mit Altersforschung zu tun hatten, ebenfalls Mutanten des Dauerstadiums studiert, darunter *daf-2*. Offensichtlich hielt er von dem Fachgebiet nicht viel, denn wie er berichtet, dachte er zu dem Zeitpunkt, als Kenyons Artikel erschien: »Ach Mist, jetzt steckst du in der Altersforschung. In jedem Jahr, das du damit verbringst, halbiert sich dein IQ.«[11]

Der große Durchbruch stellte sich ein, als Ruvkun das Gen *daf-2* isolierte und sequenzierte. Es codiert einen Rezeptor, der aus der Zelloberfläche ragt und auf ein Molekül reagiert, das stark dem Insulin ähnelt: dem Insulin-ähnlichen Wachstumsfaktor (*insulin-like growth factor*) IGF-1. Insulin und IGF-1 sind Hormone, die in der Zelle an ihre zugehörigen Rezeptoren binden. Beide Rezeptoren sind gleichzeitig Kinasen und aktivieren nachgeschaltete Moleküle, und die wirken sich ihrerseits auf Stoffwechselwege aus, die für die Lebensdauer eine Rolle spielen. Diese Hormone oder ihre Entsprechungen gibt es in nahezu allen Lebewesen, sie müssen also in der Evolution des Lebens sehr frühzeitig entstanden sein. Dass solche uralten Hormone die Alterung steuern, war eine erstaunliche Erkenntnis.

Solche Entdeckungen führten zu einer allgemeinen Vorstellung davon, wie dieser Regulationsweg funktioniert. IGF-1 bindet an den daf-2-Rezeptor, der eine Kinase ist, und aktiviert ihn. Das setzt eine Kaskade von Ereignissen in Gang, in der eine Kinase auf die nächste einwirkt, bis schließlich ein Protein namens daf-16 phosphoryliert wird. Das Ganze ist ein Dominoeffekt. daf-16, der letzte Dominostein in der Kette, ist ein Transkriptionsfaktor, das heißt, er hat die Aufgabe, Gene einzuschalten. Ist er phosphoryliert, kann er nicht mehr in den Zellkern transportiert werden, wo die Gene auf den Chromosomen liegen, und damit auch nicht mehr auf seine Zielgene einwirken. Unterbricht man den Regulationsweg – beispielsweise durch Mutationen in einem der Proteine in der Kaskade –, so wandert daf-16 in den Zellkern und aktiviert dort zahlreiche Gene, die dem Wurm helfen, in Stress- oder Hungerzeiten im Dauerzustand zu überleben und damit seine Lebensdauer zu verlängern. Wie sich herausstellte, liegt das Produkt des Gens *age-1*, das als Erstes von Tom Johnson nachgewiesen wurde, irgendwo in der Mitte der Kaskade, die bei daf-2 beginnt und bei daf-16 endet.[12]

daf-16 schaltet Gene ein, die an der Bewältigung des durch Nahrungsmangel oder erhöhte Temperatur ausgelösten Stresses mitwirken, aber auch Gene für die Chaperone, die Proteine bei der Faltung helfen oder nicht beziehungsweise falsch gefaltete Proteine retten, bevor sie für die Zelle zum Problem werden. In einem 2010 erschienenen Übersichtsartikel schrieb Kenyon über diese Gene: »Sie stellen eine Schatztruhe für zukünftige Entdeckungen dar.«[13] Der Regulationsweg war die Erklärung für ein rätselhaftes Paradox. Man hielt Alterung oder Langlebigkeit für die Wirkung zahlreicher Gene, von denen jedes nur einen kleinen Effekt hat. Wie konnte dann eine Mutation in einem einzelnen Gen wie *age-1* oder *daf-2* die Lebensdauer des Wurmes mehr oder weniger verdoppeln? Es lag eindeutig daran, dass beide zu einer Kaskade gehören, an deren Ende daf-16 aktiviert wird, und dieses Protein schaltet dann mehrere Gene ein, die gemeinsam einen Gesamteffekt auf die Lebensdauer ausüben.

Mit der Vorstellung, dass der Reaktionsweg eines Wachstumshormons von Bedeutung für die Lebensdauer ist, lässt sich auch eine andere seltsame Tatsache erklären. Größere Arten leben in der Regel länger als kleine, weil sie einen langsameren Stoffwechsel haben und auch natürlichen Feinden besser entkommen können. Innerhalb einer Spezies leben aber kleinere Rassen in der Regel länger als große. Kleine Hunde können beispielsweise doppelt so alt werden wie große Artgenossen. Das könnte zum Teil damit zu tun haben, wieviel Wachstumshormon sie produzieren.

Erinnern wir uns noch einmal daran, dass Ameisenköniginnen um ein Vielfaches länger leben als Arbeiterinnen. Einer der vielen Gründe liegt darin, dass Königinnen ein Protein produzieren, das insulinähnliche Moleküle bindet und die IGF-ähnlichen Regulationswege der Ameisen abschaltet.[14]

Aber wie steht es mit der Lebensqualität? Sind die langlebigen Würmer kränklich, sodass sie nur knapp überleben? Mit einem Wort: nein. Die Fadenwürmer leben nicht nur länger, sondern sie sehen auch jüngeren Würmern ähnlich und verhalten sich so. Wie wir alle wissen, gehört zu den Schrecken des höheren Alters der Ausbruch der Alzheimer-Krankheit. In der Wissenschaft kann man ein Modell für diese Nervenverfallskrankheit erzeugen, indem man gentechnisch einen Würmerstamm herstellt, der in den Muskelzellen das Amyloid-beta-Protein erzeugt und sie lähmt. Wiederholt man das Experiment aber mit einem Stamm langlebiger Würmer, die Mutationen im IGF-1-Regulationsweg tragen, wird die Lähmung vermindert oder hinausgezögert.[15] Die gleichen Mutationen, die das Leben verlängern, dürften also auch vor Alzheimer und anderen Alterskrankheiten schützen, die durch falsch gefaltete Proteine und die von ihnen gebildeten Knäuel verursacht werden. Wahrscheinlich verlängern solche Mutationen sogar gerade deshalb das Leben, *weil* sie vor manchen Geißeln des hohen Alters schützen.

Schön und gut, man kann also dafür sorgen, dass Würmer länger leben und gesünder bleiben, aber wie steht es mit anderen biologischen Arten? Befunde von verschiedenen Stellen des Tierreiches deuten auf einen ähnlich starken Zusammenhang zwischen dem IGF-1-Regulationsweg und der Lebensdauer hin. Entfernt man bei Fliegen das Gen für ein Protein namens CHICO, das den IGF-1-Weg aktiviert, leben die Insekten um 40 bis 50 Prozent länger.[16] Sie sind deutlich kleiner, ansonsten aber offensichtlich gesund. Der IGF-1-Rezeptor ist lebenswichtig, aber Mäuse besitzen wie Menschen zwei Exemplare davon (auf dem väterlichen und dem mütterlichen Chromosom), und wenn man eines davon ausschaltet, leben die Mäuse länger, ohne dass unerwünschte Nebenwirkungen zu bemerken sind.[17]

Den ganzen wissenschaftlichen Aufwand betreibt man natürlich nicht, um Mäusen zu helfen. Wir wollen wissen, was bei Menschen geschieht, aber in Menschen kann man nicht einfach Mutationen erzeugen. In manchen Fällen kommen von Natur aus Mutationen im Insulinrezeptor vor. Die Betroffenen leiden teilweise an Leprechaunismus, einer Krankheit, bei der das Wachstum beeinträchtigt ist, und erreichen nur selten das Erwachsenenalter. In einer Analyse solcher Patientinnen und Patienten zeigte sich, dass die gleichen Mutationen in *daf-2* bei Würmern die Ausbildung des Dauerstadiums beeinflussen – beim Menschen hatten sie jedoch ganz andere Folgen.[18] Manches deutet aber darauf hin, dass dieser Regulationsweg sich auch bei uns auf die Lebensdauer auswirkt. Mutationen, welche die Funktion von IGF-1 beeinträchtigen, waren in einer Studie an hundertjährigen Aschkenasi-Juden überrepräsentiert, und auch bei einer japanischen Gruppe standen Varianten des Gens für den Insulinrezeptor im Zusammenhang mit der Lebensdauer.[19] Abweichungen in Proteinen, die bekanntermaßen zur IGF-1-Kaskade gehören, wurden ebenfalls mit einer langen Lebensdauer in Verbindung gebracht.[20] Deshalb ist man leicht versucht, den IGF-1- und Insulin-Regulationsweg für einen einfachen Ansatzpunkt zur Bekämpfung der Alterung zu halten. Aber da der Regulationsweg so komplex ist und ein so breites Spektrum verschiedener Wirkungen auslöst, wissen wir, dass er ein fein abgestimmtes System darstellt; an ihm herumzufrickeln und dabei unvorhergesehene negative Auswirkungen zu vermeiden, könnte schwierig werden.

Bei eingeschränkter Nahrungszufuhr geht die Konzentration von IGF-1 wie auch von Insulin zurück. Ist der IGF-1-Weg ohnehin schon gehemmt, würde man nicht erwarten, dass Kalorienbeschränkung einen nennenswerten zusätzlichen Effekt hat. Und genau wie man vermutet hatte, stieg die Lebensdauer von Würmern mit der *daf-2*-Mutation bei eingeschränkter Kalorienzufuhr nicht noch weiter an; der vollständige Effekt war außerdem nur mit daf-16 zu erreichen.[21] Auch das ist aber wiederum rätselhaft, denn der zweite, vollkommen andere TOR-Regulationsweg wird ebenfalls durch Kalorienbeschränkung beeinflusst. Sollte diese demnach nicht zumindest über den TOR-Weg eine gewisse Wirkung haben, selbst wenn der IGF-1-Weg unterbrochen ist? Wie sich herausstellte, sind die beiden Regulationswege nicht völlig unabhängig voneinander. Sie stellen zwei große Drehkreuze in einem riesigen Netzwerk dar, und zwischen ihnen gibt es viel gegenseitige Kommunikation. Mit anderen Worten: Proteine, die im Rahmen eines Weges aktiviert werden, aktivieren ihrerseits solche in dem anderen Weg; sie sind also verknüpft. Insbesondere wird TOR nicht nur durch die Detektion von Nährstoffen, sondern auch durch Elemente des IGF-1-Signalweges aktiviert.

Die beiden Regulationswege sind also streng koordiniert, im Zusammenhang mit der Kalorienbeschränkung sind sie aber nicht die ganze Geschichte. Zwei Forscher fanden eine Mutante, die bei dem Wurm einen partiellen Hungerzustand verursacht, weil sie sein Fressorgan – die Entsprechung zum Rachen – beeinträchtigt. Die Mutation mit der Bezeichnung *eat-1* verlängert die Lebensdauer um bis zu 50 Prozent und erfordert nicht die Aktivität von daf-16. Und Doppelmutanten von daf-2 und eat-1 leben sogar noch länger als Würmer, bei denen nur daf-2 mutiert ist. Demnach wirkt sich die Kalorienbeschränkung neben TOR und IGF-1 noch auf andere Regulationswege aus.[22]

Mutationen, die Einfluss auf die Lebensdauer haben, scheinen eindringlich die Vermutung nahezulegen, dass die Alterung durch ein genetisches Programm gesteuert wird. Dieser Gedanke scheint auf den ersten Blick vielleicht den Evolutionstheorien der Alterung zu widersprechen, in Wirklichkeit ist das aber nicht der Fall. Unterwirft man die Würmer einem Zyklus, in dem Nahrungsangebot und Knappheit abwechseln, können die langlebigen, mutierten Würmer in ihrer Fortpflanzung nicht mit den Wildtyp-Würmern, die kürzer leben, mithalten.[23] Die fraglichen Regulationswege schaffen also für die Lebewesen die Möglichkeit, mehr Nachkommen hervorzubringen, aber das um den Preis eines kürzeren späteren Lebens – und genau das würde man auf der Grundlage der Theorien von antagonistischer Pleiotropie oder Wegwerfkörpern in der Evolution der Alterung vorhersagen.

Von den Wirkungen des Rapamycins war bereits die Rede, aber gibt es einen Wirkstoff, der an anderer Stelle ansetzt, beispielsweise am IGF-1-Weg? Großes Interesse richtet sich derzeit auf das Diabetesmedikament Metformin. Diabetes hat nichts mit IGF-1 zu tun, sondern mit Fehlern in der Ausscheidung oder Regulation des Insulins, aber die beiden Moleküle sind eng verwandt. Um den Unterschied zwischen den beiden Hormonen besser zu verstehen, unternahm ich einen kurzen Spaziergang von meinem eigenen Labor zu dem benachbarten Wellcome-MRC Institute of Metabolic Science auf dem Addenbrooke's Biomedical Campus im englischen Cambridge. Dort wollte ich mich mit Steve O'Rahilly unterhalten, einem weltweit führenden Experten für den Insulinstoffwechsel einschließlich seiner Folgen für Diabetes und Adipositas.[24]

Trotz seiner vielen Auszeichnungen und seiner Tätigkeit als Direktor eines bedeutenden Instituts lässt Steve nicht den geringsten Anflug von Wichtigtuerei erkennen. Er ist ein fröhlicher Mensch und witzelt in seinen Vorträgen häufig, er sei mit seinem Körperbau besonders gut dafür qualifiziert, die Fettleibigkeit und ihre Ursachen zu studieren. Er ist zwar alles andere als fettleibig, sieht aber sicher wohlgenährt aus. Hinter dem jovialen Umgangston verbirgt sich aber ein scharfsinniger, kritischer Wissenschaftler, der ein chaotisches Fachgebiet mit intellektueller Strenge durchdringt und es damit weit vorangebracht hat. Einer seiner vielen Beiträge war der Nachweis, dass Appetitgene für das Übergewicht wichtig sind. An ihnen hat Steve auch ein sehr persönliches Interesse: Wie er mir sagte, wird der Appetit für ihn manchmal zu einem starken Drang, und wenn er Hunger hat, kann er sich kaum auf etwas anderes als das Essen konzentrieren.

Wie Steve betonte, haben Insulin und IGF-1 zwar eine ähnliche Struktur und auch ähnliche Auswirkungen auf die Zelle, es gibt aber einige wichtige Unterschiede. Insulin muss sehr schnell und genau im richtigen Umfang wirken. Eine Fehlsteuerung des Insulins kann tödlich enden. Das Gehirn braucht Glukose als Brennstoff, das heißt, eine Hypoglykämie – ein stark absinkender Blutzuckerspiegel, ausgelöst durch zu viel Insulin im Kreislauf – ist schon dann sehr gefährlich, wenn sie nur wenige Minuten dauert.

In besonders großer Zahl sind Insulinrezeptoren in Leber-, Muskel- und Fettzellen vorhanden. Beim Fasten ist der Insulinspiegel relativ niedrig, und die Leber produziert die Glukose, die das Gehirn ununterbrochen braucht, aus gespeicherten Kohlenhydraten und anderen Quellen. Aber auch dieser niedrige Insulinspiegel ist notwendig, damit die Leber nicht zu viel Glukose oder Ketonkörper (ein Produkt des Fettstoffwechsels) produziert. Nach einer Mahlzeit steigt der Insulinspiegel um das Zehn- bis Fünfzigfache an und begünstigt damit die Aufnahme von Glukose in die Muskelzellen, die Synthese von Lipiden (Fetten) in der Leber und die Speicherung der Lipide in den Fettzellen.

Das neu ausgeschüttete Insulin bleibt nicht lange im Blut: Seine Halbwertszeit liegt nur bei ungefähr vier Minuten. Wenn das Insulin ein Rennboot ist, das zu seinem Bestimmungsort rast, gleicht IGF-1 eher einem Öltanker. Seine Wirkung hält viel länger an; im Kreislauf ist er häufig an andere Proteine gebunden und nicht aktiv. Damit er wirksam werden kann, muss er von ihnen abgespalten werden; wie das im Einzelnen geschieht, ist nicht ganz geklärt, aber auch dieser Vorgang dürfte von Hormonen gesteuert werden. Außerdem verteilen sich die IGF-1-Rezeptoren im Gegensatz zu den Insulinrezeptoren gleichmäßiger über alle Körperzellen, und während der Entwicklung, wenn der Organismus noch wachsen muss, sind sie in größerer Zahl vorhanden.

IGF-1 wird als Reaktion auf die Ausschüttung des Wachstumshormons produziert, aber seine Wirkung steuert in einer komplizierten Rückkopplungsschleife auch die Menge des Wachstumshormons. Ist der IGF-1-Spiegel niedrig oder IGF-1 defekt, reagiert der Organismus mit der Produktion von mehr Wachstumshormon. Dabei stellt sich allerdings das Problem, dass das Wachstumshormon nicht nur die Produktion von IGF-1 anregt, sondern auch andere Wirkungen hat. Insbesondere setzt es Fett aus den Fettzellen frei. Die mangelnde Speicherung des Fetts in diesen Zellen ist die Ursache vieler Krankheitszustände – beispielsweise verstopfen die Arterien, oder der Stoffwechsel in Leber und Muskeln gerät durcheinander. Deshalb ist es nicht verwunderlich, dass Mutationen im Rezeptor für Insulin oder IGF-1 die Ursache von Diabetes sein können. Andererseits nehmen wir bei Kalorienbeschränkung nur ein Minimum an Kalorien zu uns. Dabei bleibt weniger Fett übrig, denn alles wird zur Energiegewinnung verbrannt. Demnach hat die Kalorienbeschränkung nicht die gleichen Folgen wie eine einfache Verminderung des IGF-1-Spiegels, bei der Fett freigesetzt wird und Schäden anrichtet. Wegen dieses grundlegenden Unterschiedes könnte die Entwicklung von Medikamenten, die auf den IGF-1-Regulationsweg einwirken und so die Kalorienbeschränkung nachahmen, schwierig werden. Die fein abgestimmten Systeme in unserem Organismus zu täuschen, ist nicht einfach.

Hier liegt auch eine Erklärung für das derzeitige Interesse am Metformin. Der Wirkstoff wird bereits von Millionen Menschen mit Diabetes auf der ganzen Welt verwendet, und seine Ungefährlichkeit wurde in verschiedenen klinischen Studien überprüft. Seine Anwendung reicht sogar bis ins mittelalterliche Europa zurück: Damals linderte man die Symptome des Diabetes mit Extrakten der Pflanze *Galega officinalis*, auch Geißraute oder Bockskraut genannt. Das Galegin, ein Inhaltsstoff des Extraktes, senkt den Glukosespiegel im Blut, war aber zu giftig. Schließlich synthetisierte und testete man ein Derivat, das Metformin, das heute erste Wahl bei der Behandlung von Diabetes des Typs 2 ist; diese Krankheit tritt im höheren Alter häufig auf und entsteht nicht durch Insulinmangel, sondern weil das Insulin nicht gut an seinen Rezeptor bindet.

Wie Metformin dem Diabetes des Typs 2 entgegenwirkt, ist nicht ganz geklärt. Die meisten herkömmlichen Diagramme seiner Wechselwirkungen ähneln einem unglaublich komplizierten Schaltplan. Wegen neuer Fortschritte in der bildlichen Darstellung biologischer Moleküle können wir heute genau erkennen, wie das Metformin sein Zielprotein bindet und hemmt.[25] Dieses Zielprotein wirkt entscheidend am Prozess der Zellatmung mit, bei dem Glukose in unseren Zellen mithilfe von Sauerstoff verbrannt wird und damit der Energiegewinnung dient. Störungen in der Nutzung der Glukose wirken sich auf den Energiestoffwechsel aus und beeinflussen Bestandteile des IGF-Regulationsweges, darunter ein Enzym, das die Glukoseaufnahme steuert.[26] In manchen Studien wurde behauptet, Metformin vermindere die Glukoseproduktion in der Leber, in anderen wurde aber gezeigt, dass es diese bei gesunden Menschen und solchen mit schwachem Diabetes sogar steigert.[27] Einer anderen Studie zufolge verändert der Wirkstoff das Mikrobiom in unserem Darm, und das ist demnach zumindest zum Teil eine Ursache seiner Wirkungen.[28] Steve O'Rahilly konnte nachweisen, dass Metformin außerdem die Menge eines Hormons steigert, das den Appetit unterdrückt.[29]

Dass ein Medikament, dessen Wirkmechanismus so kompliziert und schlecht aufgeklärt ist, in so großem Umfang für Menschen mit Diabetes verschrieben wird, mag seltsam erscheinen, aber so ist es in der Medizin häufig. Fast hundert Jahre lang hatten wir keine Ahnung, wie Aspirin wirkt, und trotzdem schluckten Menschen Milliarden Tabletten gegen Schmerzen. Dennoch ist es angesichts solcher Unsicherheiten eigentlich verwunderlich, dass Metformin mittlerweile so großes Interesse als potenzieller Wirkstoff zur Bekämpfung der Alterung erlangt hat. Zum Teil liegt das an mehreren früheren Studien. In der ersten – sie stammte aus dem National Institute on Aging – verbesserte sich bei Mäusen durch die langfristige Behandlung mit Metformin sowohl der Gesundheitszustand als auch die Lebensdauer.[30] In einer zweiten wurde an Menschen nachgewiesen, dass Diabetiker mit Metformin nicht nur länger leben als Diabetiker, die mit anderen Medikamenten behandelt werden, sondern auch länger als Menschen, die nicht an Diabetes leiden – ein bedeutsamer Befund, denn auch Diabetes selbst ist ein Risikofaktor für Alterung und Tod.[31]

Durch solche vielversprechenden Befunde wuchs natürlich der Optimismus, was die Anwendung von Metformin zur Verlängerung eines gesunden Lebens auch bei Menschen ohne Diabetes anging. Spätere Studien stellten die Ergebnisse aber infrage. Eine erschien 2016 und gelangte zu dem Schluss, Metformin sei zwar besser als andere Diabetesmedikamente, sodass Diabetiker, die es nehmen, ungefähr die gleiche Überlebensquote erreichen wie die Gesamtbevölkerung.[32] Drastisch gesenkt wurde die Sterblichkeit aber nicht durch Metformin, sondern durch Statine, eine Familie cholesterinsenkender Wirkstoffe, und das insbesondere bei Patientinnen und Patienten mit einer Vorgeschichte von Herz-Kreislauf-Erkrankungen. Metformin verlängerte tatsächlich das Leben von Würmern, wenn man schon bei jungen Tieren mit der Behandlung begann, aber wenn es erst in höherem Alter verabreicht wurde, war es sehr giftig und verkürzte sogar das Leben. Seltsamerweise wurde die Giftwirkung zum Teil gelindert, wenn man den Würmern gleichzeitig Rapamycin verabreichte.[33] Außerdem verminderte Metformin den gesundheitlichen Nutzen von Bewegung, die ihrerseits nachgewiesenermaßen eines der besten Gegenmittel gegen Alterserkrankungen ist.[34] Und in einer

Studie wurde behauptet, für Diabetiker bestehe bei Metforminbehandlung ein erhöhtes Risiko für Demenzerkrankungen einschließlich der Alzheimer-Krankheit.[35]

Mit solchen Unsicherheiten beschäftigt sich »Targeting Aging with Metformin« (TAME), eine große klinische Studie mit über 3000 Freiwilligen im Alter zwischen 65 und 79 Jahren. Studienleiter ist der Gerontologe Nir Barzilai vom Einstein College of Medicine in New York. Im Rahmen der Studie soll untersucht werden, ob Metformin den Ausbruch chronischer Alterskrankheiten wie Herzerkrankungen, Krebs und Demenz hinauszögert, und gleichzeitig soll nach unerwünschten Nebenwirkungen gesucht werden.[36]

Zurzeit sind die Belege dafür, dass Metformin sich auf die Lebensdauer auswirkt, trotz beträchtlicher Forschungsanstrengungen alles andere als eindeutig. Die Wirkung ist nicht annähernd so stark oder gut nachgewiesen wie beim Rapamycin, das den TOR-Regulationsweg hemmt. Das Interesse am Metformin ist unter anderem deshalb so groß, weil seine langfristige Ungefährlichkeit bei Diabetikern bereits nachgewiesen wurde. Menschen mit Diabetes sind glücklich mit Metformin, denn für sie besteht ohne die Behandlung ein weitaus größeres Risiko, an schlechter Gesundheit zu leiden und irgendwann an den Komplikationen der Krankheit zu sterben. Aber seine langfristige Anwendung bei gesunden Erwachsenen schon jetzt zu empfehlen, ist angesichts der hier erwähnten potenziellen Nachteile etwas ganz anderes.

DAMIT HABEN WIR, ausgehend von dem uralten Gedanken, dass Selbstkontrolle über die eigene Ernährung für Menschen gut ist und Völlerei einen hohen gesundheitlichen Preis fordert, einen langen Weg zurückgelegt. Am Anfang standen wissenschaftliche Belege, dass Kalorienbeschränkung ein gesundes Leben im Vergleich zu beliebig hoher Nahrungsaufnahme verlängern kann. In den letzten Jahrzehnten wurde dann nachgewiesen, dass zwei zuvor unbekannte Regulationswege namens TOR und IGF-1 in den Zellen wichtig sind und auf die Kalorieneinschränkung reagieren. Damit wiederum eröffnete sich die Möglichkeit, die gesunde Lebensspanne und sogar die gesamte Lebensdauer zu verlängern, indem man Einfluss auf diese Regulationswege nimmt. Die Welt der medizinischen Forschung hat ungeheure Anstrengungen darauf verwendet, die Auswirkungen von Rapamycin, Metformin und ähnlichen Verbindungen auf Alterung und Lebensdauer zu studieren. Rapamycin und seine chemischen Verwandten gehören zu den vielversprechendsten Mitteln, wenn man der Alterung entgegenwirken will. Aber man sollte immer daran denken, dass eine Hemmung dieser einzelnen Regulationswege nicht das Gleiche ist wie die Kalorienbeschränkung. Bis Wirksamkeit und Unbedenklichkeit solcher Methoden nachgewiesen sind, ist noch viel Arbeit erforderlich.

Im Zusammenhang mit der Entdeckung der TOR- und IGF-1-Regulationswege fallen mir mehrere Dinge auf. Erstens war es schon eine völlige Überraschung, dass es diese Wege überhaupt gibt. Zweitens hatte man im Fall von TOR ursprünglich überhaupt nicht nach einem Zusammenhang mit der Kalorienbeschränkung gesucht, von der Alterung ganz zu schweigen. Durch schieren Zufall entdeckte man in den Zellen wichtige Vorgänge, die nicht nur für die Alterung von Bedeutung sind, sondern auch für viele Krankheiten. Drittens waren daran Lebewesen wie Hefe und Würmer beteiligt, die nicht unbedingt naheliegende Objekte zur Erforschung der Alterung zu sein scheinen. Und schließlich kam die Entdeckung, dass ein einzelnes Gen sich so drastisch auf die Lebensdauer auswirken kann, vollkommen unerwartet.

Bevor wir das komplizierte Labyrinth der Kalorienbeschränkung und ihrer Regulationswege verlassen, wollen wir noch einen dritten Handlungsstrang betrachten. Wie die Geschichte von TOR beginnt er bei der Bäckerhefe. Aber im Gegensatz zu den Entdeckern von TOR, die sich nicht einmal mit irgendwelchen Fragen nach dem Alterungsprozess beschäftigten, handelt diese Geschichte von Forschern, die gezielt die Hefe nutzten, um Gene zu entdecken, die mit der Alterung zusammenhängen. Eine Hefezelle teilt sich, indem sie kleinere Tochterzellen abschnürt. Bei jeder derartigen Knospung trägt die Mutterzelle Narben auf ihrer Oberfläche davon, sodass sie nur eine begrenzte Zahl von Teilungen durchmachen kann. Die Unfähigkeit zu weiterer Teilung wird als replikative Alterung bezeichnet. Nun sollte man eigentlich nicht meinen, dass die Erforschung einer solchen ziemlich spezialisierten Eigenschaft eines Einzellers wie Hefe für ein so komplexes Phänomen wie die Alterung der Menschen irgendeine Bedeutung haben sollte. Genau diese Skepsis schlug Leonard Guarente vonseiten seiner Kollegen am MIT entgegen, als er erklärte, er wolle die Alterung an Hefe erforschen.[37]

Wie viele Molekularbiologen, so hatte auch Guarente an Hefe untersucht, wie Gene ein- und ausgeschaltet werden, das heißt, wie die Transkription der DNA in mRNA gesteuert wird. Im Jahr 1991, drei Jahre nach Johnsons Bericht über die langlebigen Würmer mit der Mutation in *age-1*, hatte Guarente am MIT eine unbefristete Stelle als Dozent. Er war bereits arriviert und beruflich abgesichert, und als seine beiden Studenten Brian Kennedy und Nicanor Austriaco erklärten, sie wollten sich mit der Alterung beschäftigen, erklärte sich Guarente bereit, sich auf dieses für ihn vollkommen neue Fachgebiet zu begeben. Damit sollte sich sein weiterer beruflicher Werdegang drastisch verändern.

Als Erstes identifizierten Guarente und seine Studenten drei Gene, die zur Familie der SIR-Gene (für *silent information regulator*, »stummer Informationsregulator«) gehörten. Die SIR-Familie steuert ihrerseits Gene, die den Paarungstyp der Hefe (ihr »Geschlecht«) definieren. (Die Paarung der Hefe ist ein komplizierter Vorgang; die Zellen können ihr »Geschlecht« wechseln und von einem Typ in den anderen übergehen.) Schließlich konnte Guarentes Team nachweisen, dass eines dieser Gene namens *Sir2* die größten Auswirkungen auf die Lebensdauer der Hefezellen hat. Stieg die Menge von Sir2 in den Zellen, so verlängerte sich auch ihre Lebensdauer, durch eine Mutation dagegen verkürzte sie sich.[38] Der Effekt war nicht so groß wie der Faktor 2, den man bei Würmern mit Mutationen von *age-1* oder *daf-2* beobachtet. Dennoch hatten sie bei der Hefe eindeutig ein Gen identifiziert, das darüber bestimmt, wie häufig sich eine Mutterzelle teilen kann, bevor sie erschöpft ist. Noch vielversprechender war, dass *Sir2* stark konserviert ist, wie man es nennt: Es gibt dazu Entsprechungen bei anderen biologischen Arten, so bei Fliegen, Würmern und Menschen. Bald stellte das Team mit wachsender Erregung fest, dass eine Steigerung der Menge von Sir2 auch bei Fliegen und Würmern das Leben verlängerte.[39]

Aber wie funktioniert das? Erinnern wir uns: Unser Genom kann durch epigenetische Markierungen neu codiert werden, chemische Anhängsel, die entweder an die DNA selbst gebunden sind oder an die eng mit ihr verbundenen Histon-Proteine. Im Allgemeinen aktivieren Acetylgruppen, die an die Histone angefügt werden, die betreffenden Chromatinabschnitte, durch die Entfernung von Acetylgruppen werden sie zum Schweigen gebracht. Wie sich herausstellte, ist Sir2 eine Deacetylase,[40] also ein Enzym, das Acetylgruppen von Histonen und anderen Proteinen entfernt. Vieles spricht dafür, dass diese Aktivität die Gene an der Grenze der Telomere zum Schweigen bringt und so die Lebensdauer beeinflusst. Außerdem braucht Sir2 das Nikotinamid-Adenin-Dinukleotid (NAD), eine Substanz, die für den Energiestoffwechsel in der Zelle erforderlich ist. Das war ein Anhaltspunkt, dass in Zeiten der Nahrungsknappheit nicht genügend freies NAD zur Aktivierung von Sir2 zur Verfügung steht. Plötzlich konnte man einen plausiblen Zusammenhang zwischen Sir2 und der Kalorienbeschränkung herstellen, die man schon lange bei vielen Organismen einschließlich der Hefe mit der Alterung in Verbindung gebracht hatte. Tatsächlich beseitigte eine Mutation von Sir2 bei Fliegen wie auch bei Hefe den lebensverlängernden Effekt der Kalorieneinschränkung, und bei Würmern erforderte die Wirkung von Sir2 auch, dass daf-16 vorhanden war, derselbe Transkriptionsfaktor, den man bereits als Ziel des IGF-1-Weges identifiziert hatte.[41] Plötzlich passte alles zusammen: Eine Mutation, die sich bei Hefe auf die Lebensdauer auswirkt, stand plötzlich im Zusammenhang mit einem Regulationsweg, der bei Würmern die Alterung beeinflusst, und der wiederum ist mit der Kalorieneinschränkung verbunden.

Die Entdeckung von Mutanten, die sowohl bei Würmern als auch bei Hefe die Lebensdauer steigern, war für Guarente und Kenyon ein Anlass, in der Fachzeitschrift *Nature* einen begeisterten Artikel zu schreiben und die Aussicht auf eine Lösung des Alterungsproblems zu besingen. »Wenn einzelne Gene verändert sind«, schrieben sie, »bleiben Tiere, die eigentlich alt sein müssten, jung. Beim Menschen wären diese Mutanten die Entsprechung zu einem Neunzigjährigen, der wie 45 aussieht und sich so fühlt. Davon ausgehend betrachten wir die Alterung zunehmend als Krankheit, die man heilen oder zumindest hinausschieben kann.«[42] Anschließend gründeten sie in Cambridge im US-Bundesstaat Massachusetts ein Unternehmen mit dem ebenso optimistischen Namen Elixir Pharmaceuticals.

Nicht lange nachdem Guarente seinen ersten Durchbruch erzielt hatte, hielt er im australischen Sydney einen Vortrag. Unter den Zuhörern war David Sinclair, ein forscher junger Doktorand, der an der University of New South Wales an seiner Dissertation arbeitete. Sinclair war von Guarentes Befunden beeindruckt und begeistert, und später überzeugte er den Kollegen, ihn am MIT als Postdoc aufzunehmen. Danach baute Sinclair an der Harvard Medical School, auf der anderen Seite des Flusses in Boston, ein eigenes Labor auf und arbeitete weiter an Sir2 und Alterung; damit wurde er zu einem Konkurrenten seines früheren Mentors. Als Nächstes gründete auch Sinclair ein eigenes Unternehmen mit dem eher beschreibenden, bescheidenen Namen Sirtris Pharmaceuticals.

Mittlerweile war man in der Wissenschaft erpicht auf die Klärung der Frage, ob die Entsprechung von Sir2 bei Menschen und anderen Säugetieren ähnlich nützliche Auswirkungen auf Lebensdauer und Gesundheit hat. Bei Säugetieren hat die Genfamilie sieben Mitglieder, die als SIRT1 bis SIRT7 bezeichnet werden. Wie die Entsprechung zu Sir2 bei anderen Lebewesen werden diese Proteine gemeinsam auch Sirtuine genannt. (Proteine, die andere Proteine aktivieren, erhalten häufig Namen mit der Änderung *-in. Sirtuine* ist einfach ein Wortspiel für »Sir2-ine«.) SIRT1 schien Sir2 am ähnlichsten zu sein und zog deshalb die größte Aufmerksamkeit auf sich. Das Ziel bestand darin, eine Pille – oder einen Zaubertrank – zu finden, welche die Sirtuine auf nützliche Weise aktiviert.

Hier nimmt die Geschichte eine recht seltsame und ziemlich französische Wendung. In Frankreich, wo die Menschen üppig essen, kommen Herzkrankheiten relativ selten vor. Schon lange gab es Spekulationen, das könne daran liegen, dass man in dem Land auch üppige Mengen Rotwein trinkt. Sinclair identifizierte in Zusammenarbeit mit einem Biotechnologieunternehmen aus Boston das Resveratrol als eine der Verbindungen, die SIRT1 anregen. Weinfreunde auf der ganzen Welt jubelten, denn Resveratrol ist ein Inhaltsstoff von Rotwein. Endlich gab es eine wissenschaftliche Erklärung für den Nutzen der französischen Lebensweise.[43] Die Begeisterung wurde offenbar auch nicht durch die Erkenntnis getrübt, dass man ungefähr 1000 Flaschen Wein gebraucht hätte, um die Menge an Resveratrol zu erzeugen, die in den Studien verwendet wurde.

Sinclairs Team und eine konkurrierende Arbeitsgruppe konnten die Frage offenbar endgültig klären, als sie Resveratrol an Mäuse verfütterten, die ansonsten stark zucker- und fetthaltige Nahrung erhielten. Die Tiere blieben zwar übergewichtig, und ihre *maximale* Lebensdauer änderte sich nicht, sie waren aber vor den Krankheiten geschützt, die durch übermäßiges Essen entstehen: Eine größere Zahl von ihnen überlebte bis ins hohe Alter, und ihre Organe waren nicht so erkrankt, wie es für übergewichtige Mäuse typisch ist.[44]

Es schien genau der Freibrief zu sein, auf den alle gewartet hatten: die Erlaubnis, übermäßig in ungesunden Lebensmitteln zu schwelgen, ohne dass es unangenehme Wirkungen hatte. Sinclair, der nie schüchtern war, wenn es um Selbstvermarktung ging, machte 2008 erneut Schlagzeilen, als der Pharmakonzern GlaxoSmithKline sein Unternehmen Sirtris für atemberaubende 720 Millionen Dollar übernahm. Er hatte sowohl den wissenschaftlichen als auch den kommerziellen Jackpot geknackt – so schien es jedenfalls. Aber schon zu jener Zeit herrschte in der Branche eine beträchtliche Skepsis wegen der Übernahme.

Die Behauptungen der Sirtuin-Anhänger trafen auf beträchtlichen Widerspruch. Ein Teil davon kam seltsamerweise von Brian Kennedy und Matt Kaeberlein, zwei früheren Kollegen von Sinclair aus dem Labor von Guarente. Sie hatten mit ihren Arbeiten unter anderem gezeigt, dass die Kalorienbeschränkung im Gegensatz zu früheren Befunden sogar zu einer noch stärkeren Verlängerung der Lebensdauer führt, wenn den Hefezellen Sir2 fehlt. Demnach liegt die Vermutung nahe, dass zwischen beidem kein Zusammenhang besteht.[45] Sir2 dürfte vielmehr auf andere Weise wirken, nämlich indem es die Histone an der DNA deacetyliert und so das Programm der Genexpression abwandelt. Weiterhin fanden die beiden heraus, dass die Wirkung von Resveratrol auf SIRT1 auf ein Fluoreszenzmolekül zurückzuführen war, mit dem die Aktivierung nachgewiesen werden sollte. Ohne diese zusätzlichen Moleküle war kein Aktivitätsanstieg zu beobachten, das heißt, es war nicht einmal klar, ob Resveratrol überhaupt eine Wirkung auf SIRT1 hat. Und nicht nur das: Sie konnten bei Hefe auch keine Wirkung von Resveratrol auf Sir2 oder die Lebensdauer nachweisen.[46] Pharma-Unternehmen verwenden in der Regel nicht viel Zeit darauf, sich gegenseitig zu widerlegen, aber bei Pfizer unternahmen Mitarbeiter einen ungewöhnlichen Schritt: Sie veröffentlichten einen Bericht und erklärten darin, auch mehrere andere von Sirtris nachgewiesene Verbindungen würden SIRT1 nicht unmittelbar aktivieren.[47]

Die Tätigkeit eines Apparats zu blockieren, ist immer viel einfacher, als seine Leistung zu verbessern. Mit der Arzneimittelentwicklung verhält es sich genauso: Viele Arzneimittel wirken, indem sie ein Enzym hemmen; einen neuen Wirkstoff herzustellen, der ein Enzym leistungsfähiger macht, ist immer eine Herausforderung und gelingt nur selten. Deshalb sorgte die sehr teure Sirtris-Übernahme durch

Glaxo in der Branche für Stirnrunzeln. Schließlich gab das Unternehmen die Hauptwirkstoffe, die es von Sirtris erworben hatte, auf und schloss die Abteilung. Fünf Jahre nach der Firmenübernahme gelangte ein Artikel im Magazin *Forbes* zu dem Schluss, die Nutzeffekte von Rotwein könne man am besten erleben, wenn man ihn in Maßen trinkt.[48]

Sinclair und andere folgten natürlich einer Aussage des Physikers Max Planck, wonach Wissenschaftler ihre Ansichten nur selten im Licht widersprüchlicher Belege ändern, und beharrten auf ihrem Standpunkt. Als Entgegnung auf die neuen Befunde berichteten sie, Resveratrol wirke in der Zelle mit Helfersubstanzen zusammen, und diese hätten ähnliche Eigenschaften wie die Fluoreszenzmoleküle, mit denen sie die Aktivität von Sir2 im Reagenzglas verfolgt hätten. Das führte – dieses Mal in der Fachzeitschrift *Science* – zu einem weiteren Kommentar mit dem Titel »Rotwein, (wieder einmal) Stadtgespräch«.[49]

Diese optimistische Einschätzung gilt es aber gegen eine systematische Studie abzuwägen, in der das National Institute on Aging 2013 mehrere Substanzen bewertete, die angeblich die gesunde oder die gesamte Lebensdauer verlängerten, unter ihnen auch Resveratrol. Auf die Lebensdauer von Mäusen hatte keine davon signifikante Auswirkungen.[50] Getestet wurden unter anderem auch Curcumin, das in Gelbwurzpflanzen vorkommt, und ein Extrakt aus grünem Tee – aber anscheinend ist kaum ein Bioladen aufgrund solcher Befunde pleite gegangen.

Abgesehen vom Resveratrol stellten Skeptiker allmählich auch die ganze Idee von den Sirtuinen infrage. Sir2 verlängert die Zeit der Fortpflanzungsfähigkeit, aber deren Verlust ist bei Hefe nur ein Aspekt der Alterung. Es gibt auch die chronologische Lebensdauer, das heißt die Zeit, in der Hefe in einem halb ruhenden Zustand überleben kann – beispielsweise wenn die Nährstoffe knapp werden. Diese chronologische Lebensdauer vermindert sich bei Hefe sogar nach Aktivierung von Sir2.[51] Wir Menschen machen uns in der Regel –

vielleicht mit Ausnahme von wenigen sehr reichen alten Männern – nicht in erster Linie Sorgen um unsere Fortpflanzungsfähigkeit im hohen Alter, sondern um die Ausdehnung der Lebensdauer und eine Verbesserung unserer Gesundheit.

Spätere Untersuchungen standen auch im Widerspruch zu einigen der ersten Studien zu den Auswirkungen von Sir2 auf die Lebensdauer. Wenn man einen Effekt auf eine Mutation zurückführt, muss man darauf achten, dass man bei der Erzeugung des mutierten Stammes keines der vielen tausend anderen Gene dieses Organismus verändert hat. Es wurde klar, dass eine Überproduktion von Sir2 bei Würmern und Fliegen keine Auswirkungen auf die Lebensdauer hat, solange sich in der genetischen Ausstattung der Tiere ansonsten nichts verändert. Damit war aus der Begeisterung für die Sirtuine als potenzielles Mittel zur Lebensverlängerung ein beträchtlicher Teil der Luft herausgelassen. Dies zeigte sich in Fachaufsätzen mit Überschriften wie »Midlife Crisis für Sirtuine« und »Alterung: lange Lebensdauer vor einer Straßensperre«. Leonard Guarente fühlte sich angegriffen und wiederholte das Experiment mit Würmern, die übergroße Mengen an Sir2 produzierten, ohne dass sich ihr genetischer Hintergrund verändert hatte; daraufhin musste er seine frühere Schätzung von einer Steigerung der Lebenserwartung um bis zu 50 Prozent auf 15 Prozent zurückschrauben.[52]

In Wirklichkeit könnte sich herausstellen, dass SIRT6 unter allen Sirtuinen die größten Auswirkungen hat; bei Mäusen, denen dieses Protein fehlt, entwickeln sich nach zwei bis drei Wochen schwere Anomalien, und nach ungefähr vier Wochen sterben sie. SIRT6 ist ebenfalls eine Histon-Deacetylase und könnte Einfluss darauf haben, wie Gene im Chromatin der Telomere exprimiert werden. Einige Studien deuten darauf hin, dass es die Lebenserwartung bei Mäusen verlängert, und in einer Untersuchung wurde die Theorie aufgestellt, dass es diesen Effekt hat, weil es die DNA-Reparatur anregt.[53]

Aufschlussreich ist, dass Kennedy und Kaeberlein, zwei anerkannte, angesehene Wissenschaftler aus Guarentes Institut, sich mittlerweile von den Sirtuinen vollkommen abgewandt haben und sich auf andere Aspekte der Altersforschung konzentrieren, so auf den TOR-Regulationsweg und seine Beeinflussung durch Rapamycin. Die Sirtuine könnten zwar über ihre Wirkung auf die Histone an Genexpressionmustern und Genomstabilität beteiligt sein und sind für die Physiologie des Menschen aus Gründen, die wir noch nicht geklärt haben, wichtig. Aber die Begeisterung für ihre Anwendung gegen das Altern hat, abgesehen von ihren gläubigen Anhängern, nachgelassen. In der Welt der Altersforschung wird mittlerweile stark bezweifelt, dass Sirtuine in einem unmittelbaren Zusammenhang mit der Kalorienbeschränkung oder der Verlängerung der Lebensdauer stehen.[54]

Ungeachtet des Schicksals der Sirtuine hat ein anderes, ähnliches Molekül beträchtliche Bekanntheit erlangt: das Nikotinamid-Adenin-Dinukleotid oder NAD. Es hat in der Zelle viele lebenswichtige Funktionen, unter anderem auch für die Tätigkeit der Sirtuine. Vom Organismus wird es aus Nikotinsäure (Niacin) oder Nikotinamid hergestellt, zwei geringfügig unterschiedlichen Formen des Vitamins B3, Zellen können es aber auch aus der Aminosäure Tryptophan gewinnen oder indem sie abgebaute Moleküle wiederverwerten.[55]

In der Zelle wechselt NAD zwischen einer oxidierten und einer reduzierten Form; es trägt dazu bei, dass Glukose verbrannt und in andere Energieformen umgewandelt wird. Dieser Prozess, Zellatmung genannt, ist für unsere Fähigkeit, Glukose als Brennstoff zu verwerten, vollkommen unentbehrlich. Das NAD wird dabei allerdings nicht schnell verbraucht, sondern nimmt abwechselnd seine beiden Formen an. Daneben hat NAD aber noch andere lebenswichtige Funktionen, unter anderem bei der Reparatur von DNA und bei der Abwandlung der Genexpression durch Sirtuine. Bei diesen Tätigkeiten wird es aufgebraucht. Deshalb nimmt unser NAD-Spiegel ab, wenn wir älter werden. Einer der größten Verbraucher der Energiequelle Glukose ist das Gehirn, deshalb kann man sich leicht vorstellen, wie eine Abnahme der NAD-Menge die Gehirnfunktion beeinträchtigt. Sie schafft aber auch eine Fülle weiterer Probleme, von einer zunehmenden Entzündungsneigung bis zum Nervenverfall.[56] Das mag sich für ein einzelnes Molekül nach einer ganzen Menge anhören, es sagt aber schlicht etwas darüber aus, welch zentrale Stellung NAD in unserem Stoffwechsel einnimmt.

Unsere Zellen können NAD nicht unmittelbar aus der Nahrung aufnehmen. Wir nutzen aber direkte Vorläufermoleküle des NAD: Besonders bekannt sind NR (Nicotinamid Ribosid) und NMN (Nikotinamid Mononukleotid). Wer im Internet nach ihnen sucht, findet auf unzähligen Websites die Behauptung, das eine oder andere sei – je nachdem, was gerade verkauft werden soll – als Anti-Aging-Nahrungsergänzung besser. Einer Studie zufolge verlangsamte sich bei Mäusen, bei denen man den NAD-Spiegel durch Zufuhr von NR oder NMN gesteigert hatte, der Verlust der Stammzellen, außerdem waren die Tiere vor Muskelschwund und anderen Verfallssymptomen geschützt.[57] Einem anderen Bericht zufolge führte ein höherer NAD-Spiegel zu einer Verlängerung der Lebensdauer. Da aber NAD für die Chemie des Lebendigen eine so zentrale Rolle spielt, könnte es auch Nutzeffekte haben, die in keinem Zusammenhang mit einer Zunahme der Lebensdauer stehen. Charles Brenner, ein langjähriger Experte für den NAD-Stoffwechsel, sagt sogar: »Ich erkläre den Leuten ausdrücklich, dass NR kein Wirkstoff zur Lebensverlängerung ist und dass die Begründung für seine Verwendung nichts mit Sirtuinen zu tun hat, dafür aber umso mehr mit dem akuten oder chronischen Verlust von Redoxreaktionen (Reduktions-/Oxidationsreaktionen im Rahmen der Zellatmung) und Reparaturfunktionen bei den Störungen, denen das NAD-System ausgesetzt ist. Der NR-Studie zufolge, die mich am meisten interessiert, wird die Wundheilung nach Kratzern und Verbrennungen unterstützt.«[58] Was die Einnahme von NR oder NMN beim Menschen bewirkt, ist nicht abschließend geklärt; bisher gibt es keine Langzeitstudien, in denen Nutzen oder Nebenwirkungen untersucht wurden.[59] Das konnte allerdings nicht verhindern, dass sie in großem Umfang als Anti-Aging-Nahrungsergänzungen vermarktet werden, deren angeblicher oder tatsächlicher physiologischer Nutzen keine Zulassung durch Behörden wie die FDA benötigt. Der weltweite Umsatz mit NMN beläuft sich jährlich auf 280 Millionen Dollar und soll den Voraussagen zufolge bis 2028 auf fast eine Milliarde ansteigen.[60]

Jetzt wissen wir, wie unsere Zellen ein genau abgestimmtes Programm der Proteinproduktion koordinieren und wie dieses Programm ins Wanken gerät, wenn wir älter werden. Mit einer einfachen Korrektur – einer Einschränkung unserer Kalorienaufnahme und guter Ernährung – können wir über komplizierte, miteinander verknüpfte Reaktionswege viel dazu beitragen, diesen Verfall zu bremsen. In der Altersforschung herrscht große Begeisterung über die Aussicht, Wirkstoffe herzustellen, die solche Reaktionswege hemmen und den gleichen Nutzeffekt haben wie die Kalorienbeschränkung.

Eine Zelle ist aber nicht nur ein Sack voller Proteine. Sie enthält auch große Strukturen und ganze Organellen, die harmonisch zusammenwirken müssen. Wann und warum solche Beziehungen zusammenbrechen, ist eine Frage an der vordersten Front der Altersforschung. Und seltsamerweise geht alles auf einen uralten Parasiten zurück. Normalerweise halten wir Parasiten für schädlich, aber dieser war ein zweischneidiges Schwert. Einerseits versetzte er uns in die Lage, eine Evolution durchzumachen und von kleinen Einzellern zu den komplexen Lebewesen zu werden, die wir heute sind. Andererseits ist er aber auch ein wichtiger Grund dafür, dass wir altern.

KAPITEL 9

DER BLINDE PASSAGIER IN UNS

Ein paar Mal im Jahr besuche ich meinen zehnjährigen Enkel in New York und erlebe dabei etwas, das sicher allen Großeltern vertraut ist. Für mein Alter bin ich zwar körperlich fit, aber wenn ich einen Tag mit ihm zusammen war, fühle ich mich erschöpft. Woher nimmt er die grenzenlose Energie, die mich schon beim Zusehen müde macht? Ein Grund, warum mir sein Elan fehlt, ist auch die Erklärung dafür, warum wir als komplexe Lebewesen überhaupt existieren, und er reicht bis zu einem Ereignis zurück, das sich vor ungefähr zwei Milliarden Jahren abspielte.

Die ersten Lebensformen waren Einzeller, die in einer Ursuppe herumschwammen. Wie konnten wir aus ihnen hervorgehen? Jede Zelle in unserem Körper ist viel größer und komplizierter als ein typisches Bakterium, und so war es sogar ein Rätsel, wie sich auch nur eine dieser komplexen Zellen in der Evolution entwickeln konnte. Anfang des 20. Jahrhunderts äußerte der russische Botaniker Konstantin Mereschkowski die Vermutung, eine Zelle könne eine andere einfachere, kleinere Zelle verschluckt haben. Für sich betrachtet war das nichts Bemerkenswertes: Normalerweise wird die kleinere Zelle entweder getötet und verdaut, oder die größere Zelle hat mehr geschluckt, als sie vertragen kann, und geht an der Verdauungsstörung zugrunde. In einem Fall jedoch, so Mereschkowski, überlebten sowohl die schluckende als auch die verschluckte Zelle – und seither leben sie immer zusammen und vermehren sich.

Die Theorie kursierte seit Jahrzehnten, aber glaubwürdig wurde sie eigentlich erst in den 1960er-Jahren, als die Biologin Lynn Margulis sich erstmals damit beschäftigte. Margulis war eine Rebellin. Sie war zunächst mit dem Astronom Carl Sagan verheiratet, später ehelichte sie den Chemiker Thomas Margulis, von dem sie sich ebenfalls wenig später wieder scheiden ließ. Sie wird mit den Worten zitiert: »Ich habe meinen Job als Ehefrau zweimal aufgegeben. Eine gute Ehefrau, eine gute Mutter und eine erstklassige Wissenschaftlerin zu sein ist nicht menschenmöglich. Das schafft niemand – irgendetwas muss man aufgeben.«[1] Eine ihrer umstrittenen Theorien war die Gaia-Hypothese, die sie zusammen mit dem Wissenschaftler James Lovelock formulierte: Sie besagt, die gesamte Biosphäre – die Erde, ihre Atmosphäre, ihre Geologie und alle Lebensformen, die auf ihr wohnen – sei ein sich selbst regulierender, lebender Organismus. Außerdem hatte sie auch andere extreme und beunruhigende Ansichten. In einem Essay stellte Margulis die Vermutung an, die Anschläge des 11. September auf das World Trade Center seien Teil einer von der US-Regierung ausgeheckten Verschwörung gewesen,[2] und sie stellte auch infrage, ob das menschliche Immunschwächevirus HIV tatsächlich die Ursache des erworbenen Immunschwächesyndroms, kurz AIDS, sei.[3] Mit ihrem Selbstbild als Außenseiterin fühlte sie sich vielleicht von Verschwörungstheorien angezogen, aber mit dieser Einstellung konnte sie auch einen wichtigen Beitrag zu unseren Kenntnissen über das Leben leisten.

Margulis war überzeugt, dass Symbiose weit verbreitet ist und dass die Eukaryonten – komplexer gebaute Zellen mit einem Zellkern – in der Evolution durch symbiotische Beziehungen zwischen Bakterien entstanden sind. Zu jener Zeit lautete die Lehrmeinung, die einfacheren Bakterien hätten sich allmählich zu komplexeren Zellen entwickelt. Man kann sich Margulis' Idee als Erweiterung der Gedanken vorstellen, die Mereschkowski bereits 60 Jahre zuvor geäußert hatte, aber sie war immer noch so umstritten, dass ihre Arbeit von 15 Fachzeitschriften abgelehnt wurde, bevor sie 1967 im *Journal of Theoretical Biology* (unter dem Namen Lynn Sagan) publiziert wurde.[4] Margulis vermutete, dass die Nachkommen der Bakterien, die ursprünglich verschluckt wurden, heute als Organellen in der größeren Zelle weiterleben. Aus Tierzellen kennen wir diese Gebilde als Mitochondrien. Pflanzen besitzen außer den Mitochondrien noch weitere Nachkommen von Bakterien: die Chloroplasten, die das Sonnenlicht durch Photosynthese in Zucker umwandeln. Ohne diese blinden Passagiere in unserem Inneren könnten weder wir noch die Pflanzen existieren.

Nach heutiger wissenschaftlicher Kenntnis fand das entscheidende Ereignis, das zur Bildung der Eukaryonten führte, vor rund zwei Milliarden Jahren statt, als ein Einzeller, ein sogenanntes Archaeon, ein kleineres Bakterium verschluckte. Gegen alle Wahrscheinlichkeit überlebte das Bakterium, und schließlich ging es mit seinem Wirt eine symbiotische Beziehung ein. In den seither verstrichenen zwei Milliarden Jahren entwickelten sich die Bakterien zu Mitochondrien. Diese wurden vor 170 Jahren entdeckt, und seither hat man festgestellt, dass es sich bei ihnen um stark spezialisierte Energieproduktionszentren der Zellen handelt. Mit ihrer Fähigkeit, Energie zu erzeugen, konnten unsere primitiven Vorfahren sich zu der heutigen gewaltigen, komplizierten Vielfalt der Zellen entwickeln, und sie begünstigte das Wachstum komplexer Lebensformen. Wir wissen aber auch, dass Energie erhalten bleibt und nicht aus dem Nichts erschaffen werden kann. Was bedeutet es also, wenn man sagt, Mitochondrien würden Energie erzeugen?

Betrachten wir einmal die heutige Welt im Gegensatz zu einer einfacheren, vorindustriellen Zeit. In einer primitiven Welt gab es viele verschiedene Energiequellen. Man konnte Dinge mit Sonnenenergie aufwärmen; man konnte Holz oder andere Brennstoffe verfeuern und so Wärme erzeugen; man konnte die Strömung eines Flusses oder die Windkraft nutzen, um ein Mühlrad in Drehung zu versetzen; und mit dem Wind konnte man über die Ozeane segeln. Diese verschiedenen Energiequellen sind aber nicht austauschbar, und sie lassen sich nur auf sehr begrenzte Weise nutzen. Mit dem Wind konnte man beispielsweise kein Essen kochen, mit Feuer konnte man kein Mühlrad bewegen usw.

Denken wir nun an die heutige Welt: Praktisch alle Energiequellen, von Sonnen- und Windenergie bis zu fossilen Brennstoffen und Kernspaltung lassen sich in Elektrizität umwandeln. Strom kann man seinerseits für nahezu alles nutzen. Er liefert Wärme und Licht, treibt Autos und Züge an, unterhält uns mit Fernsehen und anderen Gerätschaften und ermöglicht die augenblickliche Kommunikation rund um die Welt. Elektrizität ist zur universellen Energiewährung geworden, ganz ähnlich wie Geld als Währung schon vor vielen Jahrhunderten an die Stelle des Tauschhandels trat.

Genau das tun die Mitochondrien in einer Zelle. Sie nehmen weniger vielseitige Formen der Energie – beispielsweise die Kohlenhydrate, die wir essen – und wandeln sie in die allgemeine Energiewährung der Zelle um, Moleküle einer Verbindung namens Adenosintriphosphat oder ATP. Das ATP ist uns bereits begegnet: Es ist einer der Bausteine der RNA und besteht aus der Base Adenin, die mit einem Ribosezucker und einer Kette aus drei Phosphatgruppen verbunden ist. Die Bindungen zwischen den Phosphatgruppen sind energiereich, wie man in der Chemie sagt. Es erfordert Energie, sie herzustellen, und wenn sie aufgelöst werden, wird die Energie wieder frei. Braucht die Zelle die Energie für einen bestimmten Prozess, kann sie die Bindung zwischen der zweiten und dritten Phosphatgruppe aufbrechen und die dabei freigesetzte Energie nutzen. ATP gleicht einer winzigen, sehr beweglichen molekularen Batterie.

Wenn wir Nahrung und insbesondere Kohlenhydrate verdauen, verbrennen wir eigentlich den Zucker, den wir in Form der Kohlenhydrate aufnehmen. Chemisch ist das so, als würden wir den Zucker in einer Flamme verbrennen, nur vollziehen unsere Zellen den Vorgang auf sehr kontrollierte Weise. Das Ergebnis ist aber in beiden Fällen das Gleiche: Zucker verbindet sich mit Sauerstoff, dabei entstehen Kohlendioxid und Wasser, und Energie wird freigesetzt. Genau das tun wir, wenn wir ein- und ausatmen. Die durch die Zellatmung freigesetzte Energie dient den Mitochondrien zur Herstellung von ATP.

Chemisch ähnelt der Prozess den Methoden, mit denen wir Strom aus Wasserkraft erzeugen. Im Gegensatz zu unseren Zellen als solche, die von einer einzelnen Membran umhüllt sind, haben die Mitochondrien wie ihre bakteriellen Vorfahren zwei Membranen: Jede davon ist eine dünne Doppelschicht aus Lipiden, fettähnlichen Molekülen, die wässrige Räume voneinander trennen. Innerhalb der Innenmembran befindet sich ein großer Komplex aus Proteinmolekülen, der die Energie der Zellatmung nutzt, um Wasserstoffionen (H+), auch Protonen genannt, durch die Innenmembran zu schieben. Auf diese Weise entsteht ein Protonengradient, das heißt, auf einer Seite der Membran ist die Protonenkonzentration höher als auf der anderen. Und genau wie Wasser, das immer bergab fließt, sind auch die Protonen bestrebt, entlang des Konzentrationsgradienten »bergab« zu fließen. Da aber die Membran im Regelfall nicht für Protonen durchlässig ist, können sie das nur, indem sie durch ein spezialisiertes Molekül wandern, das wie eine molekulare Turbine wirkt. Ganz ähnlich wie das Wasser, das an einem Staudamm durch große

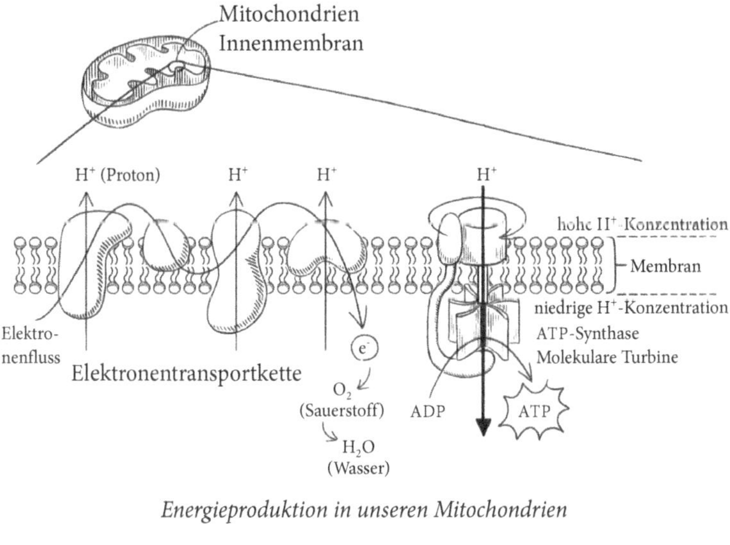

Energieproduktion in unseren Mitochondrien

Rohrleitungen bergab fließt und dabei Turbinen antreibt, die dann Elektrizität erzeugen, durchlaufen die Protonen dieses besondere Molekül, die ATP-Synthase, das sich nun tatsächlich wie eine Turbine dreht. Dabei stellt es ein ATP-Molekül her, indem es an Adenosin*di*phosphat (ADP), das nur zwei Phosphatgruppen enthält, eine dritte anfügt.[5]

Die Geldwährung schuf die Voraussetzungen, damit Handel und Wohlstand drastisch ansteigen und komplizierte Gesellschaften entstehen konnten, und die Energiewährung der Elektrizität versetzte die Gesellschaften in die Lage, technisch unglaublich komplex zu werden; ebenso konnten Zellen durch die effiziente ATP-Produktion immer komplexer werden und sich stärker spezialisieren. ATP ist ein kleines Molekül und findet seinen Weg je nach Bedarf bis in den letzten Winkel der Zelle. Es liefert die Energie für alles Mögliche, von der Herstellung der Zellbestandteile über den Transport von Teilen der Zelle bis zu ihren Bewegungen. Unsere Muskeln erzeugen mit ATP die Kraft, mit der sie sich zusammenziehen. In unserem Gehirn erhält ATP die elektrische Spannung an den Membranen unserer Nervenzellen aufrecht, während diese elektrische Signale weiterleiten und Impulse abfeuern. Der menschliche Organismus muss jeden Tag ungefähr sein eigenes Gewicht an ATP produzieren, und ein Fünftel davon wird allein im Gehirn verbraucht.[6] Allein das Denken verbraucht jeden Tag einige hundert Kalorien. Und nahezu das gesamte ATP wird von den Mitochondrien bereitgestellt.

Die blinden Passagiere in unserem Inneren, die ursprünglich durchaus Parasiten gewesen sein könnten, produzieren das ATP, das wir zum Überleben brauchen, und haben sich damit unentbehrlich gemacht. Mitochondrien unterscheiden sich aber auch in anderer Hinsicht von ihren bakteriellen Vorfahren. Zum einen haben sie den größten Teil ihrer Gene verloren, sodass das Mitochondriengenom heute winzig ist und in der Regel nur die Gene für wenige Dutzend Proteine enthält. Mehr als 99 Prozent der Bestandteile eines Mitochondriums werden durch Translation von Genen hergestellt, die heute in den Chromosomen in unserem Zellkern angesiedelt sind. Diese Proteine entstehen im Cytoplasma unserer Zellen und werden dann von einem komplizierten Apparat durch eine Membran des Mitochondriums oder beide transportiert. Wie und warum es den Mitochondrien gelungen ist, den größten Teil ihrer Gene in das Genom der Wirtszelle zu verlagern, und warum sie überhaupt heute noch ein Genom besitzen, ist nicht genau geklärt. Andererseits ist das kleine Mitochondriengenom die Ursache vieler Probleme: Mutationen in der Mitochondrien-DNA können zu Krankheiten wie Diabetes und Herz- oder Leberversagen führen, aber auch zu Störungen wie die Taubheit.

Unsere Mitochondrien erben wir ausschließlich von der Mutter – die Samenzelle trägt zur befruchteten Eizelle keine Mitochondrien bei. Deshalb werden auch Erkrankungen, die auf Defekte des Mitochondriengenoms zurückzuführen sind, nur über die Mutter vererbt. In Großbritannien ist es seit einigen Jahren legal, dass Eltern ein Baby mit »drei Eltern« haben. Dabei wird der Zellkern aus der Eizelle einer potenziellen Mutter, deren Mitochondrien defekt sind, in die Eizelle einer gesunden Spenderin übertragen, deren eigener Zellkern entfernt wurde. Die so entstandene Eizelle wird dann mit den Samenzellen des Vaters befruchtet und in die Gebärmutter der potenziellen Mutter eingepflanzt. Das Kind trägt vorwiegend die Gene von Vater und Mutter, aber die Mitochondrien mit ihrem winzigen Genom stammen von der Eizellenspenderin.[7]

Eine Zelle enthält zwischen mehreren Dutzend und einigen tausend Mitochondrien. Diese Organellen führen kein vollständig eigenständiges Leben wie Bakterien in einer Kultur. Vielmehr verschmelzen sie ständig und spalten sich wieder. Durch die Verschmelzung können Mitochondrien ihren Inhalt vermischen und damit teilweise geschädigte Komponenten ersetzen. Außerdem spalten sie sich auch auf unterschiedliche Weise. Wenn eine Zelle sich teilt, teilen sich auch ihre Mitochondrien, und zwar oft in der Mitte. Manchmal schnüren sich aber auch defekte Teile ab, die dann abtransportiert, abgebaut und durch Prozesse wie die Autophagie, von der in Kapitel 6 die Rede war, wiederverwertet werden.

Mitochondrien verschmelzen nicht nur untereinander, sondern vollziehen auch mit anderen Organellen der Zelle interessante Interaktionen. Wie sich herausgestellt hat, sind die Lipide – die fettähnlichen Moleküle, aus denen die Membranen bestehen – stark spezialisiert: Einzelne Organellen und Zelltypen zeichnen sich durch eine unterschiedliche Zusammensetzung von Lipiden aus. Mitochondrien tauschen oft Bestandteile mit anderen Organellen aus und können sich so gegenseitig helfen, die benötigten, spezialisierten Lipide herzustellen. Zu viele Kontakte zwischen diesen Organellen und Mitochondrien können aber ebenso schädlich sein wie zu wenige.[8]

Und schließlich produzieren Mitochondrien nicht nur ATP, sondern sie tun auch noch vieles andere. So sind sie beispielsweise der Ort, an dem die letzten Stadien der Zuckerverbrennung stattfinden. Sie sind der Ort für die Verbrennung unseres gespeicherten Fetts, was besonders wichtig ist, wenn wir keine ausreichenden Mengen an Kohlenhydraten aufnehmen, beispielsweise weil wir hungern oder Diät halten. Die Energie aus der Fettverbrennung dient ebenfalls zur ATP-Produktion. Außer dass sie der Energiegewinnung dienen, sind die Mitochondrien aber auch Teil eines komplizierten Signalübertragungsnetzwerkes, das sie mit der übrigen Zelle verbindet. Sie teilen der Zelle mit, wann das Energieniveau hoch oder niedrig ist, sodass sie sich darauf einstellen kann, indem sie geeignete Gene und Reaktionswege ein- oder ausschaltet.

Mitochondrien sind also nicht nur Kraftwerke, sondern sie sind auch zu einer zentralen Drehscheibe für den Stoffwechsel der Zelle geworden. Damit haben sie sich weit von ihrer früheren Stellung als bakterielle blinde Passagiere in unseren Zellen entfernt. Heute leben wir in einer komplexen Beziehung mit ihnen zusammen. Wenn wir älter werden, funktionieren die Mitochondrien noch, aber in ihnen haben sich Defekte angesammelt. Sie produzieren nicht nur Energie weniger effizient, sondern erfüllen auch ihre unzähligen anderen

Aufgaben nur noch mühsam und mit geringer Leistungsfähigkeit. Vielleicht keine andere Struktur in der Zelle ist so eng mit der Energie der Jugend und dem Abbau im Alter verknüpft.[9] Alternde Mitochondrien nehmen mit ihrem Niedergang sogar eine andere Form an und werden von länglich-ovalen Gebilden zu kugelförmigen Klumpen. Damit ist auch klar, warum mein Enkel mit seinen jungen, gesunden Mitochondrien sich so viel stärker energiegeladen – und allgemein gesünder – fühlt als ich.

WENN DIE MITOCHONDRIEN nicht in einem gewissen Mindestumfang funktionieren, sterben wir. Denken wir noch einmal daran: In den meisten Ländern ist der Tod als der Zeitpunkt definiert, zu dem unser Gehirn seine Funktion einstellt. Wenn wir dem Gehirn nicht genügend Sauerstoff und Zucker zur Verfügung stellen – was verschiedene Gründe haben kann, beispielsweise einen Herzinfarkt –, produzieren auch die Mitochondrien in unserem Gehirngewebe nicht mehr genügend ATP, mit dem die Neuronen funktionieren könnten – und das führt zum Hirntod. Ein plötzlicher Herzinfarkt und der damit verbundene Sauerstoffmangel ist ein drastisches Ereignis, aber auch im Laufe eines eher normalen Lebens verlieren die Mitochondrien nach und nach an Leistungsfähigkeit, bis sie nicht mehr in dem erforderlichen Ausmaß tätig sein können.

Wie kommen die Mitochondrien so weit? Sie altern aus den gleichen Gründen wie die übrige Zelle, tragen aber auch ihre eigene, besondere Last. Denham Harman formulierte 1954 die Theorie der Alterung durch freie Radikale, wie man sie nennt.[10] Sein Gedanke: Chemisch sehr reaktionsfähige Moleküle, von denen man manche als freie Radikale bezeichnet, entstehen normalerweise als Nebenprodukte des Stoffwechsels und richten im Laufe der Zeit in den Zellen Schäden an, was die Alterung beschleunigt. Harmans Idee trug offensichtlich dazu bei, den Nutzen der Kalorieneinschränkung zu erklären. Wer weniger isst, verbraucht jeden Tag weniger Kalorien und produziert entsprechend nicht so viele schädliche chemische

Nebenprodukte.[11] Harmans Theorie erklärte auch, warum Tiere mit einem hohen Stoffwechselumsatz in der Regel kürzer leben als solche, deren Stoffwechsel langsamer abläuft.

Freie Radikale können überall in der Zelle entstehen, aber in besonders großer Menge werden sie und auch andere reaktionsfähige Verbindungen in den Mitochondrien gebildet. Eine Hauptfunktion der Mitochondrien besteht darin, Zucker zu oxidieren und damit zu verbrennen. In dem Sauerstoff, den wir einatmen, sind jeweils zwei Sauerstoffatome eng aneinandergebunden und bilden ein O_2-Molekül. Dieser Sauerstoff wird in den Mitochondrien letztlich zu zwei Wassermolekülen reduziert, das heißt zu zweimal H_2O. Läuft die Reduktion nicht vollständig ab, bleiben die teilweise reduzierten Moleküle als höchst reaktionsfähige Zwischenformen zurück, die man als reaktive Sauerstoffspezies oder ROS (*reactive oxygen species*) bezeichnet. Solche stark reaktionsfähigen Formen des Sauerstoffs können andere Zellbestandteile schädigen, unter anderem Proteine und DNA. Wer ein altes Auto besitzt, weiß, was reaktionsfähiger Sauerstoff an der Karosserie anrichten kann. Beschleunigt wird die Reaktion, wenn gewöhnliches Kochsalz in der Nähe ist – deshalb korrodieren Autos in Klimazonen, in denen die Straßen im Winter mit Salz gestreut werden, schneller. Die Schäden, die in Mitochondrien durch Oxidation entstehen, kann man sich also ungefähr so vorstellen, als würden unsere Zellen von innen heraus rosten.

In den Mitochondrien gibt es normalerweise Enzyme, die solche reaktionsfähigen Formen des Sauerstoffs beseitigen, bevor sie Schaden anrichten können, aber der Prozess läuft nicht fehlerfrei ab. Ein Teil der reaktionsfähigen Moleküle entkommt. Im Laufe der Zeit schädigen sie die Moleküle in ihrem Umfeld, darunter auch die Proteine, die unsere Zellen zum Funktionieren brauchen.[12] Der allgemeine Zusammenbruch der Zellfunktionen führt zur Alterung. Die reaktionsfähigen Molekülspezies verursachen aber nicht nur unmittelbare Schäden, sondern sie können auch die Mitochondrien-DNA verändern und damit Auswirkungen auf zukünftige Mitochondriengenerationen haben. Diese DNA codiert Teile des unentbehrlichen Apparats zur Oxidation von Zucker und zur ATP-Produktion, und wenn sich in ihr zu viele Mutationen ansammeln, ist der Mechanismus defekt. Das wiederum führt zu einer weniger effizienten Sauerstoffreduktion, sodass sich mehr reaktionsfähige Moleküle bilden und ein Teufelskreis in Gang kommt. Die reaktionsfähigen Moleküle können auch in andere Teile der Zelle diffundieren und dort weiteres Unheil anrichten. Ganz allmählich arbeiten die Mitochondrien mit fortschreitendem Alter immer weniger effizient.

Zum einen nimmt die Produktion dieser reaktionsfähigen Moleküle mit dem Alter zu; dagegen geht die Aktivität der »Reinigungsenzyme«, die sie beseitigen, zurück, was den Schaden verstärkt. Allerdings war nicht klar, ob solche Veränderungen einfach eine Folge der Alterung sind oder auch selbst den Alterungsprozess weiter vorantreiben. Mäuse, die ein Enzym zur Beseitigung von Wasserstoffperoxid in größerer Menge herstellten, lebten ungefähr fünf Monate länger als der Durchschnitt, was für diese Tiere einer erheblichen Zunahme der Lebensdauer entspricht.[13] Erst 2022 konnten Wissenschaftler in Deutschland nachweisen, dass ein Parasit die Lebensdauer seiner Wirte – Ameisen – um ein Mehrfaches verlängert, weil er eine Substanzmischung ausscheidet, in der neben anderen Verbindungen zwei Antioxidantien-Proteine enthalten sind.[14] Wie bereits erwähnt, sind Ei- und andere Keimbahnzellen mit besonders guten DNA-Reparaturmechanismen ausgestattet. Sie halten den Schaden wahrscheinlich unter anderem dadurch gering, dass sie ein Enzym, das reaktionsfähige Sauerstoffspezies entstehen lässt, unterdrücken.[15]

Als die Theorie der freien Radikale an Glaubwürdigkeit gewann, rückten Antioxidantien in den Mittelpunkt des Interesses. Diese Wirkstoffe, die reaktionsfähige Sauerstoffspezies bekämpfen, wurden als Allheilmittel für alles Mögliche angepriesen, von Krebserkrankungen bis zur Alterung. Der Umsatz mit Antioxidantien wie Vitamin E, Beta-Carotin und Vitamin C schoss in die Höhe. Kosmetikhersteller fügten ihren Lotionen und Cremes Vitamin E, Retinsäuren und andere Antioxidantien hinzu, um die Haut jugendlicher aussehen zu lassen. Die Menschen wurden ermahnt, antioxidantienreiche Lebensmittel wie Brokkoli und Kohl zu verzehren.

Aber auch wenn es vereinzelt Berichte über nützliche Wirkungen von Antioxidantien gab, stellte sich leider in einer Analyse von 68 randomisierten klinischen Studien mit insgesamt 230 000 Teilnehmern heraus, dass Antioxidantien als Nahrungsergänzungen nicht nur die Sterblichkeit nicht senken, sondern dass manche – Beta-Carotin, Vitamin A, Vitamin E – sie sogar steigen lassen.[16] Das allein bedeutet nicht, dass die Theorie der freien Radikale nichts für sich hätte. Es heißt aber, dass man nicht einfach Pillen mit Antioxidantien einwerfen und dann damit rechnen kann, dass man weitgehend vor Schäden durch freie Radikale geschützt ist. Dennoch sollte man den Kohl nicht einfach verschmähen; frisches Obst und Gemüse sind auch aus allen möglichen anderen Gründen nützlich.

Dass Nahrungsergänzungsmittel mit Antioxidantien so enttäuschende Wirkungen zeigen, könnte viele Gründe haben. Vielleicht werden sie im Stoffwechsel so umgesetzt, dass sie keinen dauerhaften Effekt ausüben, oder sie ahmen den natürlichen Prozess, durch den Enzyme freie Radikale und reaktionsfreudige Sauerstoffspezies einsammeln, nicht richtig nach. In den letzten 10 bis 15 Jahren sind allerdings bei manchen Experten des Fachgebietes die Zweifel daran gewachsen, dass oxidative Schädigungen durch reaktionsfähige Sauerstoffmoleküle und freie Radikale überhaupt eine Hauptursache der Alterung sind.[17] Studien mit Würmern, Fliegen und anderen Tieren ließen keinen klaren Zusammenhang zwischen der Menge der »Reinigungsenzyme« und der Lebensdauer erkennen.[18] Im Gegensatz zu dem Bericht über Mäuse, den ich zuvor erwähnt habe, zeigen Studien an unterschiedlichen Arten wie Hefe, Würmer und Mäuse sogar, dass eine erhöhte Menge an Aufräumenzymen und anderen Abwehrmechanismen die Lebensdauer nicht verlängert.[19] Im Gegenteil: In einer Studie lebten mutierte Würmer mit einer höheren Konzentration an freien Radikalen ungefähr um ein Drittel länger. Noch stärker verlängert sich ihr Leben, wenn man ihnen ein Pflanzenschutzmittel gibt, dass eine Aktivitätswelle von freien Radikalen verursacht, und wenn man den Würmern Antioxidantien in die Nahrung mischte und damit die Menge der freien Radikale verringerte, verkürzte sich ihr Leben.[20] Nacktmulle leben um ein Vielfaches länger als andere Tiere der gleichen Größe, und das, obwohl sie eine höhere Konzentration an reaktionsfähigen Sauerstoffspezies beherbergen.[21]

Wie kann das sein? Vielleicht haben wir es mit einem Fall von sogenannter Hormesis zu tun: Dabei ist der Kontakt mit einer geringen Giftkonzentration tatsächlich nützlich, während die gleichen Stoffe in höherer Konzentration schädlich sind.[22] Oder, wie Friedrich Nietzsche sagte: Was uns nicht umbringt, macht uns stärker. Freie Radikale und reaktionsfähige Sauerstoffspezies senden Signale aus, welche die Produktion der Entgiftungsenzyme und Reparaturproteine anregen, und damit haben sie letztlich eine schützende Wirkung. Außerdem erfüllen die reaktionsfähigen Sauerstoffspezies zahlreiche Rollen als Signalmoleküle, die andere Teile der Zelle über den Zustand der Mitochondrien in Kenntnis setzen.

Falls also freie Radikale und reaktionsfähige Sauerstoffspezies als solche nicht das Hauptproblem sind, welche anderen Eigenschaften könnten die Mitochondrien dann zu einem wichtigen Faktor für die Alterung machen? Wir wissen, dass die Zahl der Mutationen in der Mitochondrien-DNA mit dem Alter zunimmt, und eine Anhäufung solcher Mutationen steht im Zusammenhang mit Krankheiten. Aber verursacht sie auch die Alterung? Um diese Frage zu klären, stellte man gentechnisch Mäusestämme her, in denen das Enzym DNA-Polymerase, das für die Verdoppelung der Mitochondrien-DNA sorgt, fehleranfälliger wurde. Deshalb sammelten sich Mutationen bei den Tieren viel schneller an. Solche »Mutator-Mäuse« waren bei der Geburt scheinbar gesund, aber wenig später zeigten sich bei ihnen viele Symptome einer vorzeitigen Alterung wie graue Haare, Hörverlust und Herzkrankheiten. Ungefähr nach 60 Wochen waren die meisten von ihnen tot, normale Mäuse dagegen sind in diesem Alter noch am

Leben.[23] Das ist ein stichhaltiges Indiz, dass Schäden unserer Mitochondrien-DNA ein wichtiger Faktor für die Alterung sind. Aufschlussreich war dabei, dass die Mutator-Mäuse keine größeren Mengen an reaktionsfähigen Sauerstoffspezies enthielten; der Grund lag also nicht darin, dass die häufigeren Mutationen zu defekten Enzymen geführt hätten, die dann das Problem verschlimmerten, weil sich mehr reaktionsfähige Sauerstoffspezies ansammelten. Letztlich ist der Grund dafür, dass die Mutator-Mäuse schnell altern, noch nicht geklärt. Es gibt Berichte über ein kompliziertes Wechselspiel zwischen Fehlern in der Mitochondrien-DNA und der Stabilität des Hauptgenoms im Zellkern, was dann eher allgemeine Probleme im Zusammenhang mit DNA-Schädigungen hervorrufen kann.[24]

Dass eine Schädigung der Mitochondrien schlecht für die Zelle ist und die Alterung beschleunigt, steht außer Zweifel, aber die genauen Ursachen der Schädigung ausfindig zu machen, ist erstaunlich schwierig. In jeder Zelle eines Menschen liegen einige Dutzend bis mehrere tausend Mitochondrien, jedes davon mit seinem eigenen Genom. Wenn sich in einigen davon DNA-Defekte einstellen, gibt es immer noch zahlreiche gesunde Mitochondrien, sodass die Zelle weiterhin funktioniert. Irgendwann ist aber eine Schwelle erreicht: Dann liegen in der Zelle einfach zu viele defekte Mitochondrien, und die verursachen so viele Probleme, dass die gesunden Mitochondrien überfordert sind. In manchen Situationen vermehren sich auch defekte Mitochondrien schneller, weil sie einen großen Teil der Anstrengung gesunder Mitochondrien nicht mehr auf sich nehmen müssen. In solchen Fällen können Klone der defekten Mitochondrien die Oberhand gewinnen, und das führt für die Zelle zu ernsthaften Problemen.[25]

Mitochondrien liefern nicht nur Energie, sondern sind auch eng in den Stoffwechsel der Zelle eingebunden. Wenn sich in ihnen mit dem Alter immer mehr Defekte ansammeln, tragen sie zum Niedergang der Zellen bei, in denen sie sich befinden, und beschleunigen die Alterung. Am stärksten ausgeprägt ist der Effekt, wenn sie am

Abbau der Stammzellen mitwirken, denn diese haben äußerst wichtige, vielfältige Aufgaben: Wenn sie nicht mehr funktionieren, kann sich nicht nur das Gewebe nicht mehr regenerieren, sondern es kommt auch zu Zellalterung und chronischen Entzündungen, alles typische Kennzeichen der Alterung.[26]

Ein charakteristisches Merkmal der Alterung ist ein chronisches, niedriges Niveau von Entzündungen, mit dem englischen Wortspiel auch *inflammaging* genannt.[27] Zurückzuführen ist es zum Teil auf die ursprüngliche bakterielle Herkunft unserer Mitochondrien. Ältere, defekte Mitochondrien reißen leichter und können dann ihre DNA und andere Moleküle ins Cytoplasma der Zelle freisetzen. Die Zelle hält solche Substanzen fälschlich für Produkte eingedrungener Bakterien und löst eine Entzündung aus. Besonders anfällig für eine solche Alterung der Mitochondrien sind unsere Neuronen, die entweder sehr langlebig sind oder sich überhaupt nicht regenerieren. Das könnte ein Grund dafür sein, dass unsere kognitiven Fähigkeiten nachlassen. Neuronen mit alternden Mitochondrien sind auch weniger gut in der Lage, defekte Proteine und Organellen, die Energie verbrauchen, über die Recycling-Wege zu beseitigen. Das hat zur Folge, dass wir mit fortschreitendem Alter stärker zu Demenz neigen.

Aus allen diesen Gründen ist die Erhaltung gesunder Mitochondrien ein Schlüssel zu guter Gesundheit. Wie die Zelle das macht, steht in engem Zusammenhang mit einigen Regulationswegen, die an der Kalorienbeschränkung beteiligt sind und die wir bereits kennengelernt haben. Sie bedient sich auch der Autophagie, um ganze Mitochondrien zu beseitigen, die sie für defekt hält, oder auch abgebrochene, defekte Mitochondrienteile. Im Rahmen dieses Vorganges, den man Mitophagie nennt, werden Mitochondrien zur Zielscheibe für Abbau und Wiederverwertung. Manche Proteine nehmen wahr, wenn etwas nicht richtig funktioniert, und bringen dann an der Oberfläche defekter Mitochondrien die Markierungen an, die dem Autophagieapparat mitteilen, dass sie zerstört werden sollen.[28] Die

Kalorienbeschränkung, die über den TOR-Regulationsweg das Ausmaß der Autophagie steigert, verstärkt also auch die Mitophagie.

Wenn eine Zelle defekte Mitochondrien beseitigt, müssen neue an ihren Platz treten; auch dabei spielt die Kalorienbeschränkung eine Rolle. Hemmt man TOR durch Kalorienbeschränkung oder mit dem Wirkstoff Rapamycin, wird die Synthese vieler Proteine heruntergefahren, gleichzeitig verstärkt sich aber die Synthese anderer Proteine, die an der Neubildung von Mitochondrien mitwirken.[29] In Studien stand die durch diesen Prozess verstärkte Mitochondrientätigkeit bei Taufliegen in unmittelbarem Zusammenhang mit einer längeren Lebensdauer.[30]

Neben TOR regen auch andere Signale die Bildung neuer Mitochondrien an.[31] Manchmal ist die Anstrengung allerdings vergeblich: Nimmt die Zelle im Zusammenhang mit der Mitochondrienfunktion ein Problem wahr, stellt sie unter Umständen auch die Produktion defekter Mitochondrien einfach ein.[32]

WISSENSCHAFT UND PHARMAINDUSTRIE bemühen sich um die Entwicklung einer Pille, mit der sich die Funktionsstörungen der Mitochondrien bekämpfen lassen. Es gibt aber einen einfachen Weg, die Bildung neuer Mitochondrien anzuregen, und der kostet keinen Cent: Bewegung. Körperliche Aktivität aktiviert in einigen Fällen die gleichen Regulationswege zur Anregung der Mitochondrien-Neubildung, und das in den verschiedenen Geweben von den Muskeln bis zum Gehirn.[33] Auch Bewegung ist ein Beispiel für Hormesis. Überanstrengung kann schädlich sein, und schon mäßige körperliche Aktivität steigert vorübergehend den Blutdruck, den oxidativen Stress und Entzündungen, alles potenziell problematische Phänomene. Aber solange die Bewegung kein Ausmaß annimmt, das uns schädigt – und dieses Ausmaß ist von unserem Gesundheitszustand und vielen individuellen Faktoren abhängig –, hat sie großen Nutzen. Unter anderem regt sie die Mitochondrienfunktion an, weil beim Atmen durch unvollständige Oxidation die reaktionsfähigen Sauerstoffspezies entstehen, die, wie zuvor in diesem Kapitel bereits erwähnt wurde, in der richtigen Menge nützlich sein können.[34] Natürlich hat Bewegung auch noch andere Wirkungen und nutzt uns auf vielerlei Weise: Sie vermindert den Stress, erhält Muskel- und Knochenmasse, wirkt Diabetes und Übergewicht entgegen, verbessert den Schlaf und stärkt das Immunsystem.[35] Und zu dieser Liste können wir auch die gesunden Wirkungen frischer Mitochondrien hinzufügen.

Aber trotz aller Bemühungen der Zellen, defekte Mitochondrien wiederzuverwerten und neue herzustellen, werden unsere Zellkraftwerke unausweichlich älter und beschleunigen ihrerseits andere Aspekte unserer allgemeinen Alterung. Wenn die Anhäufung von Mutationen in der Mitochondrien-DNA eine Ursache ihrer Alterung ist, stellt sich die Frage: Warum hat ein Baby – oder mein Enkel – gesunde Mitochondrien? Die gleiche Frage, die wir uns als Individuen stellen, kann man auch hier formulieren. Warum wird die Uhr mit jeder Generation neu gestartet? Wie gesagt: Das Zurückstellen der Alterungsuhr hat mehrere Gründe. Erstens verfügen die Keimbahnzellen, aus denen die nächste Generation hervorgeht, über bessere DNA-Reparaturmechanismen und altern langsamer. Zweitens werden die epigenetischen Markierungen an der DNA mit jeder Generation während der Bildung der Keimbahnzellen neu angebracht. Im Gegensatz zu der DNA in unserem Zellkern besitzt die Mitochondrien-DNA nicht die gleichen hochentwickelten epigenetischen Mechanismen, aber auch sie wird in Keimbahnzellen besser repariert.[36] Außerdem richtet sich eine starke Selektion gegen Mutationen in der Mitochondrien-DNA, sodass defekte Eizellen nicht zur Befruchtung gelangen. Eine ebenso strenge Auswahl sortiert defekte Samenzellen und sogar defekte frühe Embryonen aus, sodass alle Beteiligten mit defekten Mitochondrien zerstört werden. Dennoch ist die Selektion nicht vollkommen: Dass die Fruchtbarkeit mit dem Alter geringer wird, liegt zumindest zum Teil an alternden Mitochondrien.[37]

Mittlerweile sollte klar geworden sein, dass alle hier beschriebenen Ursachen der Alterung eng miteinander verflochten sind. Ausgegangen waren wir von dem vielleicht grundlegendsten aller Moleküle: von unserer DNA, dem Speicher der Informationen, die notwendig sind, damit die vielen tausend Proteine einer Zelle genau zur richtigen Zeit und in der richtigen Menge produziert werden. Diese Information gilt es vor Schäden zu schützen. Die vielen tausend Proteine müssen harmonisch zusammenwirken, damit die Funktion einer gesunden Zelle gewährleistet ist, und die Zelle besitzt viele Mechanismen, mit denen sie auftretende Probleme bewältigen kann. Aber nicht nur die Proteine, sondern auch ganze Organellen – darunter die Mitochondrien – müssen in einer symbiotischen Beziehung mit der übrigen Zelle tätig werden. Die Mitochondrien waren ursprünglich wahrscheinlich Bakterien, die von einer größeren Vorläuferzelle umschlossen wurden, aber heute sind sie zu einer zentralen Drehscheibe unseres Stoffwechsels geworden. Defekte, die sich bei ihnen mit dem Alter einstellen, setzen eine ganze Abfolge von Ereignissen in Gang, die ihrerseits die Alterung beschleunigen. Sie alle haben Auswirkungen auf die Alterung einzelner Zellen.

Dass einzelne Zellen in unserem Körper altern oder sterben, bemerken wir kaum – schließlich bestehen wir aus Billionen Zellen. Aber von primitiven Lebensformen abgesehen, existieren Zellen nicht isoliert. In unserem Organismus müssen sie untereinander kommunizieren und als Bestandteile unserer Gewebe und Organe zusammenwirken. Und wenn sich mit fortschreitendem Alter in einer ausreichenden Zahl von Zellen immer mehr Defekte ansammeln, werden die Alterserscheinungen sichtbar: Arthritis, Müdigkeit, Infektionsanfälligkeit, verschlechterte Kognition und ganz allgemein ein Körper, der nicht mehr so gut funktioniert wie in der Jugend. Jetzt ist es an der Zeit, dass wir uns ansehen, wie die Alterung einzelner Zellen zur Gebrechlichkeit des hohen Alters führt.

KAPITEL 10

SCHMERZEN, BESCHWERDEN UND VAMPIRBLUT

Einer der großen englischen Fernwanderwege führt von Küste zu Küste. Er beginnt auf der Westseite der Insel in St. Bees Head und durchquert die malerischsten Teile des Landes, bevor er in der Robin Hood's Bay an der Ostküste endet. Ganz in der Nähe liegt Whitby, der Hafen, über den Dracula in dem Roman von Bram Stoker nach England kam. Insgesamt ist der Weg rund 320 Kilometer lang. Ich dachte mir, wenn ich am Ziel angekommen bin, könnte ich ein T-Shirt mit der Aufschrift »I Did the Coast-to-Coast Walk« kaufen, um es auch in den Vereinigten Staaten zu tragen und die Leute dort zu beeindrucken.

Die Gelegenheit ergab sich für mich im Sommer 2013, als ich mich zusammen mit einer Gruppe von Freunden auf den Weg machte. In der ersten Woche lief alles gut, aber dann entzündete sich mein Knie immer stärker, bis ich die Wanderung wenige Tage vor dem Ende abbrechen musste. Als ich nach Hause kam, sah sich ein Chirurg die Sache an und entdeckte einen gerissenen, entzündeten Meniskus, die Folge einer mäßig starken Osteoarthritis. Das Knie war gerade repariert, da schmerzte plötzlich meine rechte Schulter – wieder hatte die Osteoarthritis zugeschlagen. Von meinen ähnlich alten Freunden erhielt ich wenig Mitgefühl: Schmerzen in den Gelenken gehören, wenn wir älter werden, zum Leben.

Gelenkschmerzen sind einfach ein Symptom einer Form von Entzündungen, und die Ursachen sind häufig körperlicher Natur, beispielsweise wenn die abgenutzten Knochen im Gelenk auf das weiche Gewebe in ihrer Umgebung drücken und eine Entzündung hervorrufen. Aber wenn wir älter werden, gibt es auch eine viel umfassendere, weniger leicht erkennbare Entzündung, die sich auf unsere Gesundheit ebenso auswirkt wie auf unsere Reaktionen auf Krankheiten.

Eine Ursache von Entzündungen liegt in Zellen, die einen Zustand der Seneszenz erreicht haben, weil sie gealtert oder geschädigt sind. Wie wir bereits erfahren haben, kann eine Zelle, die einen Schaden in ihrer DNA wahrnimmt, dreierlei tun. Ist der Schaden nur geringfügig, schaltet sie Reparaturmechanismen ein. Umfangreichere Schäden lösen Signale aus, welche die Zelle absterben lassen. Oder aber die Zelle geht in den Zustand der Seneszenz über, das heißt, sie kann sich nicht mehr teilen. Ein Beispiel dafür haben wir kennengelernt, als davon die Rede war, wie Zellen die Teilung einstellen, wenn die Telomere an den Enden ihrer Chromosomen über ein bestimmtes Maß hinaus geschrumpft sind. Ob eine Zelle getötet wird oder in die Seneszenz übergeht, der Zweck ist der gleiche: Zellen mit geschädigtem Genom sollen sich nicht mehr fortpflanzen. Solche Zellen laufen Gefahr, krebsartig zu werden; man kann sich sogar die ganze Reaktion auf DNA-Schäden als Mechanismus der Krebsvorbeugung vorstellen. Wie wir zuvor bereits erfahren haben, trägt fast die Hälfte aller Krebszellen Mutationen in einem einzigen Protein namens p53, das für die Reaktion auf DNA-Schäden eine Schlüsselrolle spielt. Solche Tumorsuppressorgene können eine vorzeitige Seneszenz auslösen und damit Krebs verhüten.[1]

Genau wie es die Evolutionstheorien vorhersagen, können Vorgänge, die uns in einem frühen Lebensstadium vor Krebs bewahren, später zum Problem werden. Unter anderem würde unser Gewebe nicht mehr funktionieren, wenn seine Zellen ständig abgetötet und nicht ersetzt würden. Aber auch wenn seneszente Zellen lebendig und noch vorhanden sind, können sie Probleme verursachen. Was beim Übergang von einer normalen zur seneszenten Zelle im Einzelnen geschieht, ist nicht geklärt. In jedem Fall macht das genetische

Programm der Zelle umfangreiche Veränderungen durch, die durch die Reaktion auf DNA-Schäden ausgelöst werden. In dem veränderten Zustand tragen seneszente Zellen nicht mehr zur normalen Funktion der Gewebe bei, zu denen sie gehören. Wenn sie nicht mehr so funktionieren, wie es sein sollte, kann man sich durchaus fragen, warum sie nicht einfach zerstört werden, sondern in die Seneszenz übergehen und erhalten bleiben.

Tatsächlich liegen seneszente Zellen oftmals nicht einfach still und untätig herum. Sie scheiden Zytokine und andere Moleküle aus, die Entzündungen verursachen und das umgebende Gewebe beeinträchtigen. Das ist ihr Konstruktionsmerkmal. Seneszente Zellen bilden sich oft als Reaktion auf Verletzungen oder andere Schäden, und die gleichen Ausscheidungen, die eine Entzündung verursachen, fördern die Wundheilung und die Geweberegeneration; gleichzeitig signalisieren sie dem Immunsystem aber auch, dass sie aus dem Gewebe entfernt werden sollen.[2] Unser Immunsystem altert aber zusammen mit dem übrigen Organismus, und seine Fähigkeit, seneszente Zellen auszumerzen, nimmt ab. Wenn sich die Schäden in unserer DNA häufen und die Telomere kürzer werden, entstehen seneszente Zellen auch an Stellen, an denen sie keinem Zweck dienen, und das so schnell, dass unser Immunsystem damit nicht Schritt halten kann. Die Folge sind chronische, verbreitete Entzündungen.[3]

An allen bis hierher erörterten Ursachen der Alterung sind so komplizierte, miteinander verknüpfte Abläufe beteiligt, dass es grundsätzlich schwierig ist, Ursache und Wirkung zu trennen. Auch hier stellt sich eindringlich die Frage, ob die Zunahme der seneszenten Zellen und die damit verbundenen Entzündungen nur eine Folge der Alterung sind oder ob sie auch selbst die Alterung weiter beschleunigen. Mit dieser Frage beschäftigte sich eine entscheidende Studie unter Leitung von Jan van Deuren, der damals an der Mayo Clinic in Minnesota arbeitete. Zusammen mit seiner Arbeitsgruppe wies er seneszente Zellen mit einem Biomarker nach und entwickelte eine kluge Methode, um Zellen mit diesem Marker zu beseitigen. Mit vorzeitig gealterten – sogenannten progeroiden – Mäusen konnten sie nachweisen, dass die Beseitigung seneszenter Zellen altersbedingte Krankheitszustände in adipösem Gewebe, in der Skelettmuskulatur und in den Augen hinauszögerte. Selbst in einem späteren Lebensstadium verlangsamte sich bei Entfernung der seneszenten Zellen der Krankheitsverlauf, der bereits eingesetzt hatte. Die Studie gelangte zu dem Schluss, die Beseitigung seneszenter Zellen könne Alterskrankheiten verhüten oder hinauszögern und die gesunde Lebensspanne verlängern. Wenige Jahre später wies die gleiche Arbeitsgruppe nach, dass Mäuse, deren seneszente Zellen getötet wurden, in vielerlei Hinsicht gesünder waren als solche, bei denen sich diese Zellen ansammeln konnten. Ihre Nieren funktionierten besser, das Herz war widerstandsfähiger gegen Stress, sie waren aktiver und konnten Krebserkrankungen länger abwehren. Auch ihre Lebensdauer verlängerte sich um 20 bis 30 Prozent.[4]

In einer Nachfolgestudie reichte schon die Transplantation einer geringen Zahl seneszenter Zellen in junge Mäuse aus, um dauerhafte körperliche Funktionsstörungen auszulösen, und die Seneszenz verbreitete sich sogar im Gewebe. Bei älteren Mäusen hatte schon eine noch geringere Zahl eingeschleuster, seneszenter Zellen den gleichen Effekt. Als man oral einen Wirkstoff verabreichte, der seneszente Zellen selektiv abtötete, schwächten sich die Symptome sowohl bei den jungen als auch bei den älteren Mäusen ab, und ihre Sterblichkeit ging signifikant zurück.[5]

Diese Studien führten zu einer explosionsartigen Zunahme von Experimenten, in denen seneszente Zellen und ihre Verbindung zur Alterung erforscht wurden. Die selektive Zerstörung solcher Zellen, Senolyse genannt, gewinnt sowohl in der wissenschaftlichen Forschung als auch in der Industrie schnell an Beliebtheit. Aber die Zerstörung solcher problematischen Zellen ist nur eine Seite der Medaille. Die meisten Gewebe in unserem Organismus regenerieren sich ständig, und wenn Zellen entweder auf natürlichem Wege oder künstlich zerstört werden, wird Ersatz benötigt.

Einer alten Lehrmeinung zufolge erneuert sich der Organismus des Menschen alle sieben Jahre; mit anderen Worten: Nach sieben Jahren ist jeder von uns eine vollkommen neue Ansammlung von Zellen. Das stimmt aber nicht ganz.[6] Unsere Gewebe regenerieren sich nicht alle im gleichen Tempo. Manche, darunter Blut- und Hautzellen, werden schnell ausgetauscht. Schnittwunden, Blutergüsse und kleinere Verbrennungen heilen in kurzer Zeit durch neu gebildete Haut, und wenn wir Blut spenden, hat unser Organismus den Verlust nach wenigen Wochen wieder aufgefüllt. Andere Organe erneuern sich langsamer; die meisten Zellen in unserer Leber beispielsweise werden alle drei Jahre ersetzt. Beim Herzgewebe dauert der Austausch noch länger: Hier werden während eines ganzen Lebens nur rund 40 Prozent der Zellen ausgetauscht, und das ist der Grund, warum ein Herzinfarkt oft bleibende Schäden verursacht. Früher glaubte man, die Neuronen in unserem Gehirn würden sich überhaupt nicht erneuern, sondern wir würden mit allen Nervenzellen geboren, die wir in unserem Leben jemals besitzen werden. In jüngerer Zeit konnte man jedoch nachweisen, dass manche Gehirnzellen tatsächlich *erneuert* werden, allerdings sehr langsam – der Anteil liegt bei ungefähr 1,75 Prozent im Jahr. Die meisten unserer Neuronen waren aber tatsächlich schon bei der Geburt vorhanden, und gerade weil sie sich nicht erneuern können, sind Krankheiten, durch die sie zerstört werden – entweder plötzlich durch einen Schlaganfall oder allmählich wie beispielsweise bei der Alzheimer-Krankheit – so entsetzlich.

In ihrer Mehrzahl werden unsere Zellen allerdings tatsächlich mit einer gewissen Regelmäßigkeit *ersetzt*, und für diese Geweberegeneration sind die zuvor bereits erörterten Stammzellen ein entscheidender Faktor. Wie gesagt: Der Inbegriff der Stammzellen sind die pluripotenten Zellen im frühen Embryo, aus denen durch Differenzierung alle Gewebetypen des Organismus hervorgehen können. Andere Stammzellen befinden sich auf halbem Weg zur Entwicklung des vollständigen Organismus und können nur bestimmte Gewebe regenerieren. Wie Leonard Hayflick in den 1950er-Jahren entdeckte, machen die Zellen der meisten Gewebe nur eine bestimmte Anzahl von Teilungen durch, aber die Stammzellen, die für die Geweberegeneration notwendig sind, unterliegen dieser Begrenzung nicht.

Stammzellen, die das Gewebe instandhalten und regenerieren, müssen eine heikle Balance halten. Sie können sich nicht alle zu den ausgereiften Zellen der Gewebe differenzieren, sonst wären keine Stammzellen mehr übrig, die diese Aufgabe erfüllen könnten. Und die verbleibenden Stammzellen müssen durch Teilung weitere Stammzellen hervorbringen, um diejenigen zu ersetzen, die sich zu Gewebezellen differenziert haben. Mit fortschreitendem Alter verlieren unsere Stammzellen nach und nach dieses Gleichgewicht zwischen der Produktion von ihresgleichen und der Geweberegeneration.

Stammzellen teilen und vermehren sich nicht unterschiedslos, sondern sie werden von gezielten Signalen aktiviert, die sie empfangen, wenn der Organismus einen Bedarf an Geweberegeneration wahrnimmt. Diese Signale und ihre Fähigkeit, Stammzellen zu aktivieren, nehmen mit fortschreitendem Alter ab; viele Gründe dafür haben wir bereits erörtert, darunter die Schäden im Genom und die epigenetischen Markierungen, die unsere DNA mit dem Alter annimmt. Das ist einer der Gründe, warum Muskeln, Haut und andere Gewebe im höheren Alter verfallen.

Außer an der ausbleibenden Aktivierung leiden die Stammzellen auch selbst irgendwann unter der Schädigung ihrer DNA und dem Verlust ihrer Telomere; außerdem sammeln sich Stoffwechseldefekte an. Am Ende lösen sie Vorgänge wie die DNA-Schadensreaktion aus, die dann entweder zum Zelltod oder zur Seneszenz führen. Stammzellen sterben dabei häufiger ab, unter anderem weil eine Stammzelle, die trotz geschädigter DNA weiterlebt, ein viel größeres Krebsrisiko darstellt. Dies hat zur Folge, dass Stammzellen überall im Organismus allmählich Mangelware werden, und damit vermindert sich die Fähigkeit, Gewebe zu regenerieren. Wenn Knochen, Muskeln und Haut sich nicht regenerieren können, werden wir zunehmend gebrechlich. Besonders bedeutsam ist dabei der Rückgang in der Population der hämatopoetischen Stammzellen, aus denen alle Blutzellen hervorgehen, darunter auch die Zellen des Immunsystems. Dies führt zu einer Schwächung oder sogar einer Fehlfunktion des Immunsystems – manchmal spricht man von Immunseneszenz. Sie ist mit einer Zunahme verschiedener Störungen verbunden, so mit Entzündungen, Anämie, verschiedenen Krebsformen und einer höheren Infektionsanfälligkeit.[7]

Neben dem allmählichen Rückgang der Stammzellenzahl werfen auch die verbliebenen Stammzellen ein Problem auf. Während eines großen Teils unseres Lebens verfügen wir über eine gesunde Vielfalt von Zellen, in denen sich verschiedene Mutationen ereignet haben, sodass wir ein Mosaik von Genomen enthalten. Mit dem Alter finden auch in unseren Stammzellen Mutationen statt, und manche davon sorgen dafür, dass diese Zellen sich schneller vermehren. Solche schnell fortpflanzungsfähigen Stammzellen sind für die Geweberegeneration nicht zwangsläufig von Nutzen, aber da sie einen Wachstumsvorteil besitzen, überflügeln sie ihresgleichen. Deshalb stammen im Alter nahezu alle Stammzellen nur von wenigen Klonen ab. Diese sind nicht nur weniger leistungsfähig, sondern – was noch besorgniserregender ist – die Mutantenklone können selbst zum Ausgangspunkt von Krebs werden.

Die Zahl der Stammzellen nimmt also mit dem Alter ab, und diejenigen, die verbleiben, sind die Nachkommen weniger Klone, von denen einige vielleicht problematisch sind. Können wir diesen Vorgang irgendwie umkehren? In Kapitel 5 habe ich im Zusammenhang mit der Epigenetik erklärt, wie man durch Einschalten weniger Gene, die sogenannte Yamanaka-Faktoren codieren, Zellen umprogrammieren und wieder zu pluripotenten Stammzellen machen kann – dann können sie wieder jedes Gewebe im Körper entstehen lassen. Könnte die Wissenschaft lernen, Stammzellen im Körper zu regenerieren und damit manche Alterungserscheinungen rückgängig zu machen?

Wenn Zellen mit Yamanaka-Faktoren vollständig umprogrammiert werden und als induzierte pluripotente Stammzellen (iPS-Zellen) neues Gewebe hervorbringen, lassen sie oft auch Teratome und andere Tumore entstehen, die gut- oder bösartig sein können. Das liegt unter anderem daran, dass die Yamanaka-Faktoren den normalen Ablauf der Entwicklung nicht *genau* umkehren. In Wirklichkeit wissen wir nicht in allen Einzelheiten, was sie tun oder wie sie es tun, aber die so entstandenen induzierten pluripotenten Stammzellen gleichen nicht genau den embryonalen Stammzellen, aus denen sich unser Körper entwickelt – Teratome sind in der normalen Entwicklung sehr selten. Angesichts der potenziellen Risiken, die sich mit der Anwendung der Yamanaka-Faktoren verbinden, kam man unter anderem auf die Idee, die Zellen nur vorübergehend mit ihnen zu behandeln, sodass sie nicht den ganzen Rückweg zu den pluripotenten zurücklegen, sondern nur einen *Teil* davon, und sich dann in die spezialisierten Stammzellen für das Gewebe verwandeln, aus dem sie stammen. Schon eine solche vorübergehende, teilweise Umkehr könnte dazu beitragen, das Gewebe zu verjüngen.

Diese Versuche hatte man vielfach an Zellkulturen angestellt, aber welche Folgen es haben würde, wenn man die Faktoren in einem vollständigen Tier auch nur vorübergehend aktiviert, war nicht klar. Dieser Frage ging eine Arbeitsgruppe unter Leitung von Juan Carlos Izpisua Belmonte am Salk Institute im kalifornischen La Jolla nach: Sie schaltete die Yamanaka-Faktoren in ganzen Mäusen kurzfristig ein. Nach sechs Wochen wirkten die Mäuse jünger, ihre Haut und die Muskelspannung hatten sich verbessert.[8] Sie hatten eine besser gestreckte Wirbelsäule, die Herzgesundheit hatte sich verbessert, Wunden heilten schneller und sie lebten um 30 Prozent länger. Für die Studien hatte man einen besonderen Stamm von progeroiden Mäusen verwendet, die vorzeitig alterten. In jüngster Zeit jedoch stellten Belmontes Arbeitsgruppe und Teams unter Leitung von Manuel Serrano und Wolf Reik – beide im englischen Cambridge – fest, dass die Maßnahme bei natürlich gealterten Mäusen und auch bei menschlichen Zellen ähnliche Auswirkungen hatte. Die Tiere (beziehungsweise die Zellen) sahen nicht nur nach verschiedenen Kriterien jünger aus, sondern auch die epigenetischen Markierungen an ihrer DNA und die verschiedenen Marker in Blut und Zellen waren charakteristisch für einen jugendlichen Zustand.[9]

Auch David Sinclair, der einen großen Teil seiner früheren Berufslaufbahn auf Sirtuine verwendet hatte, versucht mittlerweile, Zellen mithilfe der Yamanaka-Faktoren umzuprogrammieren. Bei einer neugeborenen Maus kann sich der Sehnerv, der Signale vom Auge zum Gehirn übermittelt, regenerieren, aber diese Fähigkeit geht während der weiteren Entwicklung des Tiers verloren. Sinclair und seine Arbeitsgruppe zerstörten die Sehnerven ausgewachsener Mäuse und schleusten dann drei der vier Yamanaka-Faktoren ein. Den vierten – er heißt c-Myc – ließen sie weg, denn er hat bekanntermaßen krebserzeugende Eigenschaften. Die Faktoren verhinderten, dass die verletzten Zellen abstarben, und veranlassten einige von ihnen dazu, neue Nervenzellen heranwachsen zu lassen, die sich bis zum Gehirn erstreckten. In der gleichen Studie schleusten sie die drei Faktoren auch in Mäuse mittleren Alters ein und stellten fest, dass die Tiere ebenso gut sehen konnten wie jüngere Artgenossen. Ihre epigenetischen DNA-Methylierungsmarker ähnelten denen jüngerer Tiere.[10] In einem anderen Experiment brachte die Arbeitsgruppe gezielt Brüche in der DNA von Mäusen an, sodass die DNA-Reparaturreaktion in Gang gesetzt wurde und die Alterung beschleunigte. Dies hatte unter anderem zur Folge, dass das Muster der epigenetischen Markierungen im Genom charakteristisch für ein älteres Tier war. Alle diese Effekte konnte man umkehren, wenn man die gleichen drei Yamanaka-Faktoren einschleuste.[11]

Stammzellen waren schon lange die Grundlage einer großen Biotechnologiebranche, denn sie eröffneten die Aussicht, neue Zellen und Gewebe zu regenerieren. Dennoch war es erstaunlich, dass Yamanaka-Faktoren, die in ein ganzes Tier eingeschleust wurden und dort praktisch alle Gewebe beeinflussen konnten, offensichtlich die

Alterung rückgängig machen, und das zumindest kurzfristig ohne erkennbare Nebenwirkungen. Beispielsweise stehen zwar zwei der drei in Sinclairs Experimenten verwendeten Yamanaka-Faktoren im Zusammenhang mit Krebserkrankungen, aber seine Mäuse waren fast eineinhalb Jahre nach der Behandlung noch frei von Tumoren. Die Studien sorgten in der Welt der Altersforschung für große Aufregung, denn im Gegensatz zu anderen Methoden, mit denen der unaufhaltsame Alterungsprozess verlangsamt wird, eröffnen die Ergebnisse sogar die Aussicht, Zellen und Gewebe in einen früheren Zustand zurückzuversetzen und so die Alterung umzukehren. Wie nicht anders zu erwarten, wurden Belmonte, Serrano und Reik, alles führende Wissenschaftler, die ursprünglich an Hochschulen gearbeitet hatten, von dem Privatunternehmen Altos Labs abgeworben, das man zur Bekämpfung der Alterung gegründet hatte. Die Firma hatte auch Peter Walter eingestellt, der uns in Kapitel 6 begegnet ist. Über solche Anti-Aging-Unternehmen wird später noch mehr zu sagen sein.

BEVOR WIR DIESES KAPITEL BEENDEN, wollen wir uns noch dem Blut zuwenden. Meist halten wir das Blut nicht für ein Organ wie Leber, Niere, Herz oder Gehirn. Aber vielleicht sollten wir es so betrachten. Der Blutkreislauf ist in vielerlei Hinsicht eines der wichtigsten Systeme unseres Organismus. Er liefert unentbehrliche Nährstoffe wie Sauerstoff und Glukose an die anderen Organe, entsorgt aber auch deren Abfallprodukte. Das Blut macht unsere Reaktion auf Hormone möglich, bildet Strukturen an Verletzungsstellen, womit es die Heilung begünstigt, und bekämpft Infektionen mit den Immunzellen, die in unserem Organismus kreisen. Wenn unser Blut – ob Klon oder nicht – alt und defekt ist, haben wir ein Problem.

Die Vorstellung, man könne ewig leben, wenn man junges Blut trinkt, kursiert schon seit sehr langer Zeit. Ich weiß noch, wie verängstigt ich war, als ich mit zehn Jahren zum ersten Mal einen Dracula-Film sah. Aber lassen wir Mythen aus Transsilvanien und Schauerromane einmal beiseite: Ist es möglich, altes Blut gegen junges auszutauschen?

Genau das versucht man mit der Parabiose: Die Kreisläufe zweier Tiere werden mit chirurgischen Methoden verbunden. Einige der ersten derartigen Experimente gehen auf das 19. Jahrhundert und den französischen Biologen Paul Bert zurück, aber er interessierte sich nicht für die Alterung, sondern für Gewebeverpflanzung. Bert verband nicht nur zwei Ratten, sondern erstaunlicherweise soll er den Berichten zufolge eine Ratte an eine Katze angeschlossen und diesen Zustand über mehrere Monate erfolgreich aufrechterhalten haben.[12]

Dass ein Blutaustausch zwischen zwei Tieren, insbesondere dann, wenn sie zu verschiedenen Arten gehören, problematisch sein kann, liegt auf der Hand: Es besteht nicht nur die Möglichkeit, dass das Immunsystem eines Tieres oder auch beider das übertragene Blut wegen Unverträglichkeit abstößt (das ist der Grund, warum Blutspender und -empfänger in ihren Blutgruppen zueinander passen müssen), sondern es drohen auch psychologische Schwierigkeiten. Clive McCay von der Cornell University in Ithaca in New York wird mit den Worten zitiert: »Wenn zwei Ratten nicht aneinander gewöhnt sind, nagt die eine am Kopf der anderen, bis er zerstört ist.«[13] Heutzutage entstehen die Tiere durch Inzucht und passen genetisch zusammen, sodass biochemische Unverträglichkeiten vermieden werden. Anschließend werden sie mehrere Wochen untereinander sozialisiert, bevor man sie verbindet.

In den ersten Experimenten zur Parabiose ging es unter anderem um die Frage, welche Rolle das Blut für Stoffwechselstörungen wie die Fettleibigkeit spielt. Einige Fachleute, unter ihnen McCay, interessierten sich aber schon in den 1950er-Jahren auch für die Auswirkungen auf die Alterung. Wie seine Arbeitsgruppe feststellte, ähnelten die Knochen alter Ratten, die man ungefähr für ein Jahr mit jüngeren Tieren verbunden hatte, in Gewicht und Dichte stärker denen ihrer jüngeren Partner. In anderen Studien konnte man zeigen, dass die älteren Partner in solchen Alt-Jung-Verbindungen fünf Monate länger lebten als sonst, was bei einer Gesamtlebensdauer von zwei Jahren eine beträchtliche Zunahme darstellt. Aber aus irgendwelchen Gründen verliefen solche Studien in den 1970er-Jahren im Sande.[14]

Wieder belebt wurde das Fachgebiet Anfang der 2000er-Jahre, als Irina und Michael Conboy, ein Wissenschaftlerehepaar im Labor von Thomas Rando an der Stanford University in Kalifornien, wieder alte und junge Mäuse aneinander anschlossen. Innerhalb von fünf Wochen stellte das jüngere Blut die Muskel- und Leberzellen der älteren Versuchstiere wieder her. Ihre Wunden heilten leichter. Das frische Blut ließ sogar ihr Fell stärker glänzen. Nach den gleichen Kriterien ging es den jüngeren Partnern in den Paarungen, die natürlich durch den Austausch auch das ältere Blut erhielten, allgemein schlechter als gewöhnlich.[15]

Was Rando und seine Kollegen und Kolleginnen in dem 2013 erschienenen Artikel nicht erwähnten: Sie hatten bei den älteren Mäusen auch ein verstärktes Wachstum der Gehirnzellen beobachtet. Wir wissen, dass Neuronen sich großteils nicht regenerieren. Diese ersten Ergebnisse motivierten aber Tony Wyss-Coray, einen Kollegen von Rando in Stanford, die Auswirkungen der Parabiose auf das Gehirn zu untersuchen. Wie er zeigen konnte, beeinträchtigt altes Blut bei jungen Tieren das Gedächtnis, während junges Blut umgekehrt die Gedächtnisleistung älterer Tiere verbessert.[16] Außerdem nahm die Zahl neuer Neuronen bei den älteren Mäusen um das Dreifache zu. In den jungen Mäusen dagegen, die altes Blut von ihren verbundenen Partnern erhielten, entstanden weit weniger Nervenzellen als bei jüngeren Tieren, die frei herumlaufen durften.

Vor dem jahrhundertealten Hintergrund der Vampirmythen weckten solche Berichte die Fantasie der Menschen. Rando und Wyss-Coray wurden mit Anrufen von Journalisten und aus der Öffentlichkeit bombardiert, manche davon zweifelhaft oder sogar beängstigend. Es gab Berichte über reiche alte Männer – und ja, offensichtlich sind es in der Regel Männer –, die sich mit jungem Blut versorgen und damit ihr Leben verlängern wollten.

Die beteiligten Forscher und Forscherinnen selbst waren vorsichtiger. In einem 2013 erschienenen Fachartikel wiesen das Ehepaar Conboy und Rando darauf hin, dass das Risiko einer parabiotischen Erkrankung selbst bei Inzuchtstämmen von Mäusen und Ratten bei 20 bis 30 Prozent lag.[17] Außerdem war nicht ohne Weiteres zu erkennen, ob man alle positiven Auswirkungen der Parabiose auf das Blut zurückführen konnte; möglicherweise profitierte das ältere Tier auch von den besser funktionierenden Organen des jüngeren Partners, so von Leber und Nieren. Um das zu überprüfen, tauschten die Conboys in einer Studie das Blut von zwei Tieren aus, die nicht verbunden waren.[18] Dabei stellte sich heraus, dass die nachteiligen Wirkungen alten Blutes stärker ausgeprägt waren als die Nutzeffekte des jungen.

Eine solche vorsichtige Vorgehensweise hielt viele Unternehmen nicht davon ab, den Medienrummel zu nutzen und eilig weiterzumachen, obwohl die sorgfältige Erprobung an Menschen noch nicht abgeschlossen war.[19] Eine Firma namens Ambrosia bot Blutplasma von 16- bis 25-jährigen Spendern für 8000 Dollar pro Liter an. Die US-Arzneimittelbehörde FDA (Food and Drug Administration) war alarmiert und sprach eine Warnung aus, eine solche Behandlung sei nicht erprobt und solle nicht für ungefährlich gehalten werden; den Verbrauchern wurde nachdrücklich davon abgeraten, sich einer solchen Therapie außerhalb klinischer Studien mit ausreichender behördlicher Aufsicht zu unterziehen.[20] Daraufhin bot Ambrosia die Behandlung nicht mehr an, aber das galt nur vorübergehend: Die beteiligten Personen vermarkteten sie wenig später erneut unter dem Dach eines neuen, kurzlebigen Unternehmens namens Ivy Plasma, bevor sie schließlich zu dem ursprünglichen Namen zurückkehrten. Jesse Karmazin, der Vorstandsvorsitzende von Ambrosia, sagte: »Unsere Patienten wollen die Behandlung unbedingt. Die Behandlung steht jetzt zur Verfügung. Studien sind sehr teuer und brauchen sehr lange.«[21] Nach Ansicht ernsthafter Fachleute, darunter jene, die für die Entdeckungen Pionierarbeit geleistet hatten, ist es voreilig und potenziell gefährlich, eine solche Behandlung ohne ausreichende klinische Studien für Menschen anzubieten.

Abseits des ganzen Rummels wurden die ersten Befunde von Thomas Rando zum Anlass für die Suche nach einzelnen Proteinfaktoren im Blut, die mit der Alterung in Verbindung stehen könnten. Theoretisch könnte junges Blut besondere Faktoren enthalten, die das Wachstum anregen und die Funktion verbessern; umgekehrt könnte altes Blut auch Faktoren enthalten, die alles schlimmer machen. Wyss-Coray und seine Kollegen zeigten, dass beides zutrifft. Wie sie 2017 in der Fachzeitschrift *Nature* schrieben, belebten Proteine aus dem Plasma von Nabelschnurblut die Funktion des Hippocampus, eines Gehirnteils, der für die Bildung episodischer und räumlicher Erinnerungen von entscheidender Bedeutung ist. Und im alten Blut machten sie ein Protein ausfindig, das die Aktivität des Hippocampus beeinträchtigt; blockierten sie es, so schwächten sich einige negative Auswirkungen ab.[22]

Natürlich verbesserte sich in den Parabiose-Experimenten nicht nur die Gehirnfunktion, sondern auch die Leistung vieler anderer Organe. Amy Wagers von der Harvard University, die zu Randos ursprünglichem Team in Stanford gehört hatte, untersuchte im Blut Hunderte oder Tausende von Proteinfaktoren, um diejenigen ausfindig zu machen, die in altem oder jungem Blut in größerer Menge vorliegen. Ein Faktor namens GDF11 war bei jungen Mäusen reichlich vorhanden, bei alten aber nicht, und konnte Herzgewebe verjüngen. Er wirkte aber nicht nur auf das Herz. Zusammen mit ihren Kollegen konnte sie zeigen, dass der Faktor auch den altersbedingten Verfall von Muskelgewebe rückgängig macht, weil er in alten Muskeln die Stammzellen wiederbelebt und kräftigt. In einer zweiten Studie zeigte sie zusammen mit ihrem Kollegen Lee Rubin an der Harvard University, dass der Faktor das Wachstum von Blutgefäßen anregt, aber auch von Riechneuronen im Gehirn.[23]

Im Alter kann die Zahl der Stammzellen sinken, und auch ihre Funktion geht verloren, doch von einigen Faktoren im Blut werden sie ganz offensichtlich reaktiviert. Aber wie kann altes Blut dafür sorgen, dass es den jüngeren Mäusen schlechter geht? Wie das Ehepaar Conboy zusammen mit Judith Campisi, einer weiteren führenden Altersforscherin, in einer kürzlich erschienenen Studie nachweisen konnten, steigt bei jungen Mäusen, die mit altem Blut behandelt werden, die Zahl seneszenter Zellen im Kreislauf schnell an. Demnach ist Seneszenz nicht nur eine Reaktion auf Stress oder umweltbedingte Schäden, und sie stellt sich auch nicht einfach nur im Laufe der Zeit ein. Man kann sie schnell herbeiführen. Als man die seneszenten Zellen beseitigte, konnte man in mehreren Geweben einige schädliche Effekte des alten Blutes rückgängig machen.[24]

Damit das Blut nützliche Wirkungen entfaltete, musste es nicht einmal von jungen Tieren stammen. Wie wir in Kapitel 8 erfahren haben, wirkt sich Bewegung auf viele Aspekte unseres Stoffwechsels vorteilhaft aus, so auf die Insulinempfindlichkeit und die biologischen Eigenschaften der Mitochondrien. Wie sich herausstellte, verbessert Blut erwachsener Mäuse, die man einem Bewegungsprogramm unterzogen hatte, die kognitive Funktion und Regeneration von Nervengewebe.[25] Wie Rando und Wyss-Coray nachweisen konnten, verjüngt solches nach Bewegung gewonnenes Blut auch die Stammzellen in den Muskeln.[26] Sie maßen den Effekt mit einer neuen Methode anhand der mRNAs, die in verschiedenen Geweben produziert werden, und konnten so nachweisen, dass junges Blut und nach Bewegung gewonnenes Blut auf unterschiedlichen Wegen wirken. Die Parabiose mit jungen Tieren verminderte die Aktivität von Genen, die Entzündungen verursachen, Bewegung dagegen steigerte die Aktivität von Genen, deren Leistung mit dem Alter nachlässt. In beiden Fällen wurde zwar das Wachstum von Gehirngewebe angeregt, aber die Anregung betraf unterschiedliche Zelltypen.[27]

Der Nachweis von Alterungsfaktoren im Blut und die Aufklärung ihres Wirkmechanismus ist heute ein wichtiges Forschungsgebiet.

Man hofft, es könne eines Tages möglich werden, einen Cocktail aus wenigen Faktoren mit echten Anti-Aging-Effekten zu verabreichen. Diese Hoffnung gibt nicht nur den Anlass zu Grundlagenforschung, sondern hat auch zur Gründung vieler Biotechnologieunternehmen geführt, darunter solche, hinter denen die Pioniere des Fachgebietes stehen.

Während die Wissenschaft voranschreitet und genau feststellen will, welche Kombination aus Blutfaktoren den größten Nutzen bringt, wollen manche Milliardäre nicht mehr warten. Sie lassen sich weiterhin à la Dracula von der Verlockung jungen Blutes anziehen. Bryan Johnson zum Beispiel, der Technikguru hinter dem Unternehmen Braintree Payment Solutions, ist im mittleren Alter und gibt jedes Jahr 2 Millionen Dollar für ein Anti-Aging-Programm aus; dazu gehören zwei Dutzend Nahrungsergänzungen, eine streng vegane Ernährung und – wie es sich für einen Technikfreak gehört – jede Menge Daten, darunter mehr als 33 000 Bilder von seinem Darm. Er ging zu Resurgence Wellness, einer Einrichtung in Texas, die sich selbst als umfangreiche Gesundheits- und Wellness-Klinik/Spa bezeichnet.[28] Dort erhielt er Transfusionen mit dem Blut seines 17-jährigen Sohnes Talmage und spendete seinerseits sein Blut an seinen Vater; die Serie des generationenübergreifenden Blutaustausches verlieh dem Sprichwort »es bleibt in der Familie« eine ganz neue Bedeutung. Johnson gab die Transfusionen von seinem Sohn auf, nachdem er bei sich selbst keinen Nutzen festgestellt hatte, aber er hatte nach wie vor den Eindruck, ein »Austausch gegen junges Plasma könne für biologisch ältere Bevölkerungsgruppen oder bei bestimmten Störungen nützlich sein«.

IN DIESEM UND VORANGEGANGENEN KAPITELN haben wir die weite Landschaft der Alterung auf verschiedenen Ebenen kennengelernt, von unseren Genen über die in ihnen codierten Proteinen bis zu deren Wirkung auf Zellen und ihre Funktionen im Zusammenhang eines ganzen Tieres. Alle diese Ebenen stehen untereinander in Verbindung. Der Zustand unserer Proteine und Zellen hat also Auswirkungen darauf, welche Gene wie exprimiert werden, und wird umgekehrt von ihnen beeinflusst. Die Ursachen der Alterung beziehen von ihrem Wesen her praktisch die gesamte Biologie mit ein, und wenn neue Forschungsgebiete entstehen, finden wir neue und manchmal erstaunliche Zusammenhänge mit der Alterung. Die Frage, warum wir altern und sterben, ist also eine nie endende Geschichte, und in diesem Buch haben wir uns auf die Prozesse konzentriert, die das größte Interesse wecken oder die größten Aussichten eröffnen.

Das Bestreben, der Alterung und dem Tod ein Schnippchen zu schlagen, ist schon jahrhundertealt, aber erst in den letzten 50 Jahren haben wir uns detaillierte biologische Kenntnisse ihrer Ursachen angeeignet. Dieses Wissen gab sowohl in wissenschaftlichen Institutionen als auch in profitorientierten Unternehmen den Anlass zu einer Welle von Initiativen, die Alterung zu bekämpfen. Auf diese kommen wir jetzt zu sprechen: Ihr Spektrum reicht von solider Mainstream-Wissenschaft bis zu den wildesten, exzentrischsten Ideen.

KAPITEL 11

SPINNER ODER PROPHETEN?

Letzte Weihnachten, gerade als mein Sohn mit seiner Familie aus Amerika zu Besuch war, fand im Britischen Museum eine Sonderausstellung statt. Das Thema war der Stein von Rosetta und wie er dazu führte, dass man die ägyptischen Hieroglyphen entziffern konnte. Also machten wir uns nach London auf, und da es ein kalter, regnerischer Tag während der Weihnachtsferien war, stellten wir zu unserem Entsetzen fest, dass das Museum überfüllt war. Nachdem wir uns mit einer großen Menschenmenge durch die Ausstellung gekämpft hatten, waren wir natürlich neugierig und wollten auch die übrigen ägyptischen Funde in dem Museum sehen, darunter ihre beispiellose Mumiensammlung. Wir gingen hinüber in den großen Saal, in dem eine Vitrine mit einer Mumie nach der anderen aufgestellt war. Es war spannend und ernüchternd zugleich. Spannend, weil diese Mumien über Jahrtausende erhalten geblieben waren, sodass wir sie hier sehen konnten. Ernüchternd, weil jede von ihnen einen Menschen repräsentierte, der irgendwann am Leben gewesen war.

Jetzt lagen die Leichen in unterschiedlichem Erhaltungszustand unter ihren Hüllen und Särgen. Sie erinnerten mich wieder einmal eindringlich daran, was die Menschen alles auf sich nehmen, um den Tod zu leugnen. Schließlich hatten die Ägypter ihre Pharaonen einbalsamiert, damit sie irgendwann in Zukunft körperlich auferstehen und ihre Reise ins Jenseits antreten konnten. Heute, einige Jahrtausende nach den Pharaonen und nachdem mehr als hundert Jahre moderner biologischer Forschung hinter uns liegen, würden wir natürlich nichts mehr tun, was auch annähernd so abergläubisch wäre. Aber tatsächlich gibt es eine moderne Entsprechung.

In der biologischen Forschung wollte man schon seit Langem Proben einfrieren, um sie aufzubewahren und erst später zu verwenden. Das ist nicht ganz einfach, denn alle Lebewesen bestehen vorwiegend aus Wasser. Wenn dieses Wasser gefriert und sich ausdehnt, hat es die hässliche Eigenschaft, Zellen und Gewebe zum Platzen zu bringen. Das ist einer der Gründe, warum frische Erdbeeren, die man eingefroren und wieder aufgetaut hat, zu einem klebrigen, unappetitlichen Matsch werden.

In der Biologie gibt es mit der Kryokonservierung ein ganzes Fachgebiet, das sich mit der Frage beschäftigt, wie man Probenmaterial so einfrieren kann, dass es nach dem späteren Auftauen noch lebensfähig ist.[1] Zu diesem Zweck hat man nützliche Methoden entwickelt und bewahrt beispielsweise Stammzellen und andere wichtige Proben in flüssigem Stickstoff auf. Man hat herausgefunden, wie man Sperma von Samenspendern und menschliche Embryonen für eine spätere In-vitro-Befruchtung gefahrlos einfrieren kann. Tierembryonen einzufrieren und so bestimmte Stämme aufzubewahren, ist Routine, und die Lieblingswürmer der Biologen kann man ebenfalls als Larven einfrieren und später wiederbeleben. Bei vielen Zell- und Gewebetypen klappt die Kryokonservierung. Häufig verwendet man dabei Zusatzstoffe wie Glycerin, die eine Abkühlung auf sehr niedrige Temperaturen erlauben, ohne dass das Wasser zu Eis wird – man setzt der Probe also eigentlich ein Frostschutzmittel zu. In diesem Fall wird das Wasser nicht zu Eis, sondern es geht in einen glasähnlichen Zustand über, sodass man den Prozess eigentlich besser nicht als Einfrieren, sondern als Vitrifizierung bezeichnen sollte (der Wortbestandteil *vitri-* stammt von dem lateinischen Begriff für Glas). Aber selbst in der Wissenschaft spricht man meist vom Einfrieren und von eingefrorenem Material.

Damit sind wir bei der Kryonik, einer Methode, bei der Menschen unmittelbar nach ihrem Tod eingefroren werden, wobei man die

Vorstellung hat, sie später wieder aufzutauen, wenn es für alles, woran sie vielleicht gelitten haben, eine Heilung gibt. Die Idee ist schon seit Langem im Umlauf, aber einen neuen Impuls bekam sie durch die Arbeit von Robert Ettinger, einem Physik- und Mathematiklehrer an einem College in Michigan, der auch Science-Fiction schrieb.[2] In Ettingers Vision beleben Wissenschaftler der Zukunft die gefrorenen Körper wieder und heilen nicht nur alles, woran sie gelitten haben, sondern machen sie auch wieder jung. Er gründete 1976 in der Nähe von Detroit das Cryonics Institute und konnte mehr als einhundert Menschen überreden, jeweils 28 000 Dollar zu zahlen und dafür ihre Leichen in großen Behältern mit flüssigem Stickstoff einfrieren zu lassen. Eine der Ersten war seine eigene Mutter Rhea, die 1977 starb. Auch seine beiden Ehefrauen sind dort gelagert – wie glücklich sie wären, auf Jahre oder Jahrzehnte nebeneinander oder neben ihrer Schwiegermutter zu liegen, ist nicht ganz klar. Als Ettinger selbst 2011 mit 92 Jahren starb, setzte er die Tradition der familiären Verbundenheit fort und gesellte sich zu ihnen.

Heute gibt es mehrere derartige Kryonik-Einrichtungen. Eine andere, die sehr beliebt ist, heißt Alcor Life Extension Foundation, hat ihre Zentrale in Scottsdale in Arizona und berechnet rund 200 000 Dollar für eine Ganzkörpereinlagerung. Wie arbeiten solche Institute? Sobald ein Mensch stirbt, wird das Blut abgelassen und gegen ein Frostschutzmittel ausgetauscht, anschließend wird die Leiche in flüssigem Stickstoff gelagert. Theoretisch unendlich lange.

Weiter gibt es die Transhumanisten, die völlig über unseren Körper hinauswachsen wollen. Ihnen ist aber nicht daran gelegen, dass die Menschheit, wie wir sie kennen, ihr Ende findet, bevor wir herausgefunden haben, wie wir unseren Geist und unser Bewusstsein unbegrenzt in einer anderen Form erhalten können. Nach ihrer Ansicht könnten Intelligenz und Vernunft der Menschen im Universum einzigartig sein (oder zumindest erkennen sie keine Anhaltspunkte für außerirdische Intelligenz). Deshalb ist es für sie von kosmischer Bedeutung, dass unser Bewusstsein und unser Geist erhalten bleiben und sich über das ganze Universum verbreiten. Welchen Sinn soll das Universum schließlich haben, wenn es keine Intelligenz gibt, die es zu schätzen weiß?

Solche Transhumanisten geben sich damit zufrieden, nur ihr Gehirn einfrieren zu lassen. Das braucht weniger Platz und kostet auch weniger. Außerdem lässt sich das magische Frostschutzmittel nach dem Tod leichter direkt in das Gehirn einflößen, womit die Aussichten auf eine erfolgreiche Konservierung steigen. Das Gehirn ist der Sitz von Erinnerungen, Bewusstsein und Vernunft, und das ist alles, woran ihnen liegt. Irgendwann in der Zukunft, wenn die technischen Methoden dafür reif sind, lässt sich die Information im Gehirn dann einfach auf einen Computer oder eine ähnliche Vorrichtung herunterladen. Diese Vorrichtung besitzt dann Bewusstsein und Erinnerungen des Menschen und nimmt das »Leben« wieder auf und wäre dabei nicht durch menschliche Sorgen wie den Bedarf an Nahrung, Wasser und Sauerstoff oder einen schmalen Temperaturbereich, in dem der Mensch existieren kann, eingeschränkt. Vielmehr wären wir dann über unseren Körper hinausgewachsen und hätten die Möglichkeit, an jeden Ort des Universums zu reisen. Wie nicht anders zu erwarten, sind Transhumanisten in der Regel glühende Befürworter der Raumfahrt und sehen in ihr unsere einzige Chance, der Zerstörung auf der Erde zu entgehen. Ein solcher Vertreter ist Elon Musk,[3] angeblich – je nach Jahr – der reichste Mensch der Welt: Er ist für seinen Wunsch bekannt, »auf dem Mars zu sterben, nur nicht beim Aufprall«.[4] Und wenn er auf dem roten Planeten angekommen ist, wird wahrscheinlich eines seiner ersten Projekte der Bau einer Kryonikeinrichtung sein.

Die schlechte Nachricht lautet: Es gibt nicht den Hauch eines glaubwürdigen Anhaltspunktes dafür, dass die Kryokonservierung von Menschen jemals funktionieren wird. Die potenziellen Probleme sind nicht zu zählen. Bis eine Fachkraft das Frostschutzmittel in den Körper einleitet, sind seit dem Augenblick des Todes Minuten oder oder vielleicht sogar Stunden vergangen – selbst wenn der »Klient«

sich zur Vorbereitung bereits in die Nähe einer Einrichtung begeben hat. In dieser Zeit macht jede Zelle im Körper des Verstorbenen durch den Nährstoff- und Sauerstoffmangel drastische biochemische Veränderungen durch, das heißt, ein kryonisch eingefrorener Körper ist nicht im gleichen Zustand wie ein lebender Mensch.

Das macht nichts, sagen die Fürsprecher der Kryokonservierung. Wir müssen ja nur die physische Struktur des Gehirns erhalten. Solange sie so weit bestehen bleibt, dass wir die Verknüpfungen zwischen den Milliarden Gehirnzellen erkennen, werden wir das gesamte Gehirn des Menschen rekonstruieren können. Die Kartierung aller Neuronen in einem Gehirn ist ein aufstrebendes Wissenschaftsgebiet, das als Konnektomik bezeichnet wird. Es hat zwar gewaltige Fortschritte gemacht, man ist aber immer noch dabei, die Hindernisse bei Fliegen und anderen winzigen Lebewesen zu überwinden. Außerdem verfügen wir noch nicht über das Know-how, um das Gehirn einer Leiche ordnungsgemäß instand zu halten, während wir darauf warten, dass die Konnektomik aufholt. Erst vor Kurzem, nach vielen Jahren, ist es gelungen, ein Mausgehirn zu konservieren, und das setzt voraus, dass man die Einbalsamierungsflüssigkeit einleitet, während das Herz noch schlägt – ein Prozess, bei dem das Tier stirbt. Keine einzige Kryonikfirma hat bisher einen Beleg geliefert, dass das Gehirn eines Menschen mit ihren Verfahren so erhalten bleibt, dass zukünftige Fachleute eine vollständige Karte seiner Neuronenverknüpfungen erstellen können.

Selbst wenn wir eine solche Karte erstellen könnten, würde das nicht annähernd ausreichen, um ein Gehirn zu simulieren. Die Vorstellung, jedes Neuron sei einfach ein Transistor in einem Computerschaltkreis, ist hoffnungslos naiv. In diesem Buch haben wir immer wieder auf die Komplexität von Zellen hingewiesen. Jede Zelle des Gehirns hat ein Programm, das sich ständig verändert und in ihrem Inneren ausgeführt wird. Daran sind Tausende von Genen und Proteinen beteiligt, und die Beziehung zu anderen Zellen wandelt sich unaufhörlich. Eine Kartierung der Verknüpfungen im Gehirn wäre ein wichtiger Fortschritt in unseren Kenntnissen, aber sie wäre auch nur eine statische Momentaufnahme. Wir könnten damit nicht den tatsächlichen Zustand des eingefrorenen Gehirns rekonstruieren, und erst recht könnten wir nicht voraussagen, was es von diesem Zeitpunkt an »denken« würde. Es wäre so, als wollte man aus einer detaillierten Straßenkarte den gesamten Zustand eines Landes einschließlich seiner Menschen ableiten und seine zukünftige Entwicklung vorhersagen.[5]

Ich unterhielt mich mit Albert Cardona, einem meiner Kollegen am MRC Laboratory of Molecular Biology, der ein führender Experte für die Konnektomik des Fliegengehirns ist. Albert betont, dass sich neben den praktischen Schwierigkeiten ein weiteres Problem stellt: Die Gehirnarchitektur und das ganze Wesen des Gehirns werden durch seine Beziehung zum übrigen Körper geprägt. Unser Gehirn hat seine Evolution zusammen mit dem übrigen Körper durchgemacht, erhält von ihm ständig sensorischen Input und wirkt auf ihn ein. Außerdem ist es nicht stabil: Jeden Tag kommen neue Verknüpfungen hinzu, die nachts, wenn wir schlafen, wieder zurückgestutzt werden. Wachstum und Tod der Neuronen unterliegen sowohl einem Tages- als auch einem Jahreszeitenrhythmus, und über diese ständige Umgestaltung des Gehirns wissen wir noch sehr wenig.

Außerdem wäre ein Gehirn ohne Körper etwas ganz anderes. Das Gehirn wird nicht nur durch elektrische Impulse angetrieben, die durch die Verknüpfungen zwischen den Neuronen wandern. Es reagiert auch auf chemische Substanzen, die sowohl innerhalb des Gehirns selbst entstehen als auch vom übrigen Körper ausgehen. Eine wichtige Triebkraft seiner Motivation sind die Hormone, die ihren Ursprung in den Organen haben, und zu ihr gehören sowohl Grundbedürfnisse wie der Hunger als auch innere Wünsche. Die Freuden unseres Gehirns entstammen größtenteils dem Fleisch. Eine gute Mahlzeit. Einen Berg erklimmen. Sport. Sex. Und wenn wir warten, bis wir alt sind und sterben, würden wir außerdem ein altes, gebrechliches Gehirn konservieren, aber nicht die fein abgestimmte

Maschine eines 25-Jährigen. Was für einen Sinn hätte es, ein solches Gehirn zu erhalten?[6]

Die Transhumanisten erklären, solche Probleme ließen sich mit Kenntnissen lösen, die wir Menschen in Zukunft erwerben werden. Grundlage ihrer Überzeugungen ist aber die Annahme, das Gehirn sei ausschließlich ein Computer, nur anders und komplexer als unsere heutigen Maschinen auf Siliziumbasis. Natürlich ist das Gehirn ein Rechenorgan, aber wenn man seinen Zustand zu einem bestimmten Zeitpunkt rekonstruieren will, ist der biologische Zustand seiner Neuronen ebenso wichtig wie die Verknüpfungen zwischen ihnen. Und ohnehin spricht nichts dafür, dass das Einfrieren des Körpers oder des Gehirns und die spätere Wiederherstellung eines lebendigen Zustandes auch nur entfernt machbar wären. Selbst wenn ich einer der Kunden wäre, die sich an die Kryonik verkaufen, würde ich mir die meisten Sorgen über die Lebensdauer dieser Einrichtungen machen, aber auch der Gesellschaften und Staaten, in denen sie sich befinden. Die Vereinigten Staaten sind immerhin erst etwa 250 Jahre alt.

Trotz alledem glauben viele Menschen an die Kryonik. In Großbritannien wünschte sich ein 14-jähriges Mädchen, das an Krebs starb, dass sein Körper kryogenisch eingefroren werden solle. Sie brauchte dazu die Zustimmung beider Eltern, aber die lebten getrennt, und ihr Vater, der selbst an Krebs litt und in ihrem Leben keine Rolle spielte, war dagegen. Sie führte in der Angelegenheit einen Prozess, und der Richter entschied, es sei ihr Recht, dass man ihre Wünsche befolge – aber dies solle erst nach ihrem Tod öffentlich gemacht werden.[7] Die Folge war ein Aufschrei prominenter britischer Wissenschaftler: Sie forderten Beschränkungen für die Vermarktung der Kryonik an wehrlose Menschen.[8]

Fast ein spiegelbildlicher Fall war der bekannte Baseballspieler Ted Williams: Er wollte eingeäschert werden.[9] Aber nachdem er 2002 im Alter von 83 Jahren gestorben war, bestanden zwei seiner drei Kinder darauf, seine sterblichen Überreste einfrieren zu lassen, was einen verbitterten Familienstreit auslöste. Am Ende einigte man sich auf einen Kompromiss: Nur der Kopf des großen Sportlers wurde sozusagen auf Eis gelegt.

Presseberichten zufolge gibt es eine ganze Reihe prominenter Menschen, die sich kryokonservieren lassen wollen. Unter ihnen sind Peter Thiel (einer der Mitbegründer von PayPal), der Informatiker Ray Kurzweil, der vor allem mit seiner Prophezeiung bekannt wurde, 2045 würden wir die Singularität erreichen, das heißt, Maschinen würden intelligenter sein als alle Menschen zusammen, der Philosoph Nick Bostrom, der befürchtet, eine solche maschinelle Superintelligenz könne für die Menschen eine existenzielle Katastrophe auslösen, und der zum Altersforscher gewordene Informatiker Aubrey de Grey.[10] Mehr über ihn in Kürze.

Da das Gehirn sich nach dem Tod schnell zersetzt, empfehlen viele Kryonikeinrichtungen ihren Klienten, sich bereits in ihre Nähe zu begeben, wenn sie wissen, dass das Ende naht. Das dürfte aber nicht reichen. Wie gesagt: Dass die Kryokonservierung die Verknüpfungen aufrechterhält, konnte man nur am Gehirn von Mäusen nachweisen, denen man die Konservierungssubstanzen bereits ins Blut einleitete, während sie noch lebten – eine Methode, bei der das Tier stirbt. Im Jahr 2018 wurde bekannt, dass ein Unternehmen namens Nectome in San Francisco plante, genau das Gleiche an Menschen vorzunehmen.[11] In die Halsschlagadern sollte eine Mischung von Konservierungssubstanzen eingeleitet werden, die den Kunden sofort töteten. Das Ganze sollte unter Vollnarkose stattfinden, aber was die Konservierung für den Zustand des Gehirns bewirkte, war nicht klar. Der Mitbegründer der Firma behauptete, dieser assistierte Selbstmord sei nach dem End of Life Option Act, einem kalifornischen Gesetz zur Sterbehilfe, vollkommen legal. Man könnte meinen, die Aussicht auf einen sicher herbeigeführten Tod in Verbindung mit einem unsicheren weiteren Verlauf sei schwierig zu verkaufen, aber derselbe Artikel behauptete, 25 Personen hätten bereits die Verträge als Kunden unterschrieben. Einer von ihnen war den Berichten zufolge der 38-jährige Sam Altman, Mitbegründer des Unternehmens OpenAI, des Forschungslabors für künstliche Intelligenz, das ChatGPT herausbrachte: Er glaubt, der menschliche Geist werde noch zu seinen Lebzeiten in digitale Form gebracht werden, und man werde sein Gehirn eines Tages in die Cloud hochladen. In seiner Antwort erklärte Robert McIntyre, der Gründer von Nectome, diese Personen hätten seine Forschung von Anfang an unterstützt und man habe ihnen nichts versprochen oder auch nur angeboten, vor allem keine siliziumbasierte Unsterblichkeit der Seele.[12]

STEIGEN WIR NUN AUF DER LEITER der Plausibilität ein wenig höher und kommen wir von der Kryonik zu Aubrey de Grey. Mit seinem 60 Zentimeter langen Bart und einem passenden messianischen Eifer sieht de Grey wie der Inbegriff eines englischen Oberklasse-Exzentrikers aus und hat eine große, sektenähnliche Gefolgschaft um sich gesammelt. Er begann seine Berufslaufbahn als Informatiker, und obwohl er kein professioneller Mathematiker ist, gelang ihm ein wichtiger Fortschritt bei der Lösung eines 60 Jahre alten mathematischen Rätsels.[13] Irgendwann lernte er bei einer Party in Cambridge die amerikanische Fliegengenetikerin Adelaide Carpenter kennen, die er später auch heiratete. Damit erwachte sein Interesse an der Biologie und insbesondere an der Theorie der Alterung durch freie Radikale in den Mitochondrien. De Grey gelangte zu der Überzeugung, die Alterung sei ein lösbares Problem. Er behauptet, die ersten Menschen, die 1000 Jahre leben werden, seien bereits geboren.[14] Ein zentraler Gedanke lautet: Wenn wir die durchschnittliche Lebenserwartung schneller steigern können, als wir altern – mit anderen Worten: Wenn die Lebenserwartung jedes Jahr um mehr als ein Jahr wächst –, können wir darauf hoffen, dem Tod vollkommen zu entgehen. Er bezeichnet dies als »Fluchtgeschwindigkeit«.

Um die Fluchtgeschwindigkeit zu erreichen, hat de Grey einen Plan. Entgegen den Lehrmeinungen der Biologengemeinde erklärt er, wir könnten die Alterung überwinden, wenn wir sieben Kernprobleme lösen:[15] (1) Ersatz von Zellen, die im Laufe der Zeit verloren gehen oder geschädigt werden, (2) Beseitigung seneszenter Zellen, (3) Verhütung der altersbedingten Versteifung von Strukturen rund um die Zelle, (4) Verhütung von Mutationen in den Mitochondrien, beispielsweise durch gentechnische Veränderung von Mitochondrien, die dann keine eigenen Proteine mehr anhand ihres Genoms herstellen, sondern sie ausschließlich aus der übrigen Zelle importieren, (5) Wiederherstellung von Elastizität und Flexibilität der Stützstrukturen von Zellen, die mit dem Alter steifer werden, (6) Beseitigung des Apparats zur Verlängerung der Telomere, damit wir keinen Krebs bekommen, und (7) Klärung der Frage, wie man Stammzellen so umgestalten kann, dass unsere Zellen und Gewebe nicht verkümmern. Sein Programm zur Lösung dieser Probleme bezeichnet er als SENS oder *strategies for engineered negligible senescence* (»Strategien für technisch erzeugte vernachlässigbare Seneszenz«).

De Grey weiß genug über Biologie und kann viele Dinge benennen, die mit fortschreitendem Alter schiefgehen. Aber mit der charakteristischen Arroganz, die viele Physiker und Informatiker gegenüber Biologen an den Tag legen, ist er höchst optimistisch, dass man die Probleme bewältigen kann. Als Antwort auf seine Behauptungen schrieben 28 führende Gerontologen, darunter viele, die uns in diesem Buch bereits begegnet sind, eine vernichtende Entgegnung und erklärten, viele seiner Ideen seien weder ausreichend gut formuliert noch so gerechtfertigt, dass sie auch nur als Grundlage für eine Diskussion dienen könnten, von Forschung ganz zu schweigen. Außerdem habe keine einzige der von de Grey vorgeschlagenen Strategien nachweislich die Lebensdauer verlängert.[16] Zu den Autorinnen und Autoren gehörten Steven Austad und Jay Olshansky. Auch andere etablierte Forscher tun SENS als Pseudowissenschaft ab.[17] Einer von ihnen, Richard Miller von der University of Michigan, schrieb in der Zeitschrift *MIT Technology Review* in einem satirischen offenen Brief an de Grey eine vergnügliche Parodie auf SENS.[18] Da das Problem der Alterung gelöst sei, so erklärte Miller, könnten wir uns nun vielleicht der Aufgabe zuwenden, fliegende Schweine zu erzeugen; schließlich gebe es nur sieben Gründe, warum Schweine derzeit nicht fliegen können, und alle ließen sich leicht beseitigen. Daraufhin grollte de Grey, die Altersforscher seien kurzsichtig, und verglich sie mit Lord Kelvin, dem berühmten Physiker und früheren Präsidenten der Royal Society, der einst gehöhnt hatte, es sei nicht möglich, dass Maschinen, die schwerer sind als Luft, fliegen.

Angesichts seiner mangelnden Unterstützung durch die Wissenschaftsgemeinde und wegen der fehlenden Finanzierungsaussichten in England übersiedelte de Grey 2009 in die Vereinigten Staaten. Im wohlhabenden Mountain View in Kalifornien gründete er mit privater Finanzierung die SENS Foundation, die anfangs auch von einigen bekannten Altersforschern unterstützt wurde. Ungefähr zur gleichen Zeit begann er Affären mit anderen Frauen – zwei davon waren 45 und 24 Jahre alt. Die damals 65-jährige Adelaide Carpenter de Grey wollte nicht mit nach Kalifornien ziehen und Teil einer solchen Lebensweise werden, und schließlich ließen sie sich scheiden. De Grey bemerkte dazu, wenn wir das Problem der Alterung gelöst hätten, »werden zwischen Menschen mit unterschiedlichem chronologischen Alter viel weniger Unterschiede herrschen«, und die Aussicht, sehr lange zu leben, könne durchaus zu einer Neubewertung der dauerhaften Monogamie führen.[19] Im Jahr 2021 schaffte er es wieder in die Schlagzeilen, nachdem zwei junge Frauen ihm sexuelle Belästigung vorgeworfen hatten; eine von ihnen war erst 17, als sie de Grey begegnete. Er bestritt die Anschuldigungen und wurde anfangs von seiner eigenen Stiftung nur suspendiert.[20] Aber nach Vorwürfen, er habe die Ermittlungen zu seinem Verhalten behindert, kündigte ihm die SENS Foundation. Am Ende sprach ein Unternehmensbericht de Grey von dem Vorwurf sexueller Übergriffe frei, kritisierte ihn aber wegen verschiedener Fälle von schlechtem Urteilsvermögen und grenzüberschreitendem Verhalten.[21] Davon unbeeindruckt, gründete de Grey die neue LEV Foundation, deren drei Buchstaben wenig überraschend für Longevity Escape Velocity (»Lebensdauer-Fluchtgeschwindigkeit«) stehen.[22] Seine lange Lebensdauer in der Lebensdauerforschung ist ebenso bemerkenswert wie seine Fähigkeit, sich weiterhin Finanzmittel von reichen Wohltätern zu beschaffen.

Selbst in der eher am Mainstream ausgerichteten Anti-Aging-Branche gibt es einige extreme Optimisten. Einer von ihnen ist David Sinclair: Im Gegensatz zu den Scharlatanen der Altersforschung ist er Professor an der Harvard University und hat über die Alterung eine ganze Reihe hochkarätiger Artikel in führenden Fachzeitschriften veröffentlicht, darunter kürzlich zwei über die Umprogrammierung von Zellen, mit denen er beträchtliches Aufsehen erregte. Gleichzeitig ist Sinclair aber auch für übermäßige Selbstdarstellung und von Enthusiasmus getriebene Behauptungen bekannt. So hat er beispielsweise prophezeit, es werde eines Tages normal sein, zum Arzt zu gehen und ein Medikament einzunehmen, das uns zehn Jahre jünger macht; außerdem gibt es nach seiner Ansicht keinen Grund, warum wir nicht 200 Jahre alt werden sollten.[23] Solche Aussagen lassen einige seiner Kritiker erschaudern, und auch Wissenschaftlerkollegen, die seine Fähigkeiten respektieren, sind seinetwegen peinlich berührt.[24] Das Schicksal von Resveratrol und seines Unternehmens Sirtris habe ich bereits in Kapitel 8 geschildert, aber es hatte offensichtlich keine Auswirkungen auf seine Fähigkeit, Geld zur Gründung mehrerer neuer Unternehmen aufzutreiben – und auch nicht auf seine große Gefolgschaft in der Öffentlichkeit, die an jene von Grey heranreicht. Sein neuestes Sachbuch, in dem er auf seinen Überzeugungen beharrt, zeigt sehr deutlich, dass er sich von Kritik an seiner Arbeit nicht im Mindesten beirren lässt. Auch durch eine von Charles Brenner verfasste vernichtende Rezension des Buches war er nach meiner Vermutung nicht verunsichert.[25]

Resveratrol wurde vom wissenschaftlichen Mainstream schon lange diskreditiert, aber Sinclair hält daran fest. In einem Essay auf LinkedIn erklärt er kokett, er gebe keine medizinischen Ratschläge – aber im weiteren Verlauf gibt er zu, er selbst nehme täglich Resveratrol, Metformin und NMN (einen Vorläufer von NAD).[26] Alle drei

Substanzen sind uns auf den vorangegangenen Seiten bereits begegnet. Es gibt keine Belege dafür, dass eine davon die Lebenserwartung von Menschen verlängert; sie wurden zu diesem Zweck nicht in strengen klinischen Prüfungen getestet und deshalb auch nicht von der FDA zugelassen. Außerdem gibt es hinsichtlich der Frage, ob Metformin für gesunde Erwachsene nützlich ist, widersprüchliche Befunde. Wie wir bereits erfahren haben, ist seine Anwendung auch mit Problemen verbunden. Wenn ein Harvard-Professor in sozialen Medien solche Aussagen veröffentlicht, setzt er sich letztlich für ihren Gebrauch ein, und das erscheint mir sowohl ethisch fragwürdig als auch potenziell gefährlich. In dem Artikel prahlt Sinclair auch, er habe einen Puls von 57, obwohl er kein Sportler sei, und seine Lunge funktioniere so, als sei er mehrere Jahrzehnte jünger. Seltsam: Ich bin 71, und obwohl ich ebenfalls kein Sportler bin, lag mein Ruhepuls während eines großen Teils meines Erwachsenenlebens knapp über 50 – ohne dass ich Sinclairs pharmazeutische Nahrungsergänzungsmittel nehme. Da er Wissenschaftler ist, sollte er sich selbst zumindest mit engen Verwandten vergleichen, die keine solchen Substanzen anwenden, und sich außerdem die Frage stellen, was geschieht, wenn er die Einnahme absetzt, ansonsten aber seine allgemeine Lebensweise beibehält.

Seit einigen Jahrzehnten verkaufen alle möglichen zweifelhaften kommerziellen Unternehmen verschiedene Substanzen oder Methoden, die angeblich die Gesundheit verbessern oder das Leben verlängern sollen. Oft greifen sie noch den schwächsten Zusammenhang mit echten Forschungsergebnissen auf, um ihre Ware an den Mann oder an die Frau zu bringen.[27] Angesehene Wissenschaftler gründeten eigene Firmen – in vielen Fällen mehrere –, und manche von ihnen vermittelten den Eindruck, das Problem der Alterung werde bald gelöst sein. Schließlich finanzieren Investoren in der Regel keine Unternehmen, wenn die Rendite noch viele Jahrzehnte in der Zukunft liegt. All das führte zu dem Eindruck, der Jungbrunnen stehe unmittelbar vor der Tür.

Schon 2002 waren 51 führende Altersforscher und -forscherinnen durch den Rummel so beunruhigt, dass sie ein Positionspapier verfassten und darin darlegten, was man nach ihrer Ansicht wusste und was Fantasie oder Science-Fiction war.[28] Insbesondere wollten sie eine Grenzlinie zwischen seriöser Altersforschung und fragwürdigen Behauptungen über die Verlängerung von Gesundheit und Leben ziehen. Einige zentrale Aussagen lauteten:

> Die Beseitigung aller altersbedingten Todesursachen würde die Lebenserwartung um nicht mehr als 15 Jahre verlängern.
> Die Aussicht, dass Menschen ewig leben, ist heute ebenso unwahrscheinlich wie zu allen Zeiten.
>
> Antioxidantien könnten für manche Menschen einen gewissen gesundheitlichen Nutzen haben, aber es gibt keinen Beleg dafür, dass sie sich in irgendeiner Form auf die Alterung auswirken.
>
> Die Verkürzung der Telomere dürfte für die Begrenzung der Lebensdauer von Zellen eine Rolle spielen, aber langlebige Arten haben oft kürzere Telomere als solche, die kürzer leben, und nichts spricht dafür, dass die Verkürzung der Telomere über die Lebensdauer von Menschen mitbestimmt.
>
> Hormonpräparate, die unter dem Deckmantel von Anti-Aging-Arzneien verkauft werden, sollten von niemandem eingenommen werden, es sei denn, sie würden aus stichhaltigen medizinischen Gründen verschrieben.
>
> Die Kalorienbeschränkung könnte die Lebensdauer bei Menschen verlängern, denn diese Wirkung hat sie bei vielen biologischen Arten. Bisher wurde aber in keiner Studie an Menschen bewiesen, dass es funktioniert, denn die meisten Menschen bevorzugen die Lebensqualität gegenüber der Lebensquantität.

Wirkstoffe, die eine Kalorieneinschränkung nachahmen, sind aber weitere Untersuchungen wert.

Für den Einzelnen ist es nicht möglich, jünger zu werden, denn das würde die unmögliche Leistung voraussetzen, alle Zellen, Gewebe und Organe zu ersetzen und so die Alterungsprozesse zu umgehen.

Fortschritte beim Klonen und in der Erforschung von Stammzellen dürften den Ersatz von Geweben und Organen möglich machen, ein Ersatz und eine Neuprogrammierung des Gehirns ist aber mehr ein Thema der Science-Fiction als wissenschaftliche Tatsache.

Trotz dieser vielen Vorbehalte kam aus der Altersforschung begeisterte Unterstützung für die weitere Erforschung von Gentechnik, Stammzellen, geriatrischer Medizin und Therapien, mit denen sich die Geschwindigkeit der Alterung verlangsamen und Alterskrankheiten hinausschieben lassen.

Zu den Unterzeichnern der Erklärung gehörte interessanterweise auch Aubrey de Grey. Dagegen fehlten Leonard Guarente und David Sinclair, die durch Sirtuin bekannt geworden waren, und Cynthia Kenyon, die bei Würmern die *daf-2*-Mutante entdeckt hatte. Alle drei waren zu jener Zeit an verschiedenen Unternehmen zur Lebensverlängerung beteiligt und Berichten zufolge höchst optimistisch, was die Aussichten auf wichtige Durchbrüche anging.

Dennoch ging das explosionsartige Wachstum der Anti-Aging-Branche unvermindert weiter. Heute beschäftigen sich mehr als 700 Biotechnologiefirmen mit Alterung und Lebensdauer, und ihre Marktkapitalisierung liegt insgesamt bei mindestens 30 Milliarden Dollar. Manche dieser Firmen gibt es schon seit fast 20 Jahren, und sie haben noch kein einziges Produkt auf den Markt gebracht. Andere generieren Einnahmen, indem sie Nahrungsergänzungsmittel verkaufen. Solche Produkte erfordern keine Zulassung durch die FDA, und ihre Ungefährlichkeit und Wirksamkeit muss nicht durch randomisierte klinische Studien nachgewiesen werden. In den wissenschaftlichen Beiräten vieler derartiger Unternehmen sitzen höchst angesehene Forscher, darunter einige Nobelpreisträger, die abgesehen davon, dass sie alt sind, keine besondere Fachkenntnis zum Thema Alterung besitzen. Für die Öffentlichkeit verschaffen solche angesehenen Wissenschaftler dem Unternehmen eine Aura der Glaubwürdigkeit. Wie konnte eine so gewaltig große Branche so lange florieren, obwohl sie so wenige echte Fortschritte vorzuweisen hat?

DIE ALTERSFORSCHUNG SPRICHT unsere urtümliche Angst vor dem Tod an, und deshalb sind viele Menschen bereit, sich allem anzuschließen, was ihn hinausschieben oder verbannen kann. Das gilt ganz besonders für Tech-Milliardäre aus Kalifornien.[29] Viele von ihnen haben ihr Geld in der Softwarebranche verdient, und da sie in der Lage waren, Programme zur Ausführung schneller Finanztransaktionen zu schreiben oder in Sekunden sehr verschiedene Informationen auszutauschen, halten sie auch die Alterung schlicht für ein weiteres technisches Problem, das man lösen kann, wenn man den Code des Lebens hackt. Das Tempo des Fortschritts in der Softwareindustrie hat sie ungeduldig gemacht. Sie sind es gewohnt, innerhalb weniger Jahre große Durchbrüche zu erzielen, ja manchmal sogar im Laufe einiger Monate, doch die Komplexität der Alterung unterschätzen sie. Sie folgen dem Motto »move fast and break things« (»sei schnell und disruptiv«). Wie sich diese Einstellung in den sozialen Medien ausgewirkt hat, wissen wir alle: Für gesellschaftlichen Zusammenhalt und Politik hatte sie Folgen, die wir uns noch vor zwanzig Jahren nicht hätten vorstellen können. Derzeit haben dieselben Personen voreilig die KI auf die Welt losgelassen, während sie uns gleichzeitig vor ihren Gefahren warnen. Bei dem Gedanken, die gleiche Einstellung auf etwas so Tiefgreifendes wie Alterung und Lebensdauer anzuwenden, kann man nur schaudern.

Die begeisterten Tech-Milliardäre sind vorwiegend Männer mittleren Alters (die manchmal mit jüngeren Frauen verheiratet sind) und haben ihr Geld in sehr jungen Jahren verdient. Jetzt genießen sie ihren Lebensstil und wollen nicht, dass die Party zu Ende geht. Als sie jung waren, wollten sie reich werden, und jetzt, da sie reich sind, wollen sie jung sein. Aber Jugend ist das Einzige, was sie sich nicht sofort kaufen können, und deshalb ist es nicht verwunderlich dass viele prominente Tech-Milliardäre – beispielsweise Elon Musk, Peter Thiel, Larry Page, Sergej Brin, Yuri Milner, Jeff Bezos und Mark Zuckerberg – ihr Interesse an der Anti-Aging-Forschung geäußert haben. In vielen Fällen finanzieren sie solche Arbeiten auch. Eine bemerkenswerte Ausnahme ist Bill Gates: Er hat realistisch erkannt, dass der beste Weg zur Verbesserung der gesamten Lebenserwartung nach wie vor darin besteht, sich um die schwerwiegenden Ungleichheiten der weltweiten Gesundheitsversorgung zu kümmern.

Das Unternehmen Altos Labs sorgte kürzlich für großes Aufsehen, als es bekanntgab, es verfüge über eine Kriegskasse von mehreren Milliarden Dollar an Investorengeldern. Gegründet wurde die Firma von Richard Klausner und Hans Bishop mit aktiver Unterstützung und Finanzierung von Yuri Milner und mehreren wohlhabenden Sponsoren, die vorwiegend in Kalifornien leben, unter ihnen angeblich auch Jeff Bezos. Milner, ein ursprünglich aus Russland stammender Softwaremilliardär, interessiert sich schon seit Langem für Wissenschaft. Er stiftete die Breakthrough Prizes, die zu den angesehensten – und sicher lukrativsten – internationalen Wissenschaftsauszeichnungen gehören. Kürzlich schrieb er eine Abhandlung mit dem Titel *Eureka Manifesto: The Mission for Our Civilization* (»Heureka-Manifest: die Mission für unsere Zivilisation«), in der er einige seiner Gedanken über die Alterung darlegt.[30] Manche seiner Überzeugungen ähneln offenbar denen der Transhumanisten: Die Evolution unserer Vernunft und alle Kenntnisse, die wir Menschen angehäuft haben, sind kostbar und sollten nicht verloren gehen. Dass die Erde unsere einzige Heimat ist, könnte zu einem großen Risiko werden, also müssen wir andere Teile des Universums besiedeln. Als ich seinen Aufsatz las, wurde mir plötzlich klar, warum Milner sich mit der Alterung auseinandersetzen will. Der Weltraum ist riesig, und wenn wir Jahrhunderte oder Jahrtausende in eine neue Heimat reisen müssen, wäre es nicht schlecht, wenn wir den Flug überleben. Milners Ansichten haben nichts besonders Unlogisches, aber sie zeigen die Schwülstigkeit und den an Arroganz grenzenden Optimismus, wie sie für diese Untergruppe der Tech-Community typisch sind. Jedenfalls wurde Altos Labs 2022 mit einem großen Knall gegründet. Das Unternehmen rekrutierte mit einem Schlag einige der größten Stars aus der Anti-Aging-Forschung und lockte sie aus ihren Hochschulstellungen weg, indem es ihnen gewaltige Forschungsmittel und Gehälter bot. Heute betreibt Altos seine Firmensitze im Norden und (natürlich) Süden Kaliforniens, aber auch im englischen Cambridge nicht weit von meinem eigenen Institut entfernt.

Als in der Presse die ersten Nachrichten über Altos Labs durchsickerten, war von einem Unternehmen die Rede, das den Tod besiegen will.[31] Rick Klausner, sein leitender Wissenschaftler und Co-Vorsitzender, stritt das ab und erklärte, man habe das Ziel, die gesunde Lebensdauer zu verlängern.[32] Bei der Einweihung des Firmensitzes in Cambridge sagte er: »Wir haben das Ziel, dass alle jung sterben – nach langer Zeit.«[33] Klausner und andere betonen auch, dass Altos Labs eine stark auf Zusammenarbeit angelegte Form der Wissenschaft betreibt, mit der man große Fragestellungen auf andere Weise angehen kann als Hochschulinstitute, die auf die Finanzierung einzelner Forschungsprojekte angewiesen sind. Mehrfach hörte ich, das Unternehmen wolle zu den Bell Labs der Altersforschung werden – eine Anspielung auf das berühmte private, kommerzielle Labor in New Jersey, in dem kleine Arbeitsgruppen eng zusammenarbeiteten, womit ihnen große Durchbrüche wie der Transistor, die Informationstheorie und der Laser gelangen.

Wenn Tech-Milliardäre darauf erpicht sind, so schnell wie möglich die Alterung zu heilen, sind viele Forscher nur allzu gern bereit, sie dazu in die Lage zu versetzen. Viele wirklich angesehene Wissenschaftler haben heute finanzielle Beteiligungen in der Branche, entweder mit eigenen Unternehmen oder als Angestellte oder Berater. Das allein ist durchaus nichts Schlimmes, aber wenn ich sehe, wie manche von ihnen ständig ihre Befunde oder die Aussichten ihrer Firmen anpreisen, frage ich mich, ob alle wirklich glauben, was sie sagen. Begreifen sie nicht, wie kompliziert alles ist und welche Schwierigkeiten noch vor uns liegen? Oder, mit den Worten von Upton Sinclair: »Es ist schwierig, einen Menschen dazu zu bringen, dass er etwas versteht, wenn sein Gehalt davon abhängt, dass er es nicht versteht?«

UNTER ALLEN HEUTE LEBENDEN WISSENSCHAFTLERN, von denen in diesem Buch die Rede war, ist Michael Hall, der Leiter des Teams, das TOR entdeckte, einer der angesehensten. Über die Altersforschung sagte er mir: »Vor etwa 15 Jahren hatte ich eine Phase, in der ich viel über TOR und die Alterung nachgedacht habe, aber dann wurde ich durch die Tagungen von Altersforschern, an denen ich teilnahm, abgeschreckt. Die waren das reinste Affentheater: Da liefen Möchtegern-Wissenschaftler und Spinner herum und sahen aus wie der Sensenmann persönlich. Ich glaube allerdings, dass das Fachgebiet sich weiterentwickelt hat. Es steht jetzt mit strenger Wissenschaft auf einem festen Fundament.«[34]

Was hat sich verändert? Vor allem ist die Altersforschung von einer schlecht angesehenen »weichen Wissenschaft«, die von der Mainstream-Biologie abschätzig betrachtet wurde, zu einer wichtigen Wissenschaftsdisziplin geworden, teilweise weil wir mit der alternden Bevölkerung der Industrieländer und zunehmend auch weltweit zurechtkommen müssen. Das hat zur Folge, dass wir heute zu den komplizierten biologischen Ursachen der Alterung einen viel besseren Zugang haben. Unter ihnen diente die DNA-Reparatur, ein grundlegender Aspekt der Alterung, weit mehr als Ansatzpunkt für die Krebstherapie als für die Altersforschung. Auch praktisch alle anderen Aspekte der Alterung sind Zielscheiben für therapeutische Eingriffe, mit denen man sie verlangsamen oder umkehren will. Viele davon haben wir in diesem Buch im Zusammenhang erörtert, aber manche wirken vielversprechender als andere – und haben mit Sicherheit auch mehr Investitionen angezogen.

Ein solcher vielversprechender Ansatz besteht darin, die altersbedingte Anreicherung »schlechter« Proteine und anderer Moleküle zu verhindern, entweder indem sie erkannt und beseitigt werden oder indem man das Tempo oder das Programm der Proteinproduktion verlangsamt oder verändert, sodass der Organismus mit den Veränderungen besser zurechtkommt. In diese Kategorie fallen Wirkstoffe, die im Wesentlichen die Kalorienbeschränkung nachahmen, und zu denjenigen, an denen zurzeit am meisten geforscht wird, gehören jene, die sich auf TOR richten wie Rapamycin und ähnliche Substanzen, aber auch andere wie das Diabetesmedikament Metformin, dessen Wirkmechanismus bis heute nicht vollständig aufgeklärt ist. Auch die vitaminähnlichen Vorläufer von NAD und andere Nährstoffe, die mit zunehmendem Alter ergänzt werden müssen, sind ein Gegenstand aktiver Forschung. Andere Medikamente richten sich auf seneszente Zellen, von denen Entzündungen und die damit verbundenen Probleme ausgehen; mit wieder anderen Forschungsarbeiten will man Faktoren identifizieren, die in jungem Blut vorkommen und die Alterung auf unterschiedlichen Wegen verlangsamen können.[35]

Besonders große Begeisterung herrscht heute über die Möglichkeit, Zellen umzuprogrammieren und damit die Auswirkungen der Alterung rückgängig zu machen.[36] In Kapitel 10 war bereits davon die Rede, wie man versucht, Tiere durch vorübergehende Behandlung mit Yamanaka-Faktoren zu verjüngen und dabei gleichzeitig das Krebsrisiko so gering wie möglich zu halten. Die ersten Ergebnisse dieser Vorgehensweise waren so vielversprechend, dass eine Riesenzahl von Start-up-Unternehmen rund um diese neue Strategie aus dem Boden geschossen ist. Sie ist auch ein wichtiger Schwerpunkt für

Altos Labs, wo man Shinya Yamanaka selbst als Berater angeheuert hat. Die Stammzellentherapie war bereits ein wichtiges Teilgebiet der Biotechnologie, weil sie das Potenzial hat, geschädigtes Gewebe zu regenerieren und Organfunktionen wiederherzustellen. Viele einschlägige Unternehmen haben bereits Kenntnisse in der Umprogrammierung zur Herstellung verschiedenartiger Stammzellen und sind jetzt auf den Anti-Aging-Zug aufgesprungen. Aufgeschlossener werden Patientinnen und Patienten allerdings einer Stammzellenbehandlung bei schweren Krankheiten gegenüberstehen, beispielsweise wenn man das geschädigte Muskelgewebe nach einem Herzinfarkt ersetzen oder zur Diabetesbehandlung die Zellen der Bauchspeicheldrüse wieder funktionsfähig machen will, denn hier überwiegt der Nutzen eindeutig gegenüber den Risiken. Ob mit den Bemühungen, der Alterung entgegenzuwirken, etwas Ähnliches gelingt, ist nicht klar – hier liegt die Messlatte für Sicherheit und Wirksamkeit sicher erheblich höher.

Damit sind wir bei einem anderen, grundsätzlicheren Problem der Altersforschung. Woher wissen Forscher, ob ihre Behandlungsmethoden wirken? Der übliche Weg, mit dem eine neue Therapie in der Medizin erprobt wird, ist eine randomisierte klinische Studie. Die Probanden werden in zwei Gruppen eingeteilt: In der einen erhalten sie ein Placebo oder die derzeitige Standardtherapie für eine bestimmte Krankheit, in der anderen den Wirkstoff, der geprüft werden soll. Dann kann man feststellen, ob es denjenigen, die den experimentellen Wirkstoff erhalten haben, besser oder schlechter ergeht. In der Anti-Aging-Medizin würde die entsprechende Frage lauten: Verlängert eine Therapie die Gesundheit und das Leben? Aber bis man das einschätzen kann, vergehen unter Umständen viele Jahre. Wenn man so lange auf Ergebnisse warten muss, ist es schwieriger, Probanden für ordnungsgemäße randomisierte Studien zu finden.

Im Management wie auch in Wissenschaft und Technologie besagt ein bekanntes Sprichwort, man könne nicht verbessern, was man nicht messen kann. Die 51 Fachleute für Gerontologie, die Kritik an den übertriebenen Aussagen der Anti-Aging-Industrie äußerten, wiesen darauf hin, dass die Alterung von Mensch zu Mensch höchst unterschiedlich verläuft. Zugespitzt fügten sie hinzu: »Trotz intensiver Forschung ist es der Wissenschaft nicht gelungen, zuverlässige Maßstäbe für die Prozesse zu finden, die zur Alterung beitragen. Aus diesen Gründen muss man jede Behauptung, man könne das biologische oder ›echte Alter‹ eines Menschen mit irgendeiner Methode messen, von einer Beeinflussung ganz zu schweigen, nicht als Wissenschaft betrachten, sondern als Entertainment.«[37]

Das schrieben Wissenschaftler vor zwanzig Jahren. Heute gibt es immer mehr sogenannte Biomarker, die in einem echten Zusammenhang mit unserer grundlegenden Physiologie und den aus ihr erwachsenden Eigenschaften stehen. Manche Altersmerkmale liegen auf der Hand. Unsere Haare werden dünner und grau oder weiß, die Haut bildet mehr Falten und ist weniger elastisch, die Arterien verengen sich und werden steifer, und unser Gehirn ist – nun ja, es dürfte klar sein, was ich meine. Solche Merkmale sind subjektiv und lassen sich nur schwer quantitativ erfassen, aber wenn wir stellvertretend dafür messbare Biomarker nennen könnten, hätten wir schon einen großen Schritt getan. Neben epigenetischen Veränderungen unserer DNA wie der in Kapitel 5 erläuterten Horvath-Uhr kennen wir mittlerweile verschiedene Marker, mit denen sich Entzündungen, Seneszenz, Hormonspiegel sowie verschiedene Eigenschaften von Blut und Stoffwechsel messen lassen, ebenso auch die Genexpressionsmuster in verschiedenen Zelltypen.[38] Damit könnte man unter Umständen messen, ob die Therapie eine Wirkung auf die Alterung hat, ohne dass man eine unendlich – oder endlich – lange Zeit warten muss. Solche Biomarker oder Alterungsuhren wurden zwar von der Industrie schnell aufgegriffen. Was ihnen zugrunde liegt, ist aber oftmals nicht geklärt, und nur in wenigen Studien verglich man sie und ging der Frage nach, wie gut sie übereinstimmen.

Darüber hinaus steht man in der Altersforschung vor einem juristischen Problem: Klinische Studien werden in der Regel zur Behandlung von Krankheiten genehmigt. In der wissenschaftlichen Welt drehen sich hitzige Diskussionen um die Frage, ob die Alterung nur der normale Lauf des Lebens oder eine Krankheit ist. Nach der traditionellen Ansicht kann man etwas, das jedem Menschen zustößt und unvermeidlich ist, kaum als Krankheit bezeichnen. In der Fachwelt würden Anhänger dieser Ansicht erklären, die Alterung sei die Folge molekularer Veränderungen, die sich im Laufe der Zeit abspielen, sodass wir weniger optimal funktionieren und krankheitsanfälliger werden. Alterung könnte demnach eine *Ursache* von Krankheiten sein, ist aber selbst keine Krankheit. Ein weiterer krasser Unterschied besteht darin, dass eine Krankheit in der Regel klar definiert ist: Man weiß, ob man sie hat und wann sie ausgebrochen ist. Dagegen herrscht keine Einigkeit darüber, ab wann man alt ist. Deshalb wurde die Alterung in der neuesten internationalen Krankheitsklassifikation (ICD) der Weltgesundheitsorganisation (WHO) weggelassen. Von dieser Entscheidung waren viele in der Welt der Altersforschung enttäuscht, andere dagegen begrüßten sie, denn sie machten sich Sorgen, eine Einordnung der Alterung als Krankheit werde zu unzureichender ärztlicher Versorgung führen: Statt nach den Ursachen einer Gesundheitsstörung zu suchen, würde man sie einfach als unvermeidliche Folge des Alters abtun.

Andererseits ist Alter aber für viele Krankheiten der größte Risikofaktor. Selbst während der Covid-19-Pandemie verdoppelte sich das Risiko, an einer Infektion zu sterben, ungefähr jeweils mit 7 bis 8 Jahren des Lebensalters, sodass ein 80-jähriger Mensch mit 200-mal größerer Wahrscheinlichkeit starb als ein 20-jähriger, wenn er oder sie sich Covid zuzog. Auf dieser Grundlage vertreten manche Fachleute für Altersforschung die Ansicht, wir sollten Alter als Krankheit betrachten, die sich auf verschiedene Weise äußern kann, so durch Diabetes, Herzkrankheiten oder Demenz, aber auch durch eine stärkere Anfälligkeit für Lungenentzündung oder Covid-19. Da derzeit Milliarden an Investitionen und Forschungsmitteln auf dem Spiel stehen, setzen sich deshalb sowohl Teile der Altersforscher-

Community als auch die Anti-Aging-Industrie energisch dafür ein, die Alterung als Krankheit zu klassifizieren. Die FDA hat das bisher abgelehnt, sie genehmigte aber klinische Studien zur Progerie, einer Krankheit, bei der die Betroffenen vorzeitig altern und mit rund 15 Jahren sterben. Erstaunlicher ist, dass sie 2015 die TAME-Studie zur Nutzung von Metformin gegen Alterung bei gesunden Erwachsenen zuließ; beeinflusst war die Behörde vielleicht durch die Tatsache, dass Metformin als Medikament gegen Diabetes bereits zugelassen war und dass zumindest manche Daten von Diabetikern auf eine nützliche Wirkung schließen ließen. Aber wenn es Unternehmen, die in eine Verlängerung der Lebensdauer investieren, nicht gelingt, die FDA zur Zulassung klinischer Studien bei normaler Alterung zu veranlassen, werden sie nur unter Schwierigkeiten strenge Studien an Patientinnen und Patienten durchführen können, sodass sie sich auf andere Kriterien stützen müssen, um die Wirksamkeit ihrer Therapien nachzuweisen.

DIE MEISTEN MENSCHEN ERKLÄREN, sie würden den Tod nicht so sehr fürchten wie die lange Gebrechlichkeit, die ihm vorausgeht. Fast jeder würde zustimmen, dass es ein lohnendes Ziel ist, die Gesundheitsspanne oder die Zahl der Jahre eines gesunden Lebens zu verlängern, indem man den Anteil der Lebensjahre vermindert, die wir wegen Alterskrankheiten in schlechtem Gesundheitszustand zubringen. Dieses Ziel wurde 1980 von James Fries als Kompression der Morbidität bezeichnet.[39] Oder, wie Klausner es formulierte: Wir alle sollten nach langer Zeit jung sterben. Die Kompression der Morbidität basiert auf zwei Annahmen: erstens dass wir den Alterungsprozess verändern und so den Ausbruch von Alterskrankheiten hinausschieben können, und zweitens dass die Länge des Lebens festgelegt ist. Die erste ist natürlich das Ziel großer Teile der Anti-Aging-Forschung.

Was die zweite Annahme angeht, gibt es allerdings gewisse Diskussionen. Der Zugewinn der Lebenserwartung während der letzten einhundert Jahre wurde zu einem großen Teil durch eine Verminderung der Säuglingssterblichkeit erreicht. In den letzten Jahrzehnten hat man aber auch ungeheure Fortschritte in der Behandlung von Krankheiten erzielt, die mit fortschreitendem Alter auftreten, wie Diabetes, Herz-Kreislauf-Krankheiten und Krebs. Diese Fortschritte haben zwangsläufig unsere Lebenserwartung gesteigert. Aubrey de Grey vertritt überzeugend die Ansicht, dass die Fachleute für Altersforschung scheinheilig eine Verlängerung des Lebens ablehnen, weil eine Behandlung der Alterungsursachen zwangsläufig das Leben verlängern wird und die Kompression der Morbidität »für immer eine Schwärmerei bleibt«.[40] Selbst wenn wir anerkennen, dass derzeit für unsere Lebensdauer eine natürliche Obergrenze von rund 120 Jahren besteht, sind die Gründe für diese Grenze nicht genau geklärt, abgesehen von der unbestimmten Aussage, sie habe mit einem allgemeinen Zusammenbruch unserer komplizierten biologischen Eigenschaften und der anschließenden allgemeinen Gebrechlichkeit zu tun. Wie de Grey betont, würde die Kompression der Morbidität voraussetzen, dass wir verschiedene Ursachen der Alterung beseitigen oder verlangsamen, während wir gleichzeitig gezielt die Ursachen der Gebrechlichkeit, durch die wir am Ende sterben, außer Acht lassen. Selbst Steven Austad, der viel stärker zum Mainstream der Altersforschung gehört als de Grey, schloss die berühmte Wette ab, dass jemand, der schon heute lebt, durch die Fortschritte in der Bekämpfung der Alterung mehr als 150 Jahre alt werden wird.

Wenn überhaupt, dann besagen die Daten des nationalen britischen Statistikbüros, dass die Fortschritte in der Behandlung von Alterskrankheiten die Morbidität nicht komprimiert haben, sondern den gegenteiligen Effekt hatten:[41] Die Zahl der Jahre, die wir mit mindestens vier Alterskrankheiten verbringen, ist nicht gesunken, sondern, was den Anteil an unserer gesamten Lebensdauer angeht, sogar leicht gestiegen. Ein Bericht der Vereinten Nationen kommt für den weltweiten Trend zu ähnlichen Ergebnissen und zieht den Schluss, sowohl die Lebensdauer als auch die Zahl der Jahre ohne

Gebrechlichkeit seien gestiegen, sodass der Anteil unseres Lebens, den wir mit Einschränkungen verbringen, nicht abgenommen hat.[42] Kurz gesagt leben wir mehr Jahre und verbringen möglicherweise einen größeren Anteil unseres Lebens bei schlechter Gesundheit.

Ist eine Kompression der Morbidität überhaupt möglich? Als ich zum ersten Mal davon hörte, hielt ich es für absurd: Wenn jemand in Klausners Sinn »jung« – das heißt gesund – ist, was soll dann dazu führen, dass dieser Mensch plötzlich zusammenbricht und stirbt? Das wäre so, als würde ein Auto einwandfrei laufen und dann plötzlich auseinanderfallen. In seinem ursprünglichen, 1980 erschienenen Artikel über die Kompression der Morbidität verglich Fries selbst den Gedanken mit dem Einspänner im Titel des Gedichts »The Deacon's Masterpiece or, the Wonderful ›One-hoss shay‹« (»Das Meisterwerk des Diakons oder der wunderbare Einspänner«) von Oliver Wendell Holmes: Darin ist ein Einspänner – eine kleine Pferdekutsche für eine oder zwei Personen – so perfekt konstruiert, dass alle seine Teile gleichermaßen widerstandsfähig und dauerhaft sind. Ein Bauer fährt darin fröhlich herum, bis die Kutsche ganz plötzlich unter ihm auseinanderfällt – »wie Blasen, wenn sie platzen« – und er in einer Staubwolke auf dem Boden sitzt.[43]

Manche Tiere führen ein gesundes, kraftvolles Leben und pflanzen sich bis kurz vor ihrem Tod fort. In seinem Buch *Methusela's Zoo* berichtet Steven Austad von einem Albatros, der viele Jahrzehnte in vollkommener Gesundheit lebt und dann stirbt. Der Tod des Albatros ist aber nicht der, den wir uns wünschen würden, nämlich als 100-Jährige bei bester Gesundheit plötzlich für immer einzuschlafen. In der Natur ist das Leben brutal und gnadenlos. Der Vogel war wahrscheinlich so weit geschwächt, dass er den langen Rückflug zu seinem Nest nicht mehr bewältigen konnte und nach der Anstrengung kollabierte, oder vielleicht wurde er auch von einem natürlichen Feind getötet. Ähnlich erging es auch unseren Vorfahren: Als Jäger und Sammler lebten sie vermutlich nicht viele Jahre mit den Gebrechen des hohen Alters, sondern sie verhungerten, starben an

Krankheiten, wurden von Beutegreifern gefressen oder in dem Augenblick, da sie nicht mehr vollkommen gesund und fit waren, von einem anderen Menschen getötet. Ihre Morbidität war stark komprimiert, aber sie war nicht das, wonach die meisten von uns streben. Wäre Kompression der Morbidität das einzige Ziel, könnten wir sie auf Wunsch leicht bis auf null reduzieren. In Aldous Huxleys klassischem, 1932 erschienenen dystopischen Roman *Schöne neue Welt* werden vollkommen gesunde Menschen zu einem vorbestimmten Zeitpunkt einfach getötet. Dass viele Menschen sich für eine solche Welt entscheiden würden, ist keineswegs sicher, insbesondere wenn wir nicht über den Zeitpunkt der »Kompression« bestimmen könnten. Wenn wir die Aussicht auf viele Jahre Gebrechlichkeit haben, würden manche Menschen sicher mit dem Gedanken spielen, aber würden wir sterben wollen, wenn wir vollkommen gesund sind? Nach meiner Überzeugung stellen solche Beispiele keine echte Kompression der Morbidität dar, denn der Tod eines ansonsten gesunden Menschen tritt recht plötzlich durch eine unangenehme äußere Ursache ein.

Das alles hört sich zwar düster an, es besteht aber eine gewisse Hoffnung, dass eine echte Kompression der Morbidität tatsächlich möglich ist. Thomas Perls von der New England Centenerian Study weist darauf hin, dass die Zahl der Hundertjährigen in den letzten Jahrzehnten zwar gewachsen ist, nicht aber die der über 105- und 110-Jährigen, sie bleiben immer noch eine sehr kleine Gruppe.[44] Das widerspricht allem, was man angesichts der medizinischen Fortschritte und der allgemein wachsenden Lebenserwartung in der Bevölkerung erwarten würde. Viele Hundertjährige waren zwar außerordentlich lange bei guter Gesundheit, ungefähr 40 Prozent von ihnen hatten aber auch vor dem 80. Lebensjahr schon Alterskrankheiten. Die 110-Jährigen dagegen waren nahezu während ihres gesamten Lebens gesund. Als sie sich der Grenze der Lebensdauer von Menschen bei rund 120 Jahren näherten, erlebten sie wie der Einspänner einen schnellen Funktionsverfall und starben dann. Das würde für eine festgelegte Lebensdauer sprechen, wobei es den über 110-Jährigen gelingt, die Morbidität so weit wie möglich zu komprimieren und sich damit der maximalen Lebensdauer unserer Spezies zu nähern.[45]

Wenn wir ihre Genetik, ihren Stoffwechsel und ihre Lebensweise genauer analysieren, verstehen wir vielleicht, welche Voraussetzungen gegeben sein müssen, damit man bis zum Ende ein gesundes Leben führen kann. Möglicherweise tragen Hunderte von genetischen Veränderungen auf jeweils subtile Weise zu einem langen Leben bei, und es gibt keine magische Kombination von Genen, die uns ein sehr langes Leben ermöglicht. Außerdem konnte man zwar bereits einzelne Gene isolieren, die das Leben in künstlichen Situationen verlängern, wir wissen aber, dass solche Mutanten nicht mit normalen Würmern oder Fliegen des Wildtyps konkurrieren können, weil die fraglichen Gene die Fitness in anderer Hinsicht beeinträchtigen. Auch bei Hundertjährigen ist eine Variante eines Gens namens APOE überrepräsentiert und schützt vermutlich vor der Alzheimer-Krankheit, aber die gleiche Variante erhöht auch das Risiko für Krebsmetastasen und lässt die Betroffenen mit größerer Wahrscheinlichkeit an Covid-19 sterben.[46] Solche Erkenntnisse sollten alle Träume dämpfen, wonach wir mit zukünftigen Fortschritten künstlich Menschen mit sehr langer Lebensdauer schaffen können. Genetische Varianten, die mit einer langen Lebensdauer assoziiert sind, könnten uns in anderer, unvorhergesehener Hinsicht verletzlich machen.

Ohnehin sind die 110-Jährigen sicher nicht so fit, wie sie im Alter zwischen 20 und 30 Jahren waren, und man würde sie auch nicht mit jüngeren Menschen verwechseln. Irgendetwas an ihnen ist gealtert, und sie werden zunehmend gebrechlich. Wie ich zuvor bereits erwähnt habe, war Jeanne Calment kurz vor ihrem Ende taub und blind. Die Frage, was eine gute Gesundheit oder das Fehlen von Morbidität ausmacht, verdient also ebenfalls eine nähere Betrachtung.

Den Begriff der Sterblichkeit oder *Mortalität* zu definieren, ist einfach, aber *Morbidität* ist ein viel unschärferer Begriff. Sie ist als

Krankheit definiert, aber viele chronische Krankheiten wie Diabetes, Bluthochdruck oder Atherosklerose lassen sich mit Medikamenten behandeln, sodass die Betroffenen ein vollkommen normales, zufriedenstellendes Leben führen. Ich selbst nehme Medikamente gegen einen hohen Cholesterinspiegel und hohen Blutdruck; beide kann man als chronische Krankheiten bezeichnen, aber ich kann fast alles tun, was ich möchte, beispielsweise Fahrrad fahren und wandern. Zählt man einfach Krankheitsdiagnosen zur Morbidität, zeichnet man kein zutreffendes Bild davon, ob die betreffende Person ein einigermaßen gesundes Leben führt oder gebrechlich, behindert und leidend ist. Statistiken zur Morbidität in hohem Alter muss man sorgfältig prüfen.

Es gibt heute ein breites Spektrum von Bestrebungen, die Alterung zu bekämpfen. Am einen Ende steht eine kleine, sehr lautstarke Minderheit, zu der auch hochrangige Forscher und Investoren gehören, die den Tod vollkommen besiegen wollen. Sie haben eine große, sektenähnliche Gefolgschaft, und nach meiner Vermutung gibt es noch viel mehr Menschen, die ein solches Ziel anstreben, wobei es ihnen aber peinlich ist, es offen zuzugeben. Die Vertreter des anderen Endes konzentrieren sich streng auf die Behandlung einzelner Alterskrankheiten und nutzen dazu die Kenntnisse, die wir über ihre verschiedenen Ursachen erworben haben. Das breite Spektrum in der Mitte möchte sich unmittelbar mit der Alterung befassen und die Morbidität komprimieren, damit die Menschen bis ins hohe Alter ein gesundes Leben führen können.

Heute wird sowohl von Staaten als auch von Privatunternehmen ungeheuer viel Geld in die Altersforschung investiert. In zehn oder 20 Jahren werden wir ein klares Bild davon zeichnen können, ob und in welchem Umfang sie Erfolg haben werden. Wenn sie ihr Ziel auch nur teilweise erreichen, könnten sich daraus weitreichende, unvorhersehbare Folgen für die Gesellschaft ergeben. Sehen wir uns jetzt einmal einige davon an.

KAPITEL 12

SOLLTEN WIR EWIG LEBEN?

Ich bin jetzt ungefähr in dem Alter, in dem meine Großeltern gestorben sind. Ein körperlich aktives Leben, wie ich es führe, hätten sie sich in ihren letzten zehn Jahren nicht vorstellen können. Heute kommt es immer häufiger vor, dass Menschen erst nach dem 90. Geburtstag sterben. Meine persönliche Erfahrung ist einfach ein Spiegelbild des demografischen Wandels, der sich in den letzten Jahrzehnten abgespielt hat. In praktisch allen Teilen der Welt beobachtet man ein Wachstum von Größe und Anteil der Altersgruppe über 65 Jahren. In Ländern mit hohem Einkommen liegt der Anteil älterer Menschen derzeit bei fast 20 Prozent, und bis 2050 wird er sich voraussichtlich in vielen Regionen der Welt verdoppeln.[1]

Gleichzeitig haben die Menschen immer weniger Kinder. Zuerst haben wir das in den Industrieländern beobachtet, zunehmend sehen wir es aber auch rund um den Erdball. Demnach werden immer weniger Arbeitskräfte eine immer größere Bevölkerung von Rentnern unterstützen müssen. In manchen asiatischen Ländern dürfte es irgendwann doppelt so viele Menschen im Ruhestand geben wie Arbeitskräfte. Außerdem brauchen viele ältere Menschen über zehn oder sogar 20 Jahre hinweg eine teure medizinische Versorgung. In Ländern mit schwachen sozialen Sicherungssystemen sind sie entweder auf die Gnade ihrer Familie angewiesen, oder sie müssen sich selbst versorgen; dazu aber müssen sie sowohl geistig als auch körperlich fit sein. Und selbst in Ländern mit einer robusteren staatlichen Unterstützung bedeutet eine alternde Bevölkerung eine ungeheure Belastung für die Pensions- und Sozialkassen. Die wachsende Lebenserwartung hat also ungeheure gesellschaftliche Auswirkungen.

Nahezu alle staatlich gestützten Rentensysteme gehen davon aus, dass die Menschen ungefähr mit 65 Jahren nicht mehr arbeiten. Diese Systeme wurden eingeführt, als die Menschen in der Regel nach dem Renteneintritt nur noch wenige Jahre lebten. Heute haben sie dagegen häufig noch zwei Jahrzehnte vor sich. Sowohl unter gesellschaftlichen als auch unter wirtschaftlichen Gesichtspunkten ist dies eine tickende Zeitbombe, und es ist nicht verwunderlich, dass Regierungen auf der ganzen Welt die Altersforschung begeistert finanzieren, um die Gesundheit im Alter zu verbessern. Dahinter steht die Hoffnung, dass betagte Menschen noch länger produktiv und selbstständig sein können und weniger kostspielige Versorgung brauchen.[2]

Wenn wir die Lebensdauer verlängern, ohne die Morbidität zu komprimieren, werden sich unsere derzeitigen Probleme einfach nur verschärfen. Gelingt es der Wissenschaft aber, die Alterung zu bekämpfen und die Morbidität zu komprimieren, könnten wir durchaus auf ein Szenario zusteuern, in dem die Menschen regelmäßig über das 100. Lebensjahr hinaus gesund bleiben und möglicherweise fast unsere derzeitige natürliche Altersgrenze von rund 120 Jahren erreichen. Aus der Sicht des Einzelnen mag das eine großartige Aussicht sein, für die Gesellschaft wird es aber auch tiefgreifende, unvorhersehbare Folgen haben.

Wenn größere, umwälzende technische Neuerungen auf uns zukommen, begreifen wir ihre langfristigen Auswirkungen nicht immer vollständig. Noch vor nicht allzu langer Zeit stürzten sich die Menschen beispielsweise begeistert auf soziale Medien und verwendeten kaum einen Gedanken auf die potenziellen Folgen, beispielsweise den Verlust der Privatsphäre, die Kommerzialisierung des Einzelnen durch Großunternehmen, staatliche Überwachung und die Verbreitung von Falschinformationen, Vorurteilen und Hass. Wir können es uns nicht leisten, diesen Fehler zu wiederholen, indem wir blind neue technische Möglichkeiten zur Bekämpfung der Alterung übernehmen und in eine Welt schlafwandeln, auf die wir kaum vorbereitet sind. Wie könnten manche Folgen der Lebensverlängerung aussehen?

Eine davon ist noch größere Ungleichheit. Schon heute besteht zwischen Armen und Reichen ein großer Unterschied in der Lebenserwartung. Selbst in England, wo der nationale Gesundheitsdienst allen Menschen zur Verfügung steht, liegt diese Lücke bei ungefähr zehn Jahren. Der Unterschied in der Zahl der gesunden Jahre ist sogar fast doppelt so groß. Die Armen leben nicht nur kürzer, sondern auch während eines größeren Teils ihres Lebens bei schlechter Gesundheit.[3] Noch schlechter stehen die Dinge in den Vereinigten Staaten: Dort leben die Reichsten ungefähr 15 Jahre länger als alle anderen, und die Diskrepanz hat zwischen 2001 und 2014 sogar noch zugenommen.[4]

Fortschritte der Medizin bargen immer das Potenzial, die Ungleichheit zu verstärken.[5] In der Geschichte profitierten die Reichsten in den höher entwickelten Ländern als Erste. Später kam der Nutzen in solchen Ländern auch bei den anderen an, je nachdem, ob die Behandlungen von Gesundheitssystemen und Versicherungsunternehmen als notwendig angesehen wurden. Erst danach verbreiteten sie sich auf die übrige Welt, aber dort profitierten nur diejenigen, die es sich leisten konnten. Dies beobachten wir schon heute im Gesundheitszustand und der wirtschaftlichen Stellung von Menschen aus verschiedenen Weltregionen. Jeder Fortschritt in der Altersforschung wird die Ungleichheit wahrscheinlich auf ähnliche Weise verstärken. Aber im Gegensatz zu anderen Formen der Ungleichheit haben ungleiche Lebensqualität und Lebensdauer das Potenzial, sich nicht nur selbst zu reproduzieren, sondern auch die Ungleichheit noch größer werden zu lassen. Wohlhabende Menschen in Angestelltenberufen werden länger leben und arbeiten können und damit ihren Nachkommen noch mehr generationenübergreifenden Wohlstand weitergeben, womit sich die Diskrepanz verschärft. Falls Therapieformen nicht billig und Generika verfügbar werden – wie beispielsweise die Cholesterin senkenden Statine oder Blutdruckmedikamente –, besteht die ernste Gefahr, dass wir eine dauerhafte Zwei-Klassen-Gesellschaft schaffen: Die einen erfreuen sich eines viel längeren Lebens bei guter Gesundheit, die anderen nicht.

Eine weitere Sorge gilt der Überbevölkerung. Eine starke Zunahme der Lebenserwartung könnte zu einem drastischen Anstieg der Weltbevölkerung führen, und das in einer Zeit, in der es ohnehin bereits zu viele Menschen auf der Erde gibt. Unsere derzeitige Bevölkerung und ihre mutmaßliche Zunahme in den kommenden Jahrzehnten sind einer der Gründe, warum wir vor so vielen existenziellen Bedrohungen stehen, darunter der Klimawandel, der Verlust der Biodiversität sowie der schwindende Zugang zu Süßwasser und anderen natürlichen Ressourcen.

In der Vergangenheit hat die Zunahme der Lebenserwartung tatsächlich bereits zu einem dramatischen Bevölkerungsanstieg geführt. Das lag daran, dass die Fruchtbarkeit nach der Zunahme der Lebenserwartung noch über einige Jahrzehnte hoch blieb.[6] Ähnlich ist es auch heute: Afrika hat eine beträchtliche Steigerung der Lebenserwartung erlebt, aber die Fertilitätsrate liegt immer noch bei rund 4,2, und das ist der Grund, warum die Bevölkerung auf dem Kontinent nach wie vor rapide wächst. Auf eine Verbesserung von Lebenserwartung und Lebensstandard folgt aber nahezu zwangsläufig ein demografischer Übergang mit sinkender Geburtenrate. Ende des 18. Jahrhunderts hatten europäische Frauen im Durchschnitt fünf Kinder, und das zu einer Zeit, als die Lebenserwartung wegen der hohen Säuglingssterblichkeit gering war; heute liegt die Fertilität je nach Land zwischen 1,4 und 2,6. Irgendwann glichen sich Geburten- und Sterberate mehr oder weniger an, und die Bevölkerung stabilisierte sich auf einem neuen, höheren Niveau. Das geschah im Laufe des 19. und 20. Jahrhunderts in großen Teilen der westlichen Welt, aber auch in vielen asiatischen Staaten wie Japan und Südkorea.

In der Vergangenheit führten die Verbesserungen bei Säuglings-

und Kindersterblichkeit dazu, dass immer mehr Menschen das fortpflanzungsfähige Alter erreichten, und die Folge war natürlich ein schnelles Bevölkerungswachstum. Dass eine weitere Zunahme der Lebenserwartung in den höher entwickelten Ländern, die bereits einen demografischen Wandel durchgemacht haben, zu einem Bevölkerungsanstieg führt, ist aber nicht unvermeidlich. In Japan leben die Menschen heute länger als vor einigen Jahrzehnten, und doch ist die Bevölkerung des Landes seit 2010 wegen der niedrigen Geburtenrate geschrumpft.

In vielen Ländern ist die Fertilitätsrate zurückgegangen und liegt heute unter dem Ersatzniveau. Auch das Durchschnittsalter für Schwangerschaften ist in den Industrieländern ständig gestiegen. Heute kommt es zunehmend häufiger vor, dass Frauen erst nach dem 30. Geburtstag und manchmal sogar erst um das 40. Lebensjahr ihr erstes Kind bekommen, das heißt fast zehn bis 20 Jahre später, als es noch ein Jahrhundert zuvor die Norm war. Beide Trends sind die Folge von mehr Sicherheit und Wohlstand, der Erwartung eines langen Lebens, der Emanzipation der Frauen und ihrer Teilhabe am Berufsleben. Gemeinsam haben diese Faktoren in vielen Teilen der Welt das Bevölkerungswachstum verlangsamt oder zum Stillstand gebracht, und das hat sich in vielerlei Hinsicht als nützlich erwiesen, nicht zum Geringsten im Hinblick darauf, was die Auswirkungen auf Umwelt und Natur angeht. Für mich ist es ein Rätsel, warum manche Wirtschaftswissenschaftler insbesondere im Zusammenhang mit dem Bevölkerungsrückgang in China ein Problem sehen. Elon Musk hält einen bevorstehenden weltweiten Bevölkerungszusammenbruch für ein größeres Problem als den Klimawandel, was mir absurd erscheint.[7]

Aber wenn die Menschen länger leben und der Tod seltener eintritt, wird die Bevölkerung dennoch wachsen, bis eines von zwei Dingen geschieht: Entweder sinkt die Fertilitätsrate noch weiter, oder das durchschnittliche Schwangerschaftsalter steigt zusammen mit der Lebenserwartung.[8] Beide Szenarien bergen aber Probleme. In vielen

Ländern ist das Durchschnittsalter bei der ersten Entbindung allmählich gewachsen, bis es an die Grenzen der biologischen Realität stieß. Für Frauen wird die Empfängnis ungefähr ab dem 35. Lebensjahr zunehmend schwierig, und wenig später setzen die Wechseljahre ein. Wenn sich die Menopause ebenso hinauszögern ließe, wie wir die Lebenserwartung steigern, wäre das Problem einer späteren Schwangerschaft gelöst. Das wäre viel fairer gegenüber den Frauen, die vielfach entscheiden müssen, ob sie gerade zu einem Zeitpunkt, zu dem ihre Berufslaufbahn in Gang kommt, Kinder haben wollen. Die Menopause ist aber das Ergebnis sehr komplexer biologischer Vorgänge, und nichts spricht dafür, dass wir an dem Alter, in dem sie einsetzt, etwas ändern können. Natürlich gibt es für Frauen immer Wege, auch nach der Menopause noch Kinder zu bekommen – zum Beispiel durch das Einfrieren von Eizellen zur späteren Einpflanzung in Verbindung mit einer Hormonbehandlung –, aber solche Methoden sind teuer und umständlich, außerdem bergen sie beträchtliche Risiken. Die andere Lösung zur Verhinderung des Bevölkerungswachstums angesichts einer steigenden Lebenserwartung besteht darin, noch weniger Kinder zu bekommen, aber das bedeutet, dass ein noch größerer Anteil der Bevölkerung aus älteren Menschen bestehen wird, was wiederum seine Folgen hat.

Gehen wir einmal von einem optimistischen Szenario aus: Die Lebenserwartung steigt auf über 100 Jahre, und es sind vorwiegend gesunde Jahre. Die Bevölkerung hat sich stabilisiert; die Menschen bekommen weniger Kinder, und das so spät wie möglich. Wenn wir nicht von einem immer kleineren Anteil junger Menschen verlangen wollen, eine immer größere Gruppe älterer Menschen im Ruhestand zu versorgen, gibt es nur eine Lösung: Berufslaufbahnen müssen länger werden.

BIS ZUM 70. ODER 80. LEBENSJAHR – oder sogar noch länger – zu arbeiten, kann, je nachdem, was man für einen Beruf hat, ganz unterschiedliche Perspektiven haben. Paul Root Wolpe, der Direktor des Zentrums für Ethik an der Emory University, fragt: Würden Menschen, die hart arbeiten oder einfache Tätigkeiten verrichten, sich mit 65 Jahren über die Vorstellung freuen, das Gleiche noch weitere 50 Jahre zu tun? Ein großer Anteil der Menschen mag seine Berufstätigkeit nicht und freut sich auf die Rente.[9] In Frankreich gingen 2023 mehr als 1,2 Millionen Menschen auf die Straße, um gegen den Vorschlag der Regierung zu protestieren, das Rentenalter nur um zwei Jahre von 62 auf 64 anzuheben.[10] Als Reaktion auf die Proteste in Frankreich wurde die Ansicht vertreten, die Vereinigten Staaten sollten das Rentenalter sogar senken. Das Argument: Menschen, nach deren Ansicht die Amerikaner arbeiten sollen, bis sie 70 sind, üben in der Regel angenehme, lukrative Büroberufe aus, die auch einem 80-Jährigen noch Spaß machen und intellektuell anregend sind. Ganz anders sieht es aber für diejenigen aus, die mit 62 Jahren noch Reifen wechseln oder für elf Dollar die Stunde an der Supermarktkasse sitzen sollen.[11] In meinem eigenen Institut habe ich festgestellt, dass nichtwissenschaftliche Mitarbeiter und Mitarbeiterinnen in Rente gehen, sobald sie das entsprechende Alter erreicht haben, während Wissenschaftler bestrebt sind, ihre Tätigkeit so lange wie möglich fortzusetzen.

Wenn ich manche meiner Kollegen oder Kolleginnen aus der Wissenschaft nach ihren Plänen für den Ruhestand frage, lautet die typische Antwort insbesondere in Amerika, wo es nicht ungewöhnlich ist, dass Forscher und Forscherinnen über das 80. Lebensjahr hinaus oder noch länger tätig sind: »Es macht mir viel zu viel Spaß, als dass ich mich zur Ruhe setzen wollte!« Manche von ihnen behaupten, sie würden jetzt die beste Arbeit ihres Lebens leisten. Die Befunde sagen allerdings etwas anderes. Wir würden alle eingestehen, dass wir die 100 Meter nicht mehr so schnell laufen können wie mit 20, aber wir halten an der Wahnvorstellung fest, wir hätten intellektuell immer noch die gleichen Fähigkeiten wie früher. Das mag daran liegen, dass wir uns zu stark mit unseren eigenen Gedanken identifizieren – sie definieren, wer wir sind. Alle Befunde deuten aber darauf hin, dass wir im Allgemeinen nicht mehr so kreativ und unerschrocken sind wie in jüngeren Jahren.

Um das zu beurteilen, können wir im Rückblick fragen, wie alt Menschen waren, als sie ihre beste Arbeit geleistet haben. In der Wissenschaft machen Nobelpreisträger ihre entscheidenden Fortschritte fast immer, wenn sie noch jung sind und keinen großen Einfluss haben. Biologen und Chemikerinnen erzielen ihre großen Durchbrüche rund ein Jahrzehnt später als Physiker und Mathematikerinnen, vielleicht weil es eine gewisse Zeit braucht, bis man ein großes Wissen erworben, praktische Erfahrung gesammelt und die notwendigen Ressourcen aufgebaut hat. Der berühmte Mathematiker G. H. Hardy schrieb sogar in seinem 1940 erschienenen Buch *A Mathematician's Apology*: »Kein Mathematiker sollte sich selbst jemals erlauben zu vergessen, dass die Mathematik mehr als jede andere Kunst oder Wissenschaft ein Spiel junger Männer ist … Ich kenne keinen Fall, in dem ein wichtiger mathematischer Fortschritt von einem Mann über 50 angestoßen wurde.« In jüngerer Zeit wurde eine der großen Leistungen in der Mathematik, der Beweis des 350 Jahre alten Letzten Satzes von Fermat, von Andrew Wiles vollbracht, als er ungefähr 40 Jahre alt war.

Viele ältere Wissenschaftler und Wissenschaftlerinnen leisten mit ihren Instituten durchaus erstklassige Arbeit. Das liegt aber nicht daran, dass sie selbst so scharfsinnig und innovativ wären. Sie sind vielmehr zu einem Markennamen geworden, haben Ressourcen und Forschungsmittel angehäuft und können erstklassige Nachwuchskräfte anstellen, die die Arbeit machen. Viele oder sogar alle neuen Ideen – und mit Sicherheit der Löwenanteil der eigentlichen Arbeit – sind diesen jungen Forschern und Forscherinnen zu verdanken. Dennoch kommt es nur selten vor, dass ein Wissenschaftler im höheren Alter – selbst wenn er sehr gute Arbeit vollbringt und ein Team junger Kollegen und Kolleginnen um sich hat – wirklich Neuland betritt. Oft tun alle immer wieder das Gleiche. Ich selbst hatte beispielsweise das Glück, sehr begabte junge Leute anzulocken, dank derer mein Institut weiterhin Artikel in Spitzen-Fachzeitschriften veröffentlicht. Es stimmt aber auch, dass unsere Ergebnisse in gewissem Sinn eine Fortsetzung meiner früheren Arbeiten sind. Die wenigen wirklich neuen Ansätze stammen nicht von mir, sondern von den jungen Leuten, die bei mir arbeiten. Es stimmt aber auch, dass jeder eine Ausnahme nennen kann: Der Chemiker Barry Sharpless erhielt seinen zweiten Nobelpreis mit 81 Jahren für Arbeiten, mit denen er begonnen hatte, als er ungefähr 60 war. Aber das ist bemerkenswert, weil es so selten ist.

Nicht nur in Naturwissenschaft und Mathematik erreichen unsere kreativen Fähigkeiten ihren Höhepunkt, wenn wir noch relativ jung sind. Das Gleiche gilt auch für Wirtschaft und Industrie. Thomas Edison war noch keine 30 Jahre alt, als er in New Jersey das Menlo Park-Labor gründete, und wenig später erfand er seine Version der Glühbirne. In der heutigen Welt wurden die innovativsten Unternehmen, darunter Google, Apple, Microsoft und das KI-Unternehmen DeepMind, von Menschen zwischen 20 und 40 Jahren gegründet.

Nun könnte man meinen, in der Literatur lägen die Dinge vielleicht anders, weil Lebenserfahrung und angesammelte Weisheit mit fortschreitendem Alter immer tiefgreifendere Gedanken ermöglichen. Auf einer Veranstaltung des Hay Literary Festival im Jahre 2005 erboste der Romanautor und Nobelpreisträger Kazuro Ishiguro jedoch seine Schriftstellerkollegen mit der Vermutung, die meisten Autoren würden ihre besten Arbeiten in jungen Jahren zustande bringen.[12] Er sagte, man könne nur wenige Fälle finden, in denen ein Autor sein bekanntestes Werk nach dem 45. Lebensjahr geschrieben habe. Unter anderem seien *Krieg und Frieden*, *Ulysses*, *Bleak House*, *Stolz und Vorurteil*, *Sturmhöhe* und *Der Prozess* von Autoren oder Autorinnen in ihren Zwanzigern und Dreißigern verfasst worden. Viele große Schriftsteller und Schriftstellerinnen – Tschechow, Kafka, Jane Austen oder die Brontë-Schwestern – starben, bevor sie Mitte vierzig waren. Ishiguro betont, er wolle damit nicht behaupten, Autoren und Autorinnen könnten später im Leben keine gute Arbeit mehr leisten, sondern er meine lediglich, dass die besten Arbeiten in der Regel vor dem 45. Lebensjahr entstehen. Vor allem ging es ihm darum, dass Autoren nicht warten sollten, bis sie alt sind, bevor sie einen großen Roman in Angriff nehmen. Möglicherweise widersprach er aber seiner eigenen These mit *Klara und die Sonne*, einen Roman, den er mit Mitte sechzig schrieb. Der Roman wurde als eines seiner besseren Werke aufgenommen, aber ob er ebenso hoch einzustufen ist wie seine früheren Arbeiten, muss sich noch erweisen. Auch der mit dem Booker-Preis ausgezeichnete Roman *Die Zeuginnen* von Margaret Atwood erschien erst, als sie schon über 80 war. Er ist hervorragend, ergreifend und verstörend, aber eigentlich ist der Roman die weitere Erkundung der Welt, die sie schon 40 Jahre zuvor in *Der Report der Magd* erschaffen hatte.

Ishiguro formulierte auch eine Theorie dafür, warum manche Formen der Kreativität mit dem Alter nachlassen.[13] Wenn wir älter werden, ist das Kurzzeitgedächtnis eine der ersten geistigen Fähigkeiten, die abnehmen. Einen Roman zu schreiben, setzt vielleicht voraus, dass man ganz unterschiedliche Tatsachen und Gedanken im Kopf behält, um daraus etwas Neues zusammenzusetzen. Für Naturwissenschaft und Mathematik könnte durchaus das Gleiche gelten. In anderen Fachgebieten sieht der Kreativitätsprozess vielleicht nicht so aus. Viele Filmregisseure, Dirigenten und Musiker erbringen beispielsweise auch im hohen Alter noch Höchstleistungen, und das Gleiche gilt für viele bildende Künstler.

Fortschritte im Bereich einer gesunden Alterung würden uns nicht zwangsläufig so kreativ und fantasievoll machen, wie wir in jüngeren Jahren waren. Junge Leute sehen die Welt mit frischen Augen und auf neue Weise. Ishiguro fragt, ob die Nähe zur Kindheit und zu den Erfahrungen des Erwachsenwerdens – zu einer Lebensphase, in der sich die Sichtweisen von Jahr zu Jahr und sogar von Monat zu Monat verändern, weil man selbst einen so tiefgreifenden Wandel durchmacht – von zentraler Bedeutung für die Schaffung überzeugender Romane ist. In Wissenschaft und Mathematik sind jüngere Nachwuchskräfte vielleicht weniger durch die lebenslange Ansammlung von Wissen vorbelastet und stellen Lehrmeinungen mutiger infrage.

Bisher war davon die Rede, wie große kreative Durchbrüche in verschiedenen Fachgebieten mit dem Alter seltener werden, aber solche Durchbrüche sind nur Ausnahmeerscheinungen und repräsentieren einen winzigen Bruchteil der ganzen Tätigkeit. Selbst in der Wissenschaft bauen die großen Durchbrüche auf einem riesigen Fundament auf, das durch die Mehrheit der Forscher und Forscherinnen gelegt wurde, weil diese produktiv ihrer Tätigkeit nachgegangen sind und unseren Wissensstand allmählich vorangebracht haben. Gesellschaftspolitik auf der Grundlage solcher Einzelfälle zu formulieren, wäre kaum angebracht. Wie wird der überwiegende Teil der geistigen Tätigkeit durch das Alter beeinflusst?

Die meisten Studien besagen, dass unsere allgemeinen kognitiven Fähigkeiten ebenfalls mit dem Alter nachlassen. Gewisse Meinungsverschiedenheiten gibt es aber hinsichtlich der Frage, wann das genau geschieht. Manche Fachleute vertreten die Ansicht, es beginne schon mit 18 Jahren, andere sind der Meinung, ein nennenswerter Rückgang trete erst nach dem 60. Lebensjahr ein.[14] Einer Studie zufolge, in der eine große Gruppe britischer Beamter über zehn Jahre begleitet wurde, nahmen die kognitiven Leistungen in Tests des Erinnerungsvermögens, der Kognition und der verbalen Ausdrucksfähigkeit ab einem Alter von 45 Jahren ab, und bei älteren Menschen beschleunigte sich der Niedergang. In einer Kategorie dagegen war keine größere Abnahme zu erkennen: beim Wortschatz.[15] Auch andere Studien unterscheiden zwischen sogenannten »kristallisierten Fähigkeiten« wie dem Wortschatz und »flüssigen Fähigkeiten« wie der Verarbeitungsgeschwindigkeit. Letztere nehmen ab dem 20. Lebensjahr ständig ab, erstere dagegen zu, bleiben dann gleich und gehen erst ab einem Alter von ungefähr 60 Jahren allmählich zurück.[16] Das alles hat Auswirkungen auf unsere Fähigkeit, neue Aufgaben zu erlernen und geistig beweglich zu bleiben. Jeder erwachsene Mensch, der an den Befunden zweifelt, sollte einmal versuchen, zum ersten

Mal das Klavierspielen, eine neue Sprache oder höhere Mathematik zu erlernen.

Wenn wir lernen, die Ursachen der Alterung zu bekämpfen, ist es natürlich theoretisch möglich, dass wir auch etwas gegen die Abnahme unserer geistigen Fähigkeiten tun können. Bisher hat sich das Gehirn aber als der widerspenstigste Körperteil erwiesen. Neuronen regenerieren sich, wenn überhaupt, nur sehr langsam, und viele Prozesse, die im Gehirn zum Verfall und schließlich zur Krankheit führen, sind nach wie vor nicht behandelbar. Zwar stimmt es, dass zumindest ein Ansatz, nämlich die Hemmung der integrativen Stressreaktion bei der Proteinsynthese, nachweislich die Gedächtnisleistung verbessert, aber nichts spricht dafür, dass er allgemein den kognitiven Niedergang oder das Nachlassen der Lernfähigkeit rückgängig machen kann.

Vielfach wird die Ansicht vertreten, der kognitive Verfall werde durch zunehmende Weisheit wettgemacht, aber das ist eine unbestimmte, schlecht definierte Eigenschaft. Zwar fehlen jungen Menschen tatsächlich oft Weisheit und Voraussicht, was zu vorschnellem Verhalten führt. Es gibt aber keinen Beleg dafür, dass die Weisheit jenseits eines bestimmten Alters weiter zunimmt. Sowohl in den Vereinigten Staaten als auch in Großbritannien neigten die Gruppen der Älteren in den Wahlen der jüngsten Zeit dazu, konservativ abzustimmen und sich von Demagogie und einem Appell an ihre Nostalgie beeinflussen zu lassen. Sie haben ihr ganzes Leben lang Voreingenommenheiten und Vorurteile übernommen und sind jetzt allgemein weniger aufgeschlossen für neue Ideen. Ich habe die Vermutung, dass wir den größten Teil unserer Weisheit im Alter zwischen 30 und 40 Jahren ansammeln. Danach werden wir zunehmend in unserer Lebensweise festgelegt und dann nicht nur weise, sondern auch reaktionär.

Heute besteht ein Machtungleichgewicht zugunsten der Alten. Zum Teil liegt das daran, dass sie einen beträchtlichen Reichtum angehäuft haben.[17] Britische und amerikanische Haushalte, deren Vorstand über 70 ist, besitzen das 15- bis 20-fache des mittleren Wohlstandes ihrer Pendants unter 35. Es hat aber auch einen anderen Grund: Wenn Menschen älter werden, verschaffen sie sich mehr Macht und ein leistungsfähiges Netzwerk von persönlichen Verbindungen. Selbst wenn sie in ihrem Beruf nicht mehr so qualifiziert oder kompetent sind wie jüngere Kolleginnen oder Kollegen, klammern sie sich an Macht und Autorität, wobei sie sich ihrer Verbindungen und ihres Rufes bedienen. Sie aus ihren Positionen zu verdrängen, ist selbst dann schwierig, wenn sie keine Spitzenleistungen mehr erbringen und von viel kompetenteren Personen ersetzt werden könnten. Allgemeiner vertritt Wolpe die Ansicht, dass eine lange Lebensdauer gewaltige politische Auswirkungen hat, weil die Älteren zu einem höheren Anteil wählen gehen als die Jungen und die höchsten Machtpositionen zur Domäne der über 70-Jährigen geworden sind. Joe Biden ist mit 81 Jahren Präsident der Vereinigten Staaten; vor Kurzem wurde er davon überzeugt, wegen seines offensichtlichen kognitiven Verfalls nicht mehr zu kandidieren; der republikanische Kandidat ist Donald Trump, der zur Wahl 78 Jahre alt sein wird. An anderer Stelle hat Rupert Murdoch, ehemaliger Vorstandsvorsitzender der Fox Corporation und Aufsichtsratschef von News Corp, mit 93 Jahren gewaltigen Einfluss auf die Medien mehrerer Länder (und damit politische Macht). Politisch, so Wolpe, werden junge Menschen an den Rand gedrängt, und die frischen Ideen, die sie für Politik und Innovation mitbringen, werden unterdrückt. Dagegen wurden die größten Neuerungen, darunter gesellschaftliche Fortschritte wie Ehe für alle, Diversitäts- und Inklusionsbewegungen und davor Bürger- und Frauenrechte, in ihrer großen Mehrzahl von jungen Menschen vorangetrieben.[18]

Besonders ungeheuerlich ist das Machtungleichgewicht an den Universitäten: Hier wird das Konzept der lebenslangen Dauerstellung, das eingeführt wurde, damit Mitglieder der Fakultät nicht wegen unorthodoxer Meinungen gefeuert werden konnten, heute von Professoren dazu genutzt, so lange wie möglich auf ihren Posten zu bleiben. In den Vereinigten Staaten und Großbritannien haben viele Universitäten die Zwangspensionierung in einem bestimmten Alter abgeschafft, und diejenigen, bei denen das nicht der Fall ist wie Oxford und Cambridge, müssen sich mit Klagen verärgerter Professoren herumschlagen. Vor Kurzem verlor Oxford einen Prozess gegen drei Professoren, die der Universität Altersdiskriminierung vorgeworfen hatten und wenig überraschend behaupteten, man habe sie »auf dem Höhepunkt ihrer Karriere« entlassen.[19]

Aber selbst wenn Hochschullehrer keine bahnbrechenden Arbeiten mehr vollbringen oder nicht auf dem Höhepunkt ihrer Laufbahn stehen, stellt sich die Frage: Was schadet es, ihnen die weitere Tätigkeit zu gestatten, solange sie produktiv sind? Viele meiner Akademikerkollegen vertreten die Ansicht, angesehene ältere Wissenschaftler und Wissenschaftlerinnen in leitender Funktion hätten die Mittel, die Weisheit, die Visionen und die Perspektiven, um damit ein gutes Umfeld zu schaffen und den wissenschaftlichen Nachwuchs auszubilden und anzuleiten. Dieser Ansicht sind aber nicht alle. Der zweifache Nobelpreisträger Fred Sanger nahm an dem Tag, an dem er 65 wurde, seinen Hut und beschäftigte sich für den Rest seines Lebens mit Hobbys; unter anderem baute er ein Boot, mit dem er rund um Großbritannien segelte, und züchtete Rosen. Peter Moore, mein eigener Mentor, zog sich nach einer langen, angesehenen Karriere an der Yale University mit 70 Jahren zurück. Das heißt nicht, dass er plötzlich intellektuell tot gewesen wäre. Er gibt weiterhin Fachzeitschriften heraus, schreibt Bücher und betreibt andere geistige Tätigkeiten, für die er weder Ressourcen noch Geld seiner Institution braucht. Dazu sagte er: »Ich habe meinen Kollegen seit Jahren gesagt, dass es einen Missbrauch des Privilegs der Dauerstellung darstellt, wenn ältere Fakultätsangehörige bis zum bitteren Ende bleiben, nicht zuletzt weil kein 70-jähriger Wissenschaftler so großartig ist, dass man nicht einen besseren 35-Jährigen finden könnte.«[20]

An Hochschulen ist die Kombination aus Dauerstellung und des Fehlens eines vorgeschriebenen Pensionierungsalters besonders problematisch. Manche älteren Akademiker haben sich vielleicht zu Recht beklagt, sie seien weitaus produktiver als manche jüngeren Kollegen, die mit 40 Jahren bereits ausgelaugt sind. Aber das lässt sich lösen, wenn man sowohl die Dauerstellung als auch das Pensionsalter abschafft und die Produktivität regelmäßig beurteilt.

Moores Äußerung zielt auf den Kern der Generationengerechtigkeit. Die meisten leitenden Fakultätsmitglieder erhalten hohe Gehälter, die oftmals ausreichen würden, um an ihrer Stelle zwei junge Nachwuchskräfte einzustellen. Und selbst wenn sie kein Gehalt bekommen, binden sie Laborplatz und andere kostbare Ressourcen, die man ansonsten nutzen könnte, um junge Fakultätsmitglieder anzulocken, damit sie für die wissenschaftlichen Durchbrüche der Zukunft sorgen und ganz neue Bereiche eröffnen. Außerdem haben ältere Forscher großen Einfluss auf Pläne und Programme ihrer Institution und in der Wissenschaft ganz allgemein; gleichzeitig sind sie meist nicht kühn und innovativ, sondern konservativ und vorsichtig. Das Gleiche gilt in einem weiteren Sinn auch für andere berufliche Bereiche, so für Karrieren in Unternehmen.

Das Problem der Generationengerechtigkeit steht im Konflikt mit den Bestrebungen, die Menschen in einer alternden Bevölkerung länger arbeiten zu lassen. Was ist also zu tun?

Altersdiskriminierung gilt heute ebenso als Sünde wie Rassen- oder Geschlechterdiskriminierung. Sie ist aber etwas anderes, denn wir alle bauen mit zunehmendem Alter ab. Dennoch ist es wichtig anzuerkennen, dass der Niedergang der körperlichen und geistigen Fähigkeiten bei Menschen mit höchst unterschiedlicher Geschwindigkeit voranschreitet. Wir dürfen das chronologische Alter nicht generell mit Fähigkeiten gleichsetzen, und ein festes Rentenalter, das für alle gilt, ist höchst unangemessen. Zwar ist der altersbedingte Rückgang der Fähigkeiten gut dokumentiert, doch kamen zwei Literaturübersichten zu dem Schluss, dass in Wirklichkeit eine kompliziertere Beziehung zwischen Alter und Produktivität besteht. Die eine gelangte zu der Erkenntnis, dass Menschen mit dem Alter weniger gut in Aufgaben abschneiden, die Problemlösungsfähigkeiten, Lernen und Tempo erfordern, andererseits aber eine hohe Produktivität bei Tätigkeiten beibehalten, in denen Erfahrung und sprachliche Fähigkeiten wichtig sind. Das Ergebnis der anderen lautete: 41 Prozent der Berichte lassen keine Unterschiede zwischen jüngeren und älteren Arbeitskräften erkennen, und 28 Prozent berichten, dass ältere Arbeitskräfte eine höhere Produktivität zeigen als jüngere; als mögliche Faktoren werden Erfahrung und emotionale Reife genannt.[21]

Das alles legt den Schluss nahe, dass wir in unseren Einstellungen gegenüber Arbeit und Ruhestand flexibel sein müssen. Wie wir erfahren haben, sind viele Berufe körperlich oder geistig anspruchsvoll, und die Menschen müssen früher in den Ruhestand gehen. Wenn sie dazu in der Lage sind, könnten sie vielleicht in weniger anspruchsvolle Tätigkeiten wechseln und weiterhin arbeiten. Statt einer Einheitsvorschrift für alle müssen wir objektive Beurteilungsmaßstäbe einführen, die sich auf alle Altersgruppen anwenden lassen und auch für Junge wie für Alte Gerechtigkeit gewährleisten. Außerdem können ältere Menschen selbst dann, wenn sie in dem Beruf, den sie während eines großen Teils ihrer Laufbahn ausgeübt haben, nicht mehr arbeiten können und sich zur Ruhe setzen müssen, in ihrem weiteren Leben noch so lange wie möglich nützlich und produktiv sein.

Vielen Befunden zufolge senkt ein Ziel, das man im Leben verfolgt, die Sterblichkeit aus allen Ursachen wie auch die Häufigkeit von Schlaganfällen, Herzkrankheiten, mäßigem kognitiven Abbau und Alzheimer.[22] Außerdem haben ältere Arbeitnehmer eine Fülle von Erfahrungen und umfassende Kenntnisse über ihr Fachgebiet. Sie können beispiellos gute Berater und Mentoren sein und sich auch ehrenamtlich betätigen. Ein großartiges Beispiel ist der bereits erwähnte Peter Moore: Er ging als Professor in Pension, leistet aber in der wissenschaftlichen Welt noch heute äußerst wertvolle Beiträge.

Auch wenn ältere Mitbürger in den Ruhestand gegangen sind, müssen wir darüber nachdenken, wie sie so lange wie möglich ein selbstständiges Leben führen können. Das bedeutet, dass man darauf achtet, wie Häuser gebaut werden (mit Schlafzimmern im Erdgeschoss) und wie man Wohngebiete mit nahegelegenen Einkaufsmöglichkeiten und öffentlichen Verkehrsmitteln plant. Soziale Isolation und Einsamkeit sind für das Wohlergehen aller Menschen schädlich, besonders aber wenn sie älter sind.[23] Derzeit behandeln viele westliche Gesellschaften ihre alten Menschen wie ein Problem, das man in abgetrennten Seniorenquartieren verstecken muss, und nicht wie einen unverzichtbaren Bestandteil der Gesellschaft. Vielleicht ist es besser, sie vollständig in die gesamte Gemeinschaft zu integrieren, wo sie eingebettet in die übrige Bevölkerung leben und mit ihren sozialen und ehrenamtlichen Tätigkeiten regelmäßig mit dem gesamten Generationenspektrum in Wechselbeziehung stehen. Ihre aktive Mitwirkung nützt auch der übrigen Gesellschaft.

Mit allen diesen Problemen werden wir uns vermutlich schon bald auseinandersetzen müssen, wenn es der biologischen Forschung gelingt, die Lebensdauer immer näher an eine natürliche Grenze von ungefähr 120 Jahren heranzuführen. Es gibt aber kein handfestes wissenschaftliches Gesetz, das eine weitaus drastischere Steigerung der Lebenserwartung zwangsläufig ausschließt. Immerhin kennen wir biologische Arten, die viele Jahrhunderte leben, und andere zeigen keine Anzeichen einer biologischen Alterung. Wenn die Menschen eines Tages die derzeitige Grenze durchbrechen und mehrere hundert Jahre leben, wie Aubrey de Grey es prophezeit, werden sich alle genannten Probleme nur verstärken. Die Fürsprecher einer extremen Lebensverlängerung haben dafür keine echte Lösung; sie sagen nur, wir würden lernen, damit umzugehen, wenn es so weit ist. Manchmal wurde auch gesagt, wenn wir wegen einer extrem langen Lebensdauer eine Bevölkerungskrise hätten, sollten wir die Erde verlassen und uns auf anderen Planeten ansiedeln, nachdem wir ein bestimmtes Alter erreicht haben. Wie immer soll die Antwort auf Probleme, die durch die Technologie geschaffen werden, in einer noch weiter hergeholten Technologie liegen.

WÄREN WIR ZUFRIEDENER, wenn wir so viel länger leben würden? Da bin ich mir nicht sicher. Schon heute leben wir doppelt so lange wie noch vor einhundert Jahren, und doch sind wir mit dieser gesamten zusätzlichen Lebenszeit nicht zufrieden. Vielmehr scheint es, als würden wir uns noch mehr mit dem Tod beschäftigen. Wenn wir 120 oder 150 Jahre alt werden, würden wir uns darüber ärgern, dass es nicht 300 sind. Das Streben nach der Lebensverlängerung gleicht der Jagd nach einer Fata Morgana: Nichts wird jemals genug sein außer die wahre Unsterblichkeit. Und so etwas gibt es nun mal nicht. Selbst wenn wir die Alterung besiegen, werden wir durch Unfälle, Kriege, Viruspandemien oder Umweltkatastrophen sterben. Anzuerkennen, dass unser Leben endlich ist, dürfte einfacher sein.

AUSSERDEM DÜRFTE GERADE unsere Sterblichkeit den Anreiz bilden und den Wunsch schaffen, aus unserer Zeit auf Erden das Beste zu machen. Eine stark erweiterte Lebensdauer könnte unserem Leben die Dringlichkeit und den Sinn rauben, das Bewusstsein, dass jeder Tag zählt. Heute leben wir fast doppelt so lange wie die Menschen vor einhundert Jahren. Aber ob wir mit der ganzen zusätzlichen Lebenszeit mehr leisten als die großen Schriftstellerinnen, Komponisten, Künstlerinnen und Wissenschaftler früherer Zeiten, ist alles andere als klar. Am Ende führen wir ein viel längeres Leben voller Langeweile und ohne Zielsetzungen. Wie ich bereits erwähnt habe, könnte das auch zu einer stagnierenden Gesellschaft führen, denn bei vielen großen gesellschaftlichen Veränderungen waren jüngere Generationen die Vorreiter.

Vermutlich sind nur Menschen so besessen mit der Sterblichkeit. Nur durch die Evolution unseres Gehirns und Bewusstseins, aber auch weil sich eine Sprache entwickelte, mit der wir unsere Ängste mitteilen können, ist unsere Spezies so fixiert auf das Lebensende. Die Autorin und Redakteurin Allison Arieff macht auf eine ironische Tatsache aufmerksam: Gerade die Kultur des Silicon Valley, deren Produkte so konstruiert sind, dass sie alle paar Jahre veralten und weggeworfen werden, ist offenbar versessen darauf, ewig zu leben. Sie zitiert die Schriftstellerin Barbara Ehrenreich: »Man kann an den Tod verbittert oder voller Resignation denken und alle möglichen Maßnahmen ergreifen, um ihn hinauszuschieben. Realistischerweise kann man sich das Leben aber auch als Unterbrechung einer ewigen persönlichen Nichtexistenz vorstellen und es als kurze Gelegenheit ergreifen, die lebendige, stets überraschende Welt um uns herum zu beobachten und mit ihr in Wechselbeziehung zu treten.« Nach Arieffs Überzeugung ist unser Menschsein als solches untrennbar mit der Tatsache unserer Sterblichkeit verbunden.[24]

Auf einer Reise nach Indien lernte ich kürzlich Ganesh Devy kennen, einen Linguisten, der in dem Land mit Dutzenden Gruppen ländlicher Waldbewohner zusammenarbeitet. In Indien gibt es weit über einhundert Sprachen, und viele davon stehen vor einer ganz anderen Art des Todes. Manche werden nur noch von wenigen Menschen gesprochen und werden bald ausgestorben sein. Er selbst sagt, er fürchte den Tod nicht. Ich war skeptisch, aber er berichtete, er sei bei einer Freilandexpedition einmal von einer sehr giftigen Schlange gebissen worden und habe bei dem Gedanken, zu sterben, weder Furcht noch Panik empfunden. Ich fragte ihn nach den Gründen. Devy sagte, wir müssten unser individuelles Ich als Teil größerer Gebilde wie Familie, Gemeinschaft und Gesellschaft betrachten, so wie auch die Zellen unseres Körpers alle Teil von Geweben, Organen und ganzen Menschen sind. Jeden Tag sterben Millionen unserer Zellen. Wir empfinden über ihr Dahinscheiden nicht nur keine Trauer, sondern wir sind uns dessen nicht einmal bewusst. Selbst wenn wir als Individuen sterben, werden unsere Gesellschaft und das Leben auf der Erde weitergehen. Unsere Gene werden in unseren Nachkommen oder anderen Angehörigen am Leben bleiben. Das Leben existiert seit mehreren Milliarden Jahren, nur die einzelnen Lebewesen kommen und gehen.

Und dennoch: Wenn jemand eine Pille anbieten würde, die uns zehn weitere Jahre eines gesunden Lebens verschafft, würde sie kaum jemand ablehnen. Ich halte mich selbst eher für einen Vertreter des philosophischen Lagers, nehme aber dennoch jeden Tag mehrere Anti-Aging-Medikamente: Pillen für meinen Blutdruck, ein Statin gegen den hohen Cholesterinspiegel und niedrig dosiertes Aspirin als Schutz gegen Thrombosen. Das alles soll dazu beitragen, einem Herzinfarkt oder Schlaganfall vorzubeugen, und damit hat es den Effekt, mein Leben zu verlängern. Würde ich alle Versuche abtun, die Probleme der Alterung zu lindern, wäre ich ein Heuchler. Ärzte sind immer wieder erstaunt darüber, wie viele Menschen selbst angesichts einer tödlichen Krankheit, die entsetzliche Schmerzen verursacht, nach allen Maßnahmen verlangen, um ihr Leben zu verlängern, und sei es nur um wenige Wochen oder sogar Tage. Der Wille zu leben, ist tief in uns verwurzelt, selbst wenn wir in unseren rationaleren Momenten nüchterner sind.

Vor etwa zehn Jahren untersuchte das Pew Research Center die Einstellungen der Amerikaner gegenüber einem sehr viel längeren Leben. Die Befragten waren optimistisch, was eine Heilung von Krebs und künstliche Gliedmaßen anging, und allgemein hielten sie Fortschritte, die das Leben verlängern, für gut. Über die Hälfte erklärte aber auch, eine Verlangsamung des Alterungsprozesses sei schlecht für die Gesellschaft. Als sie gefragt wurden, ob sie sich selbst einer Behandlung zur Lebensverlängerung unterziehen würden, sagte die Mehrheit nein, aber zwei Drittel glaubten, *andere* Menschen würden es tun. Die meisten bezweifelten, dass eine durchschnittliche Lebensdauer von 120 Jahren vor 2050 erreicht sein würde. Die große Mehrheit war überzeugt, eine solche Behandlung solle allen auf Wunsch zur Verfügung stehen, aber zwei Drittel hatten den Eindruck, dass nur die Reichen wirklich Zugang dazu haben würden. Etwa zwei Drittel sagten auch, ein längeres Leben werde unsere natürlichen Ressourcen stärker belasten. Etwa sechs von zehn erklärten, die medizinische Forschung werde Behandlungsmethoden anbieten, bevor man genau wisse, ob es Auswirkungen auf die Gesundheit hätte; außerdem seien solche Behandlungsmethoden grundsätzlich unnatürlich. Der klare Blick der amerikanischen Öffentlichkeit ist angesichts des erbarmungslosen Medienrummels sicher ermutigend.[25]

In diesem Buch habe ich geschildert, wie Fortschritte der Molekularbiologie ein neues Licht auf praktisch alle Aspekte der Alterung geworfen haben, und dabei habe ich einen Teil des Wirbels, der darum gemacht wird, oft skeptisch betrachtet. Ich hoffe, dass die Leser und Leserinnen damit nicht nur die eigentlichen Gründe der Alterung besser einschätzen können, sondern auch in der Lage sind, Medienmeldungen und Reklame über neue »Fortschritte« besser zu interpretieren und selbst zu beurteilen, wie realistisch die verschiedenen Versprechungen dazu sind. Wie lange es dauert, um von einer grundlegenden Entdeckung zur praktischen Anwendung zu gelangen, ist höchst unterschiedlich und lässt sich nicht vorhersagen. Bis Newtons Bewegungsgesetze in Raketen und Satelliten umgesetzt wurden, mussten drei Jahrhunderte vergehen. Über hundert Jahre dauerte es, bis Einsteins Relativitätstheorie für die GPS-Systeme genutzt wurde, mit denen unsere Telefone uns heute auf einer Landkarte zeigen, wo wir uns befinden. Weder Newton noch Einstein hätten auch nur entfernt vorhersehen können, wozu wir ihre Entdeckungen nutzen würden. In anderen Fällen ging es viel schneller: Von der Entdeckung des Penicillins durch Alexander Fleming im Jahr 1928 bis zu seiner Anwendung an Menschen dauerte es nicht einmal 20 Jahre. Nachdem die Altersforschung heute mit so viel Geld und großem Eifer vorangetrieben wird, könnten wichtige Fortschritte sich durchaus nicht erst in Jahrzehnten, sondern schon nach wenigen Jahren einstellen, aber die schiere Komplexität des Alterungsprozesses macht jede Prophezeiung höchst unsicher.

Wir stehen an einem Scheideweg. In der Biologie geht die Revolution unvermindert weiter. Künstliche Intelligenz und Computertechnik, Physik, Chemie und Technik – sie alle werden in der früheren Domäne der traditionellen Biologen und Biologinnen angewandt. Gemeinsam schaffen sie neue technische Möglichkeiten und zunehmend raffinierte Hilfsmittel, mit denen man Zellen und Gene manipulieren und damit alle Aspekte der Biowissenschaften voranbringen kann, auch die Altersforschung.

An vielen Stellen in diesem Buch habe ich auf die Zusammenhänge zwischen Krebs und Alterung hingewiesen. Beide haben ihre Wurzeln in höchst komplexen biologischen Vorgängen. Genau wie Krebs, der nicht eine einzige Krankheit ist, so hat auch die Alterung viele miteinander verbundene Ursachen. Seit 1971, als der Präsident Nixon den »Krieg gegen Krebs« erklärte, ist mehr als ein halbes Jahrhundert vergangen. Seit damals haben unsere biologischen Kenntnisse gewaltige Fortschritte gemacht, und das führte zu einem stetigen Strom neuer, verbesserter Therapieverfahren, der sich bis heute fortsetzt und Millionen Menschenleben rettet oder verlängert. Heute erinnern die Talente und das Geld, die der Altersforschung gewidmet werden, an die Bemühungen zur Krebsbekämpfung. Demnach werden wir genau wie beim Krebs irgendwann Durchbrüche erzielen, aber auch dann wird es noch eine gewisse Zeit dauern, bis unser Leben tatsächlich verbessert und verlängert wird. Es lohnt sich, daran zu denken, dass das Krebsproblem selbst heute, nach einem halben Jahrhundert intensivster Anstrengungen, noch nicht »gelöst« ist. Krebs ist nach wie vor in den meisten Gesellschaften eine der häufigsten Todesursachen. Einen ähnlichen Weg dürften angesichts der Tatsache, dass beide Fragen ähnlich komplex sind, auch unsere Fortschritte in der Altersforschung einschlagen.

Der amerikanische Zukunftsforscher und Wissenschaftler Roy Amara hat einmal gesagt, wir neigten dazu, kurzfristig die Wirkungen einer Technologie zu überschätzen und langfristig ihre Auswirkungen zu unterschätzen. Das galt schon für viele Dinge, auch für das Internet und künstliche Intelligenz. Wenn Amaras Gesetz gilt, wird der ganze Rummel um die Anti-Aging-Industrie kurzfristig zu beträchtlicher Enttäuschung führen, aber wenn wir den Winter der Desillusionierung und Unzufriedenheit hinter uns haben, wird es am Ende wichtige Fortschritte geben.

Für uns als Gesellschaft ist es wichtig, über die möglicherweise weitreichenden Folgen solcher Veränderungen nachzudenken. Das ist aber nicht nur eine Aufgabe für Regierungen und Bürger: Die Anti-Aging-Industrie sollte nicht die Fehler der Computerbranche wiederholen und sich ins Geschäft stürzen, ohne einen Gedanken darauf zu verwenden, wohin das alles führen wird, und es dann uns überlassen, das Chaos aufzuräumen, wenn es zu spät ist. Diese Unternehmen werden gewaltig von allen Durchbrüchen der Altersforschung profitieren, aber bisher haben sie offensichtlich keine großen Anstrengungen unternommen, über die gesellschaftlichen oder ethischen Folgen ihrer Arbeit nachzudenken. In ihrer Blase wird ihre Arbeit stets als uneingeschränkter, allgemeiner Nutzen für die Menschheit dargestellt.

Derweil müssen wir nicht herumsitzen und auf eine lange Phase von Gebrechlichkeit und Verfall warten. Ironischerweise sind dieselben Fortschritte der biologischen Forschung, die die Grundlage der Anti-Aging-Industrie bilden, auch eine gründliche Bestätigung für manche uralten Ratschläge, wie man ein langes, gesundes Leben führen kann: Ernährung, Bewegung und Schlaf. In seinem Buch *Lebens-Mittel: eine Verteidigung gegen die industrielle Nahrung und den Diätenwahn* schreibt Michael Pollan: »Esst Nahrung, nicht zu viel und überwiegend Pflanzen.« Diese Regel steht in völliger Übereinstimmung mit allem, was wir über die Signalwege der Kalorienbeschränkung wissen. Bewegung und Schlaf beeinflussen, wie ich bereits beschrieben habe, zahlreiche Faktoren der Alterung, darunter Insulinempfindlichkeit, Muskelmasse, Mitochondrienfunktion, Blutdruck, Stress und Demenzrisiko. Diese Mittel wirken derzeit besser als jede Anti-Aging-Arznei auf dem Markt, außerdem kosten sie nichts und haben keine Nebenwirkungen.

Während wir darauf warten, dass das riesige Projekt der Altersforschung das Problem des Todes löst, können wir das Leben in all seiner Schönheit genießen. Wenn unsere Zeit gekommen ist, können wir mit Anmut in den Sonnenuntergang gehen, wissen wir doch, dass wir das Glück hatten, an diesem ewigen Festmahl teilzunehmen.

DANKSAGUNG

Dieses Buch wäre ohne den Zuspruch von Max und John Brockman nicht entstanden. Sie unterstützten das Projekt seit der Zeit, als es nur eine Idee war, und halfen mit, seinen Entwurf so zu gestalten, dass daraus ein Buch werden konnte.

Dem Lektorat mit Kirty Topiwala von Hodder and Stoughton und Nick Amphlett von William Morrow danke ich für das Vertrauen, mit dem sie das Buch in Auftrag gaben, und dafür, dass sie es so ausgezeichnet redigiert haben. Mit Gründlichkeit, Kenntnisreichtum, ehrlicher Kritik und Rückmeldungen trugen sie dazu bei, dass aus meinen ersten undurchsichtigen Entwürfen eine lesbare Geschichte wurde. Ebenso danke ich Philip Bashe für sein umfangreiches, gründliches Lektorat, mit dem er den endgültigen Text stark verbesserte.

Große Dankbarkeit schulde ich vielen führenden Wissenschaftlern und Wissenschaftlerinnen aus der Altersforschung, die sich großzügig Zeit nahmen, um mir ihre Meinungen und Rückmeldungen mitzuteilen. Zuallererst danke ich Linda Partridge, einer weltweit führenden Altersforscherin: Sie half mir nicht nur, mich in der riesigen Literaturlandschaft der Altersforschung zurechtzufinden, sondern hatte während der gesamten Entstehung immer wieder Nachsicht mit meinen vielen Fragen und las den gesamten ersten Entwurf des Buches, um mir ihre kritischen Anmerkungen mitzuteilen. Viele Gespräche führte ich auch mit Julian Sale, Ketan Patel und Manu Hegde, die ebenfalls den ersten Entwurf lasen und nützliche

Hinweise gaben. Michael Hall, Stephen O'Rahilly und Raul Mostovslasky gaben nützliche Kommentare zum Inhalt der Kapitel 7 und 8 ab, Michel Goedert zu Kapitel 6.

David Krakauer und Geoffrey West vom Santa Fé Institute sowie Teilnehmer und Teilnehmerinnen ihrer Workshops zur Altersforschung halfen mir, die Alterung des Menschen in einem größeren Zusammenhang als Sonderfall des Wachstums und Zerfalls komplexer Systeme zu betrachten.

Darüber hinaus sprach ich mit vielen anderen über einzelne Themen aus dem Buch, wobei sie mich vielfach auf einschlägige Befunde hinwiesen oder verwirrende Fragen klärten. Das waren Madan Babu, Annette Baudisch, Anne Bertolotti, Maria Blasco, Stephen Cave, Julie Cooper, Tom Dever, Alan Hinnebusch, Matt Kaeberlein, Brian Kennedy, Tom Kirkwood, Titia de Lange, Nils-Göran Larsson, Trudy Mackay, Andrew Nahum, Tom Perls, Lalita Ramakrishnan, Wolf Reik, David Ron, Melina Schuh, Manuel Serrano, Marta Shahbazi, Azim Surani, Mark Troll, Alex Whitworth und Roger Williams. Viele andere beantworteten gezielte Fragen.

Richard Neher möchte ich für die Durchsicht der deutschen Übersetzung und seine sinnvollen Textvorschläge danken.

Angesichts der derzeitigen Verhältnisse in dem Fachgebiet stimmten die Ansichten derer, mit denen ich sprach, nicht immer vollständig überein. Letztlich bin ich allein verantwortlich für die Materialauswahl und die Meinungen, die in diesem Buch zum Ausdruck kommen.

Die Literatur über Altersforschung ist ebenso riesig wie die Zahl der Forscher und Forscherinnen. Sie alle in einem Buch dieses Umfangs zu erwähnen, wäre unmöglich, also musste ich zwangsläufig eine Auswahl treffen, um zu einer zusammenhängenden Darstellung des Themas zu gelangen.

ANMERKUNGEN

EINLEITUNG

1 »Close Call: How Howard Carter Almost Missed King Tut's Tomb«, in: *National Geographic* online, zuletzt verändert am 4. März 2018, https://www.nationalgeographic.com/history/magazine/2018/03-04/findingkingtutstomb

2 Nuria Castellano, »The Book of the Dead Was Egyptians' Inside Guide to the Underworld«, in: *National Geographic* online, zuletzt verändert am 8. Februar 2019; Tom Holland, »The Egyptian Book of the Dead at the British Museum«, in: *Guardian* online, zuletzt verändert am 6. November 2019, https://www.theguardian.com/culture/2010/nov/06/egyptian-book-of-dead-tom-holland

3 Siehe z. B. diese Studie über Elefanten: S. S. Pokharel, N. Sharma und R. Sukumar, »Viewing the Rare Through Public Lenses: Insights into Dead Calf Carrying and Other Thanatological Responses in Asian Elephants Using YouTube Videos«, in: *Royal Society Open Science* 9, Nr. 5 (Mai 2022), https://doi.org/10.1098/rsos.211740, beschrieben in Elizabeth Preston, »Elephants in Mourning Spotted on YouTube by Scientists«, in: *New York Times* online, 17. Mai 2022, https://www.nytimes.com/2022/05/17/science/elephants-mourning-grief.html

4 James R. Anderson, »Responses to Death and Dying: Primates and Other Mammals«, in: *Primates* 61 (2020), S. 1–7; Marc Bekoff, »What Do Animals Know and Feel About Death and Dying?«, in: *Psychology Today* online, zuletzt verändert am 24. Februar 2020, https://www.psychologytoday.com/gb/blog/animal-emotions/202002/what-do-animals-know-and-feel-about-death-and-dying

5 Stephen Cave, *Immortality: The Quest to Live Forever and How It Drives Civilization*, New York: Crown, 2012 (dt. *Unsterblich: die Sehnsucht nach dem ewigen Leben als Triebkraft unserer Zivilisation*. Übers. v. M. Bischoff, Frankfurt am Main: S. Fischer 2012).

6 ebd.

7 Y. Dor-Ziderman, A. Lutz und A. Goldstein, »Prediction-Based Neural Mechanisms for Shielding the Self from Existential Threat«, in: *NeuroImage* 202

(15. November 2019): art. 116 080, https://doi.org/10.1016/j.neuroimage.2019.116080, zitiert in Ian Sample, »Doubting Death: How Our Brains Shield Us from Mortal Truth«, in: *Guardian* online, zuletzt verändert am 19. Oktober 2019, https://www.theguardian.com/science/2019/oct/19/doubting-death-how-our-brains-shield-us-from-mortal-truth

KAPITEL 1 – DAS UNSTERBLICHE GEN UND DER WEGWERFKÖRPER

1 Eine Arbeitsgruppe am Santa Fe Institute unter Leitung von David Krakauer und Geoffrey West veranstaltete mehrere Workshops, um den Begriff des Todes sowohl in seiner Anwendung auf verschiedene Gebilde als auch im Hinblick auf die Definition des Individuums zu definieren.

2 Eine Tagung zu Themen von Tod und Wiederbelebung fand 2019 an der New York Academy of Sciences statt. Siehe »What Happens When We Die? Insights from Resuscitation Science« (symposium, New York Academy of Sciences, New York, 18. November 2019), https://www.nyas.org/events/2019/what-happens-when-we-die-insights-from-resuscitation-science/. Es gibt auch Bestrebungen, den Hirntod einheitlich zu definieren und so juristische Schwierigkeiten, wie ich sie hier beschrieben habe, zu vermeiden.

3 S. Biel und J. Durrant, »Controversies in Brain Death Declaration: Legal and Ethical Implications in the ICU«, in: *Current Treatment Options in Neurology* 22, Nr. 4 (2020): 12, https://doi.org/10.1007/s11940-020-0618-6

4 Diese ersten Ereignisse werden in zwei beliebten Büchern erörtert: Magdalena Zernicka-Goetz und Roger Highfield, *The Dance of Life: The New Science of How a Single Cell Becomes a Human Being*, New York: Basic Books, 2020, und Daniel M. Davis, *The Secret Body: How the New Science of the Human Body Is Changing the Way We Live*, London: Bodley Head, 2021.

5 Geoffrey West, *Scale: The Universal Laws of Growth, Innovation, Sustainability, and the Pace of Life in Organisms, Cities, Economies, and Companies*, New York: Penguin Press, 2020 (dt.: *Scale: Die universalen Gesetze des Lebens von Organismen, Städten und Unternehmen*. Übers. v. J. Hagestedt, München: C.H.Beck 2019).

6 R. England, »Natural Selection Before the Origin: Public Reactions of Some Naturalists to the Darwin-Wallace Papers«, in: *Journal of the History of Biology* 30 (Juni 1997), S. 267–90, https://doi.org/10.1023/a:1004287720654

7 Matthew Cobb, *The Egg and Sperm Race: The Seventeenth-Century Scientists Who Unlocked the Secret of Sex, Life and Growth*, London: Simon & Schuster, 2007.

8 Heute wissen wir, dass die Weismann-Barriere nicht vollkommen ist; auch die

Keimbahn altert und ist anfällig für umweltbedingte Veränderungen, diese spielen sich aber viel langsamer ab. P. Monaghan und N. B. Metcalfe, »The Deteriorating Soma and the Indispensable Germline: Gamete Senescence and Offspring Fitness«, in: *Proceedings of the Royal Society B* (Biological Sciences) 286, Nr. 1917 (18. Dezember 2019): art. 20192187, https://doi.org/10.1098/rspb.2019.2187

9 T. Dobzhansky, »Nothing in Biology Makes Sense Except in the Light of Evolution«, in: *American Biology Teacher* 35, Nr. 3 (März 1973), S. 125–29, https://doi.org/10.2307/4444260

10 T. B. Kirkwood, »Understanding the Odd Science of Aging«, in: *Cell* 120, Nr. 4 (25. Februar 2005), S. 437–447, https://doi.org/10.1016/j.cell.2005.01.027; T. Kirkwood und S. Melov, »On the Programmed/Non-Programmed Nature of Ageing Within the Life History«, in: *Current Biology* 21 (27. September 2011): R701–R707, https://doi.org/10.1016/j.cub.2011.07.020. Diese gegen die Gruppenselektion gerichtete Regel hat einige Ausnahmen, aber die gelten nur unter ganz besonderen Umständen und betreffen meist Arten, in denen die Mitglieder einer Kolonie genetisch identisch oder sehr eng verwandt sind, wie es bei Insekten vorkommt. J. Maynard Smith, »Group Selection and Kin Selection«, in: *Nature* 201 (March 14, 1964): 1145–1147, https://doi.org/10.1038/2011145a0

11 Arten, die sich während des Lebens mehrmals fortpflanzen, nennt man iteropar; pflanzen sie sich nur einmal fort, heißen sie semelpar. Siehe T. P. Young, »Semelparity and Iteroparity«, in: *Nature Education Knowledge* 3, Nr. 10 (2010): 2, https://www.nature.com/scitable/knowledge/library/semelparity-and-iteroparity-13260334/

12 N. W. Pirie, »John Burdon Sanderson Haldane, 1892–1964«, in: *Biographical Memoirs of Fellows of the Royal Society* 12 (November 1966), S. 218–249, https://doi.org/10.1098/rsbm.1966.0010; C. P. Blacker, »JBS Haldane on Eugenics«, in: *Eugenics Review* 44, no. 3, Oktober (1952), S. 146–151, https://www.ncbi.nlm.nih.gov/pmc/articles/PMC2973346/

13 Von den gegensätzlichen Ansichten über Fisher berichten A. Rutherford, »Race, Eugenics, and the Canceling of Great Scientists«, in: *American Journal of Physical Anthropology* 175, Nr. 2 (Juni 2021), S. 448–452, https://doi.org/10.1002/ajpa.24192, und W. Bodmer et al., »The Outstanding Scientist, R. A. Fisher: His Views on Eugenics and Race«, in: *Heredity* 126 (April 2021), S. 565–576, https://doi.org/10.1038/s41437-020-00394-6

14 T. Flatt und L. Partridge, »Horizons in the Evolution of Aging«, in: *BMC Biology* 16 (2018): art. 93, https://doi.org/10.1186/s12915-018-0562-z

15 N. A. Mitchison, »Peter Brian Medawar, 28 February 1915–2 October 1987«, in: *Biographical Memoirs of Fellows of the Royal Society* 35 (März 1990), S. 281–301, https://doi.org/10.1098/rsbm.1990.0013

16 Kirkwood, »Understanding the Odd Science of Aging«, S. 437–447, https://doi.org/10.1016/j.cell.2005.01.027

17 Flatt und Partridge, »Horizons«, https://doi.org/10.1186/s12915-018-0562-z

18 R. G. Westendorp und T. B. Kirkwood, »Human Longevity at the Cost of Reproductive Success«, in: *Nature* 396 (24. Dezember 1998), S. 743–746, https://doi.org/10.1038/25519. Sowie der Antwortbrief auf den Artikel: D. E. Promislow, »Longevity and the Barren Aristocrat«, in: *Nature* 396 (24. Dezember 24, 1998), S. 719–720, https://doi.org/10.1038/25440

19 G. C. Williams, »Pleiotropy, Natural Selection and the Evolution of Senescence«, in: *Evolution* 11, Nr. 4 (Dezember 1957), S. 398–411.

20 M. Lahdenperä, K. U. Mar und V. Lummaa, »Reproductive Cessation and Post-Reproductive Lifespan in Asian Elephants and Pre-Industrial Humans«, in: *Frontiers in Zoology* 11 (2014), art. 54, https://doi.org/10.1186/s12983-014-0054-0.

21 J. G. Herndon et al., »Menopause Occurs Late in Life in the Captive Chimpanzee (*Pan Troglodytes*)«, in: *AGE* 34 (Oktober 2012), S. 1145–1156, https://doi.org/10.1007/s11357-011-9351-0

22 K. Hawkes, »Grandmothers and the Evolution of Human Longevity«, in: *American Journal of Human Biology* 15, Nr. 3 (Mai/Juni 2003), S. 380–400, https://doi.org/10.1002/ajhb.10156; P. S. Kim, J. S. McQueen, und K. Hawkes, »Why Does Women's Fertility End in Mid-Life? Grandmothering and Age at Last Birth«, in: *Journal of Theoretical Biology* 461 (14. Januar 2019), S. 84–91, https://doi.org/10.1016/j.jtbi.2018.10.035

23 D. P. Croft et al., »Reproductive Conflict and the Evolution of Menopause in Killer Whales«, in: *Current Biology* 27, Nr. 2 (23. Januar 2017), S. 298–304, https://doi.org/10.1016/j.cub.2016.12.015

24 Auf die Idee brachte mich die Populationsbiologin Trudy Mackay von der Clemson University.

25 Steven Austad, *Methuselah's Zoo: What Nature Can Teach Us about Living Longer, Healthier Lives*, Cambridge, MA: MIT Press, 2022, S. 258–259.

26 R. K. Mortimer und J. R. Johnston, »Life Span of Individual Yeast Cells«, in: *Nature* 183, Nr. 4677 (20. Juni 1959), S. 1751–1752, https://doi.org/10.1038/1831751a0; E. J. Stewart et al., »Aging and Death in an Organism That Reproduces by Morphologically Symmetric Division«, in: *PLoS Biology* 3, Nr. 2 (Februar 2005): e45, https://doi.org/10.1371/journal.pbio.0030045

KAPITEL 2 – SCHNELL LEBEN, JUNG STERBEN

1 T. C. Bosch, »Why Polyps Regenerate and We Don't: Towards a Cellular and Molecular Framework for Hydra Regeneration«, in: *Developmental Biology* 303, Nr. 2 (15. März 2007), S. 421–433, https://doi.org/10.1016/j.ydbio.2006.12.012

2 R. Murad et al., »Coordinated Gene Expression and Chromatin Regulation During Hydra Head Regeneration«, in: *Genome Biology and Evolution* 13, Nr. 12 (Dezember 2021): evab221, https://doi.org/10.1093/gbe/evab221; ein allgemein verständlicher Bericht über diese Arbeiten und Hydra im Allgemeinen ist Corryn Wetzel, »How Tiny, ›Immortal‹ Hydras Regrow Their Lost Heads«, in: *Smithsonian online*, zuletzt verändert am 13. Dezember 2021, https://www.smithsonianmag.com/smart-news/were-closer-to-understanding-how-immortal-hydras-regrow-lost-heads-180979209/

3 Y. Matsumoto und M. P. Miglietta, »Cellular Reprogramming and Immortality: Expression Profiling Reveals Putative Genes Involved in Turritopsis dohrnii's Life Cycle Reversal«, in: *Genome Biology and Evolution* 13, Nr. 7 (Juli 2021): evab136, https://doi.org/10.1093/gbe/evab136; M. Pascual-Torner et al., »Comparative Genomics of Mortal and Immortal Cnidarians Unveils Novel Keys Behind Rejuvenation«, in: *Proceedings of the National Academy of Sciences (PNAS) of the United States of America* 119, Nr. 36 (6. September 2022): e2 118 763 119, https://doi.org/10.1073/pnas.2118763119; ein allgemeinverständlicher Bericht ist Veronique Greenwood, »This Jellyfish Can Live Forever. Its Genes May Tell Us How«, in: *New York Times online*, 6. September 2022, https://www.nytimes.com/2022/09/06/science/immortal-jellyfish-gene-protein.html

4 West, *Scale*. Dort finden sich viele Erstbefunde über die Zusammenhänge zwischen Lebensdauer, Körpergröße und Stoffwechselrate.

5 Zur biologischen Sichtweise für den Zweiten Hauptsatz der Thermodynamik und die Abnutzungstheorie der Alterung siehe Tom Kirkwood, Kap. 5, in: *Time of Our Lives: The Science of Human Aging*, New York: Oxford University Press, 1999 (dt. *Zeit unseres Lebens: Warum Altern biologisch unnötig ist*. Übers. v. H. Ettinger, Berlin: Aufbau-Verlag 2000).

6 Näheres auf Austads wissenschaftlicher Website: University of Alabama at Birmingham online, College of Arts and Science, Department of Biology, https://www.uab.edu/cas/biology/people/faculty/steven-n-austad; ein Bericht über ihn und ein Podcast-Interview finden sich unter https://blog.insidetracker.com/longevity-by-design-steven-austad

7 S. N. Austad und K. E. Fischer, »Mammalian Aging, Metabolism, and Ecology: Evidence from the Bats and Marsupials«, in: *Journal of Gerontology* 46, Nr. 2 (März 1991): B47–B53, https://doi.org/10.1093/geronj/46.2.b47

8 Austad, *Methuselah's Zoo*. Eine frühere kurze, fachorientierte Version ist S. N. Austad, »Methusaleh's Zoo: How Nature Provides Us with Clues for Extending Human Health Span«, *Journal of Comparative Pathology* 142, suppl. 1 (January 2010), S10–S21, https://doi.org/10.1016/j.jcpa.2009.10.024. Auf diesen beiden Quellen basiert ein großer Teil des Abschnitts über die Lebensdauer verschiedener Tiere.

9 B. A. Reinke et al., »Diverse Aging Rates in Ectothermic Tetrapods Provide Insights for the Evolution of Aging and Longevity«, in: *Science* 376, Nr. 6600 (23. Juni 2022), S. 1459–1466, https://doi.org/10.1126/science.abm0151; R. da Silva et al., »Slow and Negligible Senescence Among Testudines Challenges Evolutionary Theories of Senescence«, in: *Science* 376, Nr. 6600 (23. Juni 2022), S. 1466–1470, https://doi.org/10.1126/science.abl7811

10 »Actuarial Life Table,« Social Security Administration online, abgerufen am 7. August 2023, https://www.ssa.gov/oact/STATS/table4c6.html

11 S. N. Austad und C. E. Finch, »How Ubiquitous Is Aging in Vertebrates?«, in: *Science* 376, Nr. 6600 (23. Juni 2022): 1384–1385, https://doi.org/10.1126/science.adc9442; Finch wird zitiert in Jack Tamisiea, »Centenarian Tortoises May Set the Standard for Anti-aging«, in: *New York Times online*, 23. Juni 2022, https://www.nytimes.com/2022/06/23/science/tortoises-turtles-aging.html

12 G. S. Wilkinson und J. M. South, »Life History, Ecology and Longevity in Bats«, in: *Aging Cell* 1, Nr. 2 (Dezember 2002), S. 124–131, https://doi.org/10.1046/j.1474-9728.2002.00020.x

13 A. J. Podlutsky et al., »A New Field Record for Bat Longevity«, in: *Journals of Gerontology: Series A* 60, Nr. 11 (November 2005), S. 1366–1368, https://doi.org/10.1093/gerona/60.11.1366

14 Wilkinson und South, »Life History«, S. 124–131.

15 Podlutsky et al., »New Field Record«, S. 1366–1368.

16 R. Buffenstein, »The Naked Mole-Rat: A New Long-Living Model for Human Aging Research«, in: *Journals of Gerontology: Series A* 60, Nr. 11 (November 2005), S. 1366–1377, https://doi.org/10.1093/gerona/60.11.1369

17 S. Liang et al., »Resistance to Experimental Tumorigenesis in Cells of a Long-Lived Mammal, the Naked Mole-Rat (*Heterocephalus glaber*)«, in: *Aging Cell* 9, Nr. 4 (August 2010), S. 626–635, https://doi.org/10.1111/j.1474-9726.2010.00588.x

18 J. G. Ruby, M. Smith und R. Buffenstein, »Naked Mole-Rat Mortality Rates Defy Gompertzian Laws by Not Increasing with Age«, in: *eLife* 7 (24. Januar 2018): e31157, https://doi.org/10.7554/eLife.31157

19 S. Braude et al., »Surprisingly Long Survival of Premature Conclusions About Naked Mole-Rat Biology«, in: *Biological Reviews of the Cambridge Philosophical Society* 96, Nr. 2 (April 2021), S. 376–393, https://doi.org/10.1111/brv.12660

20 R. Buffenstein et al., »The Naked Truth: A Comprehensive Clarification and Classification of Current ›Myths‹ in Naked Mole-Rat Biology«, in: *Biological Reviews of the Cambridge Philosophical Society* 97, Nr. 1 (Februar 2022), S. 115–140, https://doi.org/10.1111/brv.12791

21 Steven Johnson, *Extra Life: A Short History of Living Longer*, New York: Riverhead Books, 2021.

22 Über die dramatischen Auswirkungen von Kunstdünger auf die Menschheit be-

richtet das faszinierende Buch von Thomas Hager: The *Alchemy of Air: A Jewish Genius, a Doomed Tycoon, and the Scientific Discovery That Fed the World but Fueled the Rise of Hitler*, New York: Crown, 2009.

23 S. J. Olshansky, B. A. Carnes und C. Cassel, »In Search of Methuselah: Estimating the Upper Limits to Human Longevity«, in: *Science* 250, Nr. 4981 (2. November 1990), S. 634–640, https://doi.org/10.1126/science.2237414; S. J. Olshansky, B. A. Carnes und A. Désesquelles, »Prospects for Human Longevity«, in: *Science* 291, Nr. 5508 (23. Februar 2001), S. 1491–1492, https://doi.org/10.1126/science.291.5508.1491

24 A. Baudisch and J. W. Vaupel, »Getting to the Root of Aging: Why Do Patterns of Aging Differ Widely Across the Tree of Life?«, in: *Science* 338, Nr. 6107 (2. November 2012), S. 618–619, https://doi.org/10.1126/science.1226467; O. R. Jones und J. W. Vaupel, »Senescence Is Not Inevitable«, in: *Biogerontology* 18, Nr. 6 (Dezember 2017), S. 965–971, https://doi.org/10.1007/s10522-017-9727-3

25 Siehe J. Couzin-Frankel, »A Pitched Battle over Life Span«, in: *Science* 338, Nr. 6042 (29. Juli 2011), S. 549–550, https://doi.org/10.1126/science.333.6042.549

26 J. Oeppen und J. W. Vaupel, »Demography. Broken Limits to Life Expectancy«, in: *Science* 296, Nr. 5570 (10. Mai 2022), S. 1029–1031, https://doi.org/10.1126/science.1069675

27 F. Colchero et al., »The Long Lives of Primates and the ›Invariant Rate of Ageing‹ Hypothesis«, in: *Nature Communications* 12, Nr. 1 (16. Juni 2021), 3666, https://doi.org/10.1038/s41467-021-23894-3

28 Ein unterhaltsamer Bericht von Parr findet sich in Austad, *Methuselah's Zoo*, S. 262–263.

29 Craig R. Whitney, »Jeanne Calment, World's Elder, Dies at 122«, in: *New York Times*, 5. August 1997, B8.

30 X. Dong, B. Milholland und J. Vijg, »Evidence for a Limit to Human Lifespan«, in: *Nature* 538, Nr. 7624 (13. Oktober 2016), S. 257–259, https://doi.org/10.1038/nature19793

31 E. Barbi et al., »The Plateau of Human Mortality: Demography of Longevity Pioneers«, in: *Science* 360, Nr. 6396 (29. Juni 2018), S. 1459–1461, https://doi.org/10.1126/science.aat3119

32 Carl Zimmer, »How Long Can We Live? The Limit Hasn't Been Reached, Study Finds«, in: *New York Times online*, 28. Juni 2018, https://www.nytimes.com/2018/06/28/science/human-age-limit.html

33 H. Beltrán-Sánchez, S. N. Austad und C. E. Finch, »The Plateau of Human Mortality: Demography of Longevity Pioneers«, in: *Science* 361, Nr. 6409 (28. September 2018), eaav1200, https://doi.org/10.1126/science.aav1200

34 C. Cardona und D. Bishai, »The Slowing Pace of Life Expectancy Gains Since 1950«, in: *BMC Public Health* 18, Nr. 1 (17. Januar 2018), 151, https://doi.org/

10.1186/s12889-018-5058-9; J. Schöley et al., »Life Expectancy Changes Since COVID-19«, in: *Nature Human Behaviour* 6, Nr. 12 (Dezember 2022), S. 1649–1659, https://doi.org/10.1038/s41562-022-01450-3

35 »List of the Verified Oldest People«, in: Wikipedia, zuletzt abgerufen am 10. Juli 2023, https://en.wikipedia.org/wiki/List_of_the_verified_oldest_people

36 J. Evert et al., »Morbidity Profiles of Centenarians: Survivors, Delayers, and Escapers«, in: *Journals of Gerontology: Series A, Biological Sciences and Medical Sciences* 58, Nr. 3 (März 2003), S. 232–237, https://doi.org/10.1093/gerona/58.3.m232

37 Thomas Perls, E-Mails an den Autor, 27. November 2021 und 17. Januar 2022.

38 Bericht in Austad, *Methuselah's Zoo*, S. 273–274.

39 C. López-Otín et al., »The Hallmarks of Aging«, in: *Cell* 153, Nr. 6 (6. Juni 2013), S. 1194–1217, https://doi.org/10.1016/j.cell.2013.05.039. Die klassische Veröffentlichung wurde kürzlich zum 10. Jahrestag des Originals aktualisiert: C. López-Otín et al. »Hallmarks of Aging: An Expanding Universe«, in: *Cell* 186, Nr. 1 (19. Januar 2023), S. 243–278, https://doi.org/10.1016/j.cell.2022.11.001

KAPITEL 3 – ZERSTÖRUNG DER SCHALTZENTRALE

1 Zwei gut verständliche Berichte über die Geschichte der Genetik sind Matthew Cobb, *Life's Greatest Secret: The Race to Crack the Genetic Code*, London: Profile Books, 2015, und Siddhartha Mukherjee, *The Gene: An Intimate History*, New York: Scribner, 2017, (dt. *das Gen: eine sehr persönliche Geschichte.* Übers. v. U. Bischoff; Neuauflage: Berlin: Ullstein 2023).

2 Die jahrzehntelangen Bemühungen um die Aufklärung des genetischen Codes und der Proteinherstellung werden beschrieben in Cobb, *Life's Greatest Secret*.

3 Venki Ramakrishnan, *Gene Machine: The Race to Decipher the Secrets of the Ribosome*, London: Oneworld, 2018.

4 H. W. Herr, »Percivall Pott, the Environment and Cancer«, in: *BJU International* 108, Nr. 4 (August 2011), S. 479–481, https://doi.org/10.1111/j.1464-410x.2011.10487.x

5 G. Pontecorvo, »Hermann Joseph Muller, 1890–1967«, in: *Biographical Memoirs of Fellows of the Royal Society* 14 (November 1968), S. 348–389, https://doi.org/10.1098/rsbm.1968.0015; Elof Axel Carlson, *Hermann Joseph Muller 1890–1967: A Biographical Memoir*, Washington, DC: National Academy of Sciences, 2009, verfügbar unter http://www.nasonline.org/publications/biographical-memoirs/memoir-pdfs/muller-hermann.pdf

6 Errol Friedberg, Kap. 1, »In the Beginning«, in: *Correcting the Blueprint of Life:*

A Historical Account of the Discovery of DNA Repair Mechanisms, Cold Spring Harbor, NY: Cold Spring Harbor Laboratory Press, 1997.

7 Geoffrey Beale, »Charlotte Auerbach, 14. Mai 1899–17. März 1994«, in: *Biographical Memoirs of Fellows of the Royal Society* 41 (November 1995), S. 20–42, https://doi.org/10.1098/rsbm.1995.0002

8 Eine gute historische Darstellung der ersten Arbeiten zu DNA-Schäden und -Reparatur findet sich in Friedberg, Kap. 1, »In the Beginning«, in: *Correcting the Blueprint of Life*.

9 A. Downes und T. P. Blunt, »The Influence of Light upon the Development of Bacteria«, in: *Nature*, 16 (12. Juli 1877), S. 218, https://doi.org/10.1038/016218a0; F. L. Gates, »A Study of the Bactericidal Action of Ultraviolet Light«, in: *Journal of General Physicology*, 14, Nr. 1 (20. September 1930), S. 31–42, https://doi.org/10.1085/jgp.14.1.31

10 R. B. Setlow und J. K. Setlow, »Evidence That Ultraviolet-Induced Thymine Dimers in DNA Cause Biological Damage«, in: *Proceedings of the National Academy of Sciences (PNAS) of the United States of America* 48, Nr. 7 (1. Juli 1962), S. 1250–1257, https://doi.org/10.1073/pnas.48.7.1250

11 R. B. Setlow, P. A. Swenson und W. L. Carrier, »Thymine Dimers and Inhibition of DNA Synthesis by Ultraviolet Irradiation of Cells«, in: *Science* 142, Nr. 3698 (13. Dezember 1963), S. 1464–1466, https://doi.org/10.1126/science.142.3598.1464; R. B. Setlow und W. L. Carrier, »The Disappearance of Thymine Dimers from DNA: An Error-Correcting Mechanism«, in: *Proceedings of the National Academy of Sciences (PNAS) of the United States of America* 51, Nr. 2 (April 1964), S. 226–231, https://doi.org/10.1073/pnas.51.2.226

12 R. P. Boyce und P. Howard-Flanders, »Release of Ultraviolet Light-Induced Thymine Dimers from DNA in *E. coli* K-12«, in: *Proceedings of the National Academy of Sciences (PNAS) of the United States of America* 51, Nr. 2 (1. Februar 1964), S. 293–300, https://doi.org/10.1073/pnas.51.2.293; D. Pettijohn und P. Hanawalt, »Evidence for Repair-Replication of Ultraviolet Damaged DNA in Bacteria«, in: *Journal of Molecular Biology* 9, Nr. 2 (August 1964), S. 395–410, https://doi.org/10.1016/s0022-2836(64)80216-3

13 Aziz Sancar, »Mechanisms of DNA Repair by Photolyase and Excision Nuclease« (Nobelpreisvortrag, 8. Dezember 2015), verfügbar unter https://www.nobelprize.org/uploads/2018/06/sancar-lecture.pdf

14 Ein ausgezeichneter Bericht über die Entdeckungen von Thomas Lindahl findet sich in seinem Vortrag »The Intrinsic Fragility of DNA« (Nobelpreisvortrag, 8. Dezember 2015), verfügbar unter https://www.nobelprize.org/uploads/2018/06/lindahl-lecture.pdf

15 Tomas Lindahl, »Instability and Decay of the Primary Structure of DNA«, in: *Nature* 362, Nr. 6422 (22. April 1993), S. 709–715.

16 Paul Modrich, »Mechanisms in *E. coli* and Human Mismatch Repair« (Nobelpreisvortrag, 8. Dezember 2015, https://www.nobelprize.org/uploads/2018/06/modrich-lecture.pdf)

17 ebd.

18 Wie in immer mehr Fällen, so war auch der Preis für die DNA-Reparatur wegen der Beschränkung auf höchstens drei Preisträger nicht unumstritten: David Kroll, »This Year's Nobel Prize in Chemistry Sparks Questions About How Winners Are Selected«, in: *Chemical & Engineering News (C&EN)* online, zuletzt verändert am 11. November 2015, https://cen.acs.org/articles/93/i45/Years-Nobel-Prize-Chemistry-Sparks.html

19 B. Schumacher et al., »The Central Role of DNA Damage in the Ageing Process«, in: *Nature* 592, Nr. 7856 (April 2021), S. 695–703, https://doi.org/10.1038/s41586-021-03307-7

20 K. T. Zondervan, »Genomic Analysis Identifies Variants That Can Predict the Timing of Menopause«, in: *Nature* 596, Nr. 7872 (August 2021), S. 345–346, https://doi.org/10.1038/d41586-021-01710-8; K. S. Ruth et al., »Genetic Insights into Biological Mechanisms Governing Human Ovarian Ageing«, in: *Nature* 596, Nr. 7872 (August 2021), S. 393–397, https://doi.org/10.1038/s41586-021-03779-7. Siehe auch den Kommentar von H. Ledford, »Genetic Variations Could One Day Help Predict Timing of Menopause«, in: *Nature online*, zuletzt verändert am 4. August 2021, https://doi.org/10.1038/d41586-021-02128-y

21 Die Apoptose, auch programmierter Zelltod genannt, ist ebenfalls ein Teil der normalen Entwicklung: Während der Entwicklung eines Lebewesens aus einer einzigen Zelle zum ausgewachsenen Individuum sterben bestimmmte Zellen zu genau vorgegebenen Zeitpunkten ab. Dies entdeckte man erstmals, als man erforschte, wie sich der Wurm *C. elegans* aus einer einzigen befruchteten Eizelle zu einem Lebewesen aus fast 1000 Zellen entwickelt; die Erkenntnisse wurden 2002 mit dem Nobelpreis für Sydney Brenner, John Sulston und Robert Horvitz belohnt.

22 A. J. Levine und G. Lozano (Hgg.), *The P53 Protein: From Cell Regulation to Cancer*, Cold Spring Harbor Perspectives in Medicine (Cold Spring Harbor, NY: Cold Spring Harbor Laboratory, 2016).

23 L. M. Abegglen et al., »Potential Mechanisms for Cancer Resistance in Elephants and Comparative Cellular Response to DNA Damage in Humans«, in: *Journal of the American Medical Association (JAMA)* 314, Nr. 17 (3. November 2015), S. 1850–1860, https://doi.org/10.1001/jama.2015.13134; M. Sulak et al., »TP53 Copy Number Expansion Is Associated with the Evolution of Increased Body Size and an Enhanced TP Damage Response in Elephants«, in: *eLife* 5 (2016), e11994, https://doi.org/10.7554/eLife.11994

24 M. Shaposhnikov et al., »Lifespan and Stress Resistance in Drosophila with

Overexpressed DNA Repair Genes«, in: *Scientific Reports* 5 (19. Oktober 2015), art. 15 299, https://doi.org/10.1038/srep15299

25 D. Tejada-Martinez, J. P. de Magalhães und J. C. Opazo, »Positive Selection and Gene Duplications in Tumour Suppressor Genes Reveal Clues About How Cetaceans Resist Cancer«, in: *Proceedings of the Royal Society B (Biological Sciences)* 288, Nr. 1945 (24. Februar 2021), art. 20 202 592, https://doi.org/10.1098/rspb.2020.2592; V. Quesada et al., »Giant Tortoise Genomes Provide Insights into Longevity and Age-Related Disease«, in: *Nature Ecology & Evolution* 3 (Januar 2019), S. 87–95, https://doi.org/10.1038/s41559-018-0733-x

26 S. L. MacRae et al., »DNA Repair in Species with Extreme Lifespan Differences«, in: *Aging* 7, Nr. 12 (Dezember 2015), S. 1171–1184, https://doi.org/10.18632/aging.100866

27 Siehe z. B. Liam Drew, »PARP Inhibitors: Halting Cancer by Halting DNA Repair«, in: *Cancer Research UK online*, zuletzt verändert am 24. September 2020, https://news.cancerresearchuk.org/2020/09/24/parp-inhibitors-halting-cancer-by-halting-dna-repair/

KAPITEL 4 – DAS PROBLEM MIT DEN ENDEN

1 *Scientific American*, Juli 1921, zitiert in: Mark Fischetti (Hg.), »1921: Immortality for Humans«, in: *Scientific American* online, Juli 2021, 79, https://robinsonlab.cellbio.jhmi.edu/wp-content/uploads/2021/06/SciAm_2021_07.pdf

2 Ein fesselnder Bericht über Hayflicks Entdeckung und ihre Auswirkungen ist J. W. Shay und W. E. Wright, »Hayflick, His Limit, and Cellular Ageing«, in: *Nature Reviews Molecular Cell Biology* 1, Nr. 1 (Oktober 2000), S. 72–76, https://doi.org/10.1038/35036093

3 L. Hayflick und P. S. Moorhead, »The Serial Cultivation of Human Diploid Cell Strains«, in: *Experimental Cell Research* 25, Nr. 3 (Dezember 1961), S. 585–621, https://doi.org/10.1016/0014-4827(61)90192-6

4 J. Witkowski, »The Myth of Cell Immortality«, in: *Trends in Biochemical Sciences* 10, Nr. 7 (Juli 1985), S. 258–260, https://doi.org/10.1016/0968-0004(85)90076-3

5 John J. Conley, »The Strange Case of Alexis Carrel, Eugenicist«, in: *Life and Learning XXIII and XXIV: Proceedings of the Twenty-third (2013) and Twenty-fourth Conferences of the University Faculty for Life Conference at Marquette University, Milwaukee, Wisconsin*, Bd. 26, hg. von Joseph W. Koterski (Milwaukee: University Faculty for Life), S. 281–288, https://www.uffl.org/pdfs/vol23/UFL_2013_Conley.pdf

6 Titia de Lange, Gespräch mit dem Autor, 10. September 2021.

7 Die ersten, die auf das sogenannte Problem der Replikation der Enden hinwie-

sen, waren J. D. Watson, »Origin of Concatemeric T7 DNA«, in: *Nature New Biology* 239, Nr. 94 (18. Oktober 1972), S. 197–201, https://doi.org/10.1038/newbio239197a0, und A. M. Olovnikov, »Telomeres, Telomerase, and Aging: Origin of the Theory«, in: *Experimental Gerontology* 31, Nr. 4 (Juli/August 1996), S. 443–448, https://www.sciencedirect.com/science/article/abs/pii/0531556596000058. Eine gute Beschreibung, wie sie funktionieren könnte, findet sich in M. M. Cox, J. Doudna und M. O'Donnell, *Molecular Biology: Principles and Practice*, New York: W. H. Freeman, 2012), S. 398–400. Recht informativ ist auch die Wikipedia-Seite »DNA Replication«, zuletzt geändert am 14. Juni 2023, https://en.wikipedia.org/wiki/DNA_replication

8 Lange glaubte man McClintock nicht, aber später erwiesen sich die sogenannten transponierbaren Elemente als grundlegender Aspekt der Biologie, und 1983, mit 81 Jahren, erhielt sie für ihre Arbeiten den Nobelpreis.

9 E. H. Blackburn und J. G. Gall, »A Tandemly Repeated Sequence at the Termini of the Extrachromosomal Ribosomal RNA Genes in *Tetrahymena*«, in: *Journal of Molecular Biology* 120, Nr. 1 (25. März 1978), S. 33–53, https://doi.org/10.1016/0022-2836(78)90294-2

10 J. W. Szostak und E. H. Blackburn, »Cloning Yeast Telomeres on Linear Plasmid Vectors«, in: *Cell* 29, Nr. 1 (Mai 1982), S. 245–255, https://doi.org/10.1016/0092-8674(82)90109-x

11 C. W. Greider und E. H. Blackburn, »Identification of a Specific Telomere Terminal Transferase Activity in *Tetrahymena* Extracts«, in: *Cell* 43, Nr. 2, Tl. 1 (November 1985), S. 405–413, https://doi.org/10.1016/0092-8674(85)90170-9; C. W. Greider und E. H. Blackburn, »The Telomere Terminal Transferase of *Tetrahymena* Is a Ribonucleoprotein Enzyme with Two Kinds of Primer Specificity«, in: *Cell* 51, Nr. 6 (24. Dezember 1987), S. 887–898, https://doi.org/10.1016/0092-8674(87)90576-9; C. W. Greider and E. H. Blackburn, »A Telomeric Sequence in the RNA of *Tetrahymena* Telomerase Required for Telomere Repeat Synthesis«, in: *Nature* 337, Nr. 6205 (26. Januar 1989), S. 331–337, https://doi.org/10.1038/337331a0

12 C. B. Harley, A. B. Futcher und C. W. Greider, »Telomeres Shorten During Ageing of Human Fibroblasts«, in: *Nature* 345, Nr. 5274 (31. Mai 1990), S. 458–60, https://doi.org/10.1038/345458a0

13 A. G. Bodnar et al., »Extension of Life-span by Introduction of Telomerase into Normal Human Cells«, in: *Science* 279, Nr. 5349 (16. Januar 1998), S. 349–352, https://doi.org/10.1126/science.279.5349.349

14 Der Strang, der sich über den anderen hinaus erstreckt, wird als überstehendes 3'-Ende bezeichnet. Der Verlust der Enden hat also nicht exakt den Grund, von dem Olovnikov und Watson anfangs ausgingen. Wer es genau wissen will, kann nachlesen bei J. Lingner, J. P. Cooper und T. R. Cech, »Telomerase and DNA End

Replication: No Longer a Lagging Strand Problem«, in: *Science* 269, Nr. 5230 (15. September 1995), S. 1533–1534, https://doi.org/10.1126/science.7545310

15 T. de Lange, »Shelterin: The Protein Complex That Shapes and Safeguards Human Telomeres«, in: *Genes & Development* 19, Nr. 18 (15. September 2005), S. 2100–2110, https://doi.org/10.1101/gad.1346005; I. Schmutz und T. de Lange, »Shelterin«, in: *Current Biology* 26, Nr. 10 (23. Mai 2016), R397–99, https://doi.org/10.1016/j.cub.2016.01.056

16 W. Palm und T. de Lange, »How Shelterin Protects Mammalian Telomeres«, in: *Annual Review of Genetics* 42 (2008), S. 301–334, https://doi.org/10.1146/annurev.genet.41.110306.130350; P. Martínez und M. A. Blasco, »Role of Shelterin in Cancer and Aging«, in: *Aging Cell* 9, Nr. 5 (Oktober 2010), S. 653–666, https://doi.org/10.1111/j.1474-9726.2010.00596.x

17 F. d'Adda di Fagagna et al., »A DNA Damage Checkpoint Response in Telomere-Initiated Senescence«, in: *Nature* 426, Nr. 6963 (13. November 2003), S. 194–198, https://doi.org/10.1038/nature02118

18 M. Armanios und E. H. Blackburn, »The Telomere Syndromes«, in: *Nature Reviews Genetics* 13, Nr. 10 (Oktober 2012), S. 693–704, https://doi.org/10.1038/nrg3246

19 E. S. Epel et al., »Accelerated Telomere Shortening in Response to Life Stress«, in: *Proceedings of the National Academy of Sciences (PNAS) of the United States of America* 101, Nr. 49 (1. Dezember 2004), 17 312–17 315, https://doi.org/10.1073/pnas.0407162101; J. Choi, S. R. Fauce und R. B. Effros, »Reduced Telomerase Activity in Human T Lymphocytes Exposed to Cortisol«, in: *Brain, Behavior, and Immunity* 22, Nr. 4 (Mai 2008), S. 600–605, https://doi.org/10.1016/j.bbi.2007.12.004. Siehe auch folgende Berichte über Stress und vorzeitig graue Haare bei Mäusen: B. Zhang et al., »Hyperactivation of Sympathetic Nerves Drives Depletion of Melanocyte Stem Cells«, in: *Nature* 577, Nr. 792 (Januar 2020), S. 676–681, https://doi.org/10.1038/s41586-020-1935-3

20 M. Jaskelioff et al., »Telomerase Reactivation Reverses Tissue Degeneration in Aged Telomerase-Deficient Mice«, in: *Nature* 469, Nr. 7328 (6. Januar 2001), S. 102–106 (2011), https://doi.org/10.1038/nature09603

21 M. A. Muñoz-Lorente, A. C. Cano-Martin und M. A. Blasco, »Mice with Hyperlong Telomeres Show Less Metabolic Aging and Longer Lifespans«, in: *Nature Communications* 10, Nr. 1 (17. Oktober 2019), 4723, https://doi.org/10.1038/s41467-019-12664-x

22 Titia de Lange, Gespräche mit dem Autor und E-Mails an den Autor, November und Dezember 2021. Siehe auch Jalees Rehman, »Aging: Too Much Telomerase Can Be as Bad as Too Little«, Guest Blog, *Scientific American* online, zuletzt verändert am 5. Juli 2014, https://blogs.scientificamerican.com/guest-blog/aging-too-much-telomerase-can-be-as-bad-as-too-little/

23 E. J. McNally, P. J. Luncsford und M. Armanios, »Long Telomeres and Cancer Risk: The Price of Cellular Immortality«, in: *Journal of Clinical Investigation* 129, Nr. 9 (5. August 2019), S. 3474–3481, https://doi.org/10.1172/JCI120851

KAPITEL 5 – NEUSTART DER BIOLOGISCHEN UHR

1 Der offizielle Text der Erklärung des Weißen Hauses und der britischen Regierung zur Publikation über den Entwurf der Sequenz des menschlichen Genoms findet sich hier: National Human Genome Research Institute online, »June 2000 White House Event«, news release, June 26, 2000, https://www.genome.gov/10001356/june-2000-white-house-event. Einen geringfügig anderen Text veröffentlichte die *New York Times*: »Text of the White House Statements on the Human Genome Project«, *Science*, *New York Times* online, 27. Juni 2000, https://archive.nytimes.com/www.nytimes.com/library/national/science/062700sci-genome-text.html. Die Sequenz selbst wurde in zwei großen, aufeinander abgestimmten Publikationen veröffentlicht: die des öffentlichen Konsortiums unter: International Human Genome Sequencing Consortium et al., »Initial Sequencing and Analysis of the Human Genome«, in: *Nature* 409, Nr. 6822 (15. Februar 2001), S. 860–921, https://doi.org/10.1038/35057062; die Befunde des Privatunternehmens Celera erschienen als: J. C. Venter et al., »The Sequence of the Human Genome«, in: *Science* 291, S. 1304–1351, https://doi.org/10.1126/science.1058040

2 Zitiert in G. Yamey, »Scientists Unveil First Draft of Human Genome«, in: *BMJ* 321, Nr. 7252 (1. Juli 2000), S. 7, https://doi.org/10.1136/bmj.321.7252.7

3 »Profile: Craig Venter«, BBC News online, zuletzt verändert am 21. Mai 2010, https://www.bbc.co.uk/news/10138849

4 »US Patent Application Stirs Up Gene Hunters«, in: *Nature*, 353 (10. Oktober 1991), S. 485–486 (1991), https://doi.org/10.1038/353485a0; N. D. Zinder, »Patenting cDNA 1993: Efforts and Happenings« (abstract), in: *Gene* 135, Nr. 1/2 (Dezember 1993), S. 295–298, https://www.sciencedirect.com/science/article/abs/pii/037811199390080M

5 Matthew Herper, »Craig Venter Mapped the Genome. Now He's Trying to Decode Death«, in: *Forbes* (online), 21. Februar 2017, https://www.forbes.com/sites/matthewherper/2017/02/21/can-craig-venter-cheat-death/?sh=8f6fefa16456

6 John Sulston und Georgina Ferry, *The Common Thread: A Story of Science, Politics, Ethics, and the Human Genome*, New York: Random House, 2002.

7 »How Diplomacy Helped to End the Race to Sequence the Human Genome«, in: *Nature* 582, Nr. 7813 (Juni 2020), S. 460, https://doi.org/10.1038/d41586-020-01849-w

8 S. Reardon, »A Complete Human Genome Sequence Is Close: How Scientists

Filled in the Gaps«, in: *Nature* 594, Nr. 7862 (Juni 2021), S. 158–159, https://doi.org/10.1038/d41586-021-01506-w

9 Eine großartige allgemein verständliche Einführung in die Epigenetik ist Nessa Carey, *The Epigenetics Revolution: How Modern Biology Is Rewriting Our Understanding of Genetics, Disease, and Inheritance*, New York: Columbia University Press, 2012. *The Gene* (dt. *Das Gen*) von Mukherjee handelt allgemeiner von der Natur der Gene, legt aber auch viel Gewicht auf die Epigenetik.

10 R. Briggs und T. J. King, »Transplantation of Living Nuclei from Blastula Cells into Enucleated Frogs' Eggs«, in: *Proceedings of the National Academy of Sciences (PNAS) of the United States of America* 38, Nr. 5 (Mai 1952), S. 455–463, https://doi.org/10.1073/pnas.38.5.455

11 »Sir John B. Gurdon: Biographical«, Nobel Prize online, abgerufen am 7. August 2023, https://www.nobelprize.org/prizes/medicine/2012/gurdon/biographical/

12 J. B. Gurdon und N. Hopwood, »The Introduction of *Xenopus Laevis* into Developmental Biology: Of Empire, Pregnancy Testing and Ribosomal Genes«, in: *International Journal of Developmental Biology* 44, Nr. 1 (2000), S. 43–50.

13 J. B. Gurdon, »The Developmental Capacity of Nuclei Taken from Intestinal Epithelium Cells of Feeding Tadpoles«, in: *Development* 10, Nr. 4 (1. Dezember 1962), S. 622–640, https://doi.org/10.1242/dev.10.4.622

14 I. Wilmut et al., »Viable Offspring Derived from Fetal and Adult Mammalian Cells«, in: *Nature* 385, Nr. 6619 (27. Februar 1997), S. 810–813, https://doi.org/10.1038/385810a0

15 M. J. Evans und M. H. Kaufman, »Establishment in Culture of Pluripotential Cells from Mouse Embryos«, in: *Nature* 292, Nr. 5819 (9. Juli 1981), S. 154–156, https://doi.org/10.1038/292154a0; G. R. Martin, »Isolation of a Pluripotent Cell Line from Early Mouse Embryos Cultured in Medium Conditioned by Teratocarcinoma Stem Cells«, in: *Proceedings of the National Academy of Sciences (PNAS) of the United States of America* 78, Nr. 12 (1. Dezember 1981), S. 7634–7638, https://doi.org/10.1073/pnas.78.12.7634

16 Shinya Yamanaka, »Shinya Yamanaka: Biographical«, Nobel Prize online, https://www.nobelprize.org/prizes/medicine/2012/yamanaka/biographical/

17 Das System des lac-Operators und –Repressors wurde in den 1960er-Jahren von Jacques Monod und François Jacob entdeckt. Ihre Arbeiten und die Entdeckung eines weiteren genetischen Schalters bei einem Bakteriophagen durch Andre Lwoff brachten ihnen 1965 den Nobelpreis ein. Eine aufschlussreiche historische Darstellung ist M. Lewis, »A Tale of Two Repressors«, in: *Journal of Molecular Biology* 409, Nr. 1 (27. Mai 2011), S. 14–27, https://doi.org/10.1016/j.jmb.2011.02.023

18 Wie der britische Genetiker Adrian Bird nachweisen konnte, ereignet sich die Methylierung vor allem an »Inseln« mit CG-Wiederholungen. Da C sich mit G

paart, stehen dem C und G einer CpG-Insel im anderen Strang jeweils ein G und ein C gegenüber. Jedes C steht dann diagonal gegenüber einem C im anderen Strang. Methylieren die Zellen einer CpG-Insel, so werden jeweils die Cs in beiden Strängen methyliert. Wenn die Zelle sich teilt, werden aus einem DNA-Molekül zwei. Dabei ist jeweils das C in einem Ausgangsstrang methyliert, im neu synthetisierten Strang ist das nicht der Fall. Besondere Methyltransferase-Enzyme fügen an ein C nur dann eine Methylgruppe an, wenn das diagonal im anderen Strang gegenüberstehende bereits eine solche Gruppe trägt. Damit ist gewährleistet, dass am Ende beide Stränge genau an den gleichen Stellen methyliert sind wie zuvor.

19 E. W. Tobi et al., »DNA Methylation as a Mediator of the Association Between Prenatal Adversity and Risk Factors for Metabolic Disease in Adulthood«, in: *Science Advances* 4, Nr. 1 (31. Januar 2018): eaao4364, https://doi.org/10.1126/sciadv.aao4364; beschrieben in Carl Zimmer, »The Famine Ended 70 Years Ago, But Dutch Genes Still Bear Scars«, in: *New York Times* online, 31. Januar 2018, https://www.nytimes.com/2018/01/31/science/dutch-famine-genes.html. Siehe auch Mukherjee, *The Gene*, und Carey, *The Epigenetics Revolution*.

20 Ein fachkundiger, allgemein verständlicher Bericht über Steve Horvath und epigenetische Uhren ist Ingrid Wickelgren, »Epigenetic ›Clocks‹ Predict Animals' True Biological Age«, in: *Quanta*, zuletzt verändert am 17. August 2022, https://www.quantamagazine.org/epigenetic-clocks-predict-animals-true-biological-age-20220817/. Aus diesem Artikel stammen einige Hintergrundinformationen über Horvath.

21 M. E. Levine et al., »An Epigenetic Biomarker of Aging for Lifespan and Healthspan«, in: *Aging* 10, Nr. 4 (April 2018), S. 573–591, https://doi.org/10.18632/aging.101414

22 S. Horvath und K. Raj, »DNA Methylation-Based Biomarkers and the Epigenetic Clock Theory of Ageing«, in: *Nature Reviews Genetics* 19, Nr. 6 (Juni 2018), S. 371–384, https://doi.org/10.1038/s41576-018-0004-3

23 Ein Beispiel ist G. Hannum et al., »Genome-wide Methylation Profiles Reveal Quantitative Views of Human Aging Rates«, in: *Molecular Cell* 49, Nr. 2 (24. Januar 2013), S. 359–367, https://doi.org/10.1016/j.molcel.2012.10.016

24 C. Kerepesi et al., »Epigenetic Clocks Reveal a Rejuvenation Event During Embryogenesis Followed by Aging«, in: *Science Advances* 7, Nr. 26 (25. Juni 2021), eabg6082, https://doi.org/10.1126/sciadv.abg6082; C. Kerepesi et al., »Epigenetic Aging of the Demographically Non-Aging Naked Mole-Rat«, in: *Nature Communications* 13, Nr. 1 (17. Januar 2022), S. 355, https://doi.org/10.1038/s41467-022-27959-9

25 R. Kucharski et al., »Nutritional Control of Reproductive Status in Honeybees Via DNA Methylation«, in: *Science* 319, Nr. 5871 (28. März 2008), S. 1827–1830,

https://doi.org/10.1126/science.1153069; M. Wojciechowski et al., »Phenotypically Distinct Female Castes in Honey Bees Are Defined by Alternative Chromatin States During Larval Development«, in: *Genome Research* 28, Nr. 10 (Oktober 2018), S. 1532–1542, https://doi.org/10.1101/gr.236497.118

26 L. Moore et al., »The Mutational Landscape of Human Somatic and Germline Cells«, in: *Nature* 597, Nr. 7876 (September 2021), S. 381–386, https://doi.org/10.1038/s41586-021-03822-7

27 Kirkwood, *Time of Our Lives*, S. 167–178.

28 Ein aktuelles Beispiel ist A. Lima et al., »Cell Competition Acts as a Purifying Selection to Eliminate Cells with Mitochondrial Defects During Early Mouse Development«, in: *Nature Metabolism* 3, Nr. 8 (August 2021), S. 1091–1108, https://doi.org/10.1038/s42255-021-00422-7; der Organismus kann einen defekten Embryo auf vielerlei Weise daran hindern, sich bis zum Endstadium weiterzuentwickeln.

29 Als Erster wies der Wissenschaftler Azim Surani aus Cambridge nach, dass die befruchtete Eizelle die Zellkerne der väterlichen und der mütterlichen Keimbahnzelle braucht, um sich normal zu einem neuen Tier zu entwickeln. Er äußerte die Vermutung, im Genom könnten sich zufällige, umweltbedingte und möglicherweise schädliche epigenetische Veränderungen abspielen, die er als »Epimutationen« bezeichnete. Gespräch mit dem Autor, 10. Februar 2022.

30 Joanna Klein, »Dolly the Sheep's Fellow Clones, Enjoying Their Golden Years«, in: *New York Times* online, 26. Juli 2016, https://www.nytimes.com/2016/07/27/science/dolly-the-sheep-clones.html; sie berichtet über K. D. Sinclair et al., »Healthy Ageing of Cloned Sheep«, in: *Nature Communications* 7 (26. Juli 2016), 12 359, https://doi.org/10.1038/ncomms12359. Eine umfangreiche Analyse geklonter Tiere aus dem Jahr 2017 zeigte keine systematisch geringere Lebenserwartung oder andere Probleme; sie lässt darauf schließen, dass zumindest manche geklonten Tiere ein ebenso langes und gesundes Leben haben wie solche, die normal gezeugt wurden: J. P. Burgstaller und G. Brem, »Aging of Cloned Animals: A Mini-Review«, in: Gerontology 63, Nr. 5 (August 2017), S. 417–425, https://doi.org/10.1159/000452444

31 T. A. Rando und H. Y. Chang, »Aging, Rejuvenation, and Epigenetic Reprogramming: Resetting the Aging Clock«, in: *Cell* 148, Nr. 1/2 (20. Januar 2012), S. 46–57, https://doi.org/10.1016/j.cell.2012.01.003; J. M. Freije und C. López-Otín, »Reprogramming Aging and Progeria«, in: *Current Opinion in Cell Biology* 24, Nr. 6 (Dezember 2012), S. 757–764, https://doi.org/10.1016/j.ceb.2012.08.009

KAPITEL 6 – ABFALL-RECYCLING

1 »Dementia«, World Health Organization online, zuletzt verändert am 15. März 2023, https://www.who.int/news-room/fact-sheets/detail/dementia

2 »Dementia Now Leading Cause of Death«, BBC News online, zuletzt verändert am 14. November 2016, https://www.bbc.co.uk/news/health-37972141

3 »One-Third of British People Born in 2015 ›Will Develop Dementia‹«, *Guardian* (US edition) online, zuletzt verändert am 21. September 2015, https://www.theguardian.com/society/2015/sep/21/one-third-of-people-born-in-2015-will-develop-dementia

4 Ein fesselndes, bewegendes Buch über die Alzheimer-Krankheit ist Joseph Jebelli, *In Pursuit of Memory: The Fight Against Alzheimer's*, London: John Murray, 2017. Der Autor wuchs mit einem Großvater auf, der an der Krankheit litt.

5 R. J. Ellis, »Assembly Chaperones: A Perspective«, in: *Philosophical Transactions of the Royal Society of London, Series B, Biological Sciences* 368, Nr. 1617 (25. März 2013), 20110398, https://doi.org/10.1098/rstb.2011.0398

6 M. Fournet, F. Bonté und A. Desmoulière, »Glycation Damage: A Possible Hub for Major Pathophysiological Disorders and Aging«, in: *Aging and Disease* 9, Nr. 5 (Oktober 2018), S. 880–900, https://doi.org/10.14336/AD.2017.1121

7 Eine gut verständliche Beschreibung der Reaktion auf ungefaltete Proteine ist Evelyn Strauss, »Unfolded Protein Response: 2014 Albert Lasker Basic Medical Research Award«, Lasker Foundation online, abgerufen am 7. Juli 2023, https://laskerfoundation.org/winners/unfolded-protein-response/#achievement. Wie der Sensor im Einzelnen feststellt, dass zu viele ungefaltete Proteine vorhanden sind, ist nicht ganz geklärt. Ich sprach mit Dr. David Ron vom Institute for Medical Research im englischen Cambridge, einem der führenden Wissenschaftler auf diesem Gebiet. Einer Theorie zufolge sind Chaperone – die Proteine, die anderen Proteinen bei der Faltung helfen – normalerweise reichlich vorhanden und können an die Sensoren binden, die damit ruhiggestellt werden. Nimmt die Zahl der ungefalteten Proteinmoleküle zu, werden die Chaperone aktiv und geben die Sensoren frei, die dann die Reaktion auf ungefaltete Proteine auslösen. S. Preissler und D. Ron, »Early Events in the Endoplasmic Reticulum Unfolded Protein Response«, in: *Cold Spring Harbor Perspectives in Biology* 11, Nr. 4 (1. April 2019), a033894, https://doi.org/10.1101/cshperspect.a033894

8 A. Fribley, K. Zhang und R. J. Kaufman, »Regulation of Apoptosis by the Unfolded Protein Response«, in: *Apoptosis: Methods and Protocols*, hg. von P. Erhardt and A. Toth (Totowa, NJ: Humana Press, 2009), S. 191–204, https://doi.org/10.1007/978-1-60327-017-5_14

9 K. D. Wilkinson, »The Discovery of Ubiquitin-Dependent Proteolysis«, in: *Proceedings of the National Academy of Sciences (PNAS) of the United States of Ame-*

rica 102, Nr. 43 (17. Oktober 2005), 15 280–15 282, https://doi.org/10.1073/pnas.0504842102. Ein allgemein verständlicher Bericht über die Entdeckung des Proteasoms und die Verleihung des Nobelpreises an Avram Hershko, Aaron Ciechanover und Irwin Rose findet sich in »Popular Information: The Nobel Prize in Chemistry 2004«, Nobel Prize online, abgerufen am 4. Juli 2023, https://www.nobelprize.org/prizes/chemistry/2004/popular-information/

10 I. Saez und D. Vilchez, »The Mechanistic Links Between Proteasome Activity, Aging and Age-Related Diseases«, in: *Current Genomics* 15, Nr. 1 (15. Februar 2014), S. 38–51, https://doi.org/10.2174/138920291501140306113344

11 K. Takeshig et al., »Autophagy in Yeast Demonstrated with Proteinase-Deficient Mutants and Conditions for Its Induction«, in: *Journal of Cell Biology* 119, Nr. 2 (Oktober 1992), S. 301–311, https://doi.org/10.1083/jcb.119.2.301; M. Tsukada und Y. Ohsumi, »Isolation and Characterization of Autophagy-Defective Mutants of *Saccharomyces cerevisiae*«, in: *FEBS Letters* 333, Nr. 1/2 (25. Oktober 1993), S. 169–174, https://doi.org/10.1016/0014-5793(93)80398-e

12 Eine gut lesbare Darstellung der Autophagie findet sich in »The Nobel Prize in Physiology or Medicine 2016: Yoshinori Ohsumi«, press release, Nobel Prize online, 3. Oktober 2016, https://www.nobelprize.org/prizes/medicine/2016/press-release/

13 M. Delépine et al., »EIF2AK3, Encoding Translation Initiation Factor 2-Alpha Kinase 3, Is Mutated in Patients with Wolcott-Rallison Syndrome«, in: *Nature Genetics* 25, Nr. 4 (August 2000), S. 406–409, https://doi.org/10.1038/78085; H. P. Harding et al., »Diabetes Mellitus and Exocrine Pancreatic Dysfunction in Perk-/-Mice Reveals a Role for Translational Control in Secretory Cell Survival«, in: *Molecular Cell* 7, Nr. 6 (Juni 2001), S. 1153–1163, https://doi.org/10.1016/s1097-2765(01)00264-7

14 S. J. Marciniak et al., »CHOP Induces Death by Promoting Protein Synthesis and Oxidation in the Stressed Endoplasmic Reticulum«, in: *Genes & Development* 18, Nr. 24 (15. Dezember 2004), S. 3066–3077, https://doi.org/10.1101/gad.1250704; M. D'Antonio et al., »Resetting Translational Homeostasis Restores Myelination in Charcot-Marie-Tooth Disease Type 1B Mice«, in: *Journal of Experimental Medicine* 210, Nr. 4 (8. April 2013), S. 821–838, https://doi.org/10.1084/jem.20122005; P. Tsaytler et al., »Selective Inhibition of a Regulatory Subunit of Protein Phosphatase 1 Restores Proteostasis«, in: *Science* 332, Nr. 6025 (1. April 2011), S. 91–94, https://doi.org/10.1126/science.1201396; H. Q. Jiang et al., »Guanabenz Delays the Onset of Disease Symptoms, Extends Lifespan, Improves Motor Performance and Attenuates Motor Neuron Loss in the SOD1 G93A Mouse Model of Amyotrophic Lateral Sclerosis«, in: *Neuroscience* 277 (März 2014), S. 132–138, https://doi.org/10.1016/j.neuroscience.2014.03.047; I. Das et al., »Preventing Proteostasis Diseases by Selective Inhibition of a Phosphatase Re-

gulatory Subunit«, in: *Science* 348, Nr. 6231 (10. April 2015), S. 239–242, https://doi.org/10.1126/science.aaa4484

15 A. Crespillo-Casado et al., »PPP1R15A-Mediated Dephosphorylation of eIF2α Is Unaffected by Sephin1 or Guanabenz«, in: *eLife* 6 (27. April 2017), e26 109, https://doi.org/10.7554/eLife.26109

16 T. Ma et al., »Suppression of eIF2α Kinases Alleviates Alzheimer's Disease–Related Plasticity and Memory Deficits«, in: *Nature Neuroscience* 16, Nr. 9 (September 2013), S. 1299–1305, https://doi.org/10.1038/nn.3486

17 Adam Piore, »The Miracle Molecule That Could Treat Brain Injuries and Boost Your Fading Memory«, in: *MIT Technology Review* 124, Nr. 5 (September/Oktober 2021), https://www.technologyreview.com/2021/08/25/1031783/isrib-molecule-treat-brain-injuries-memory/; C. Sidrauski et al., »Pharmacological Brake-Release of mRNA Translation Enhances Cognitive Memory«, in: *eLife* 2 (2013), e00 498, https://doi.org/10.7554/eLife.00498; C. Sidrauski et al., »The Small Molecule ISRIB Reverses the Effects of Eif2α Phosphorylation on Translation and Stress Granule Assembly«, in: *eLife* 4 (2015), e05 033, https://doi.org/10.7554/eLife.05033; A. Chou et al., »Inhibition of the Integrated Stress Response Reverses Cognitive Deficits After Traumatic Brain Injury«, in: *Proceedings of the National Academy of Sciences (PNAS) of the United States of America* 114, Nr. 31 (10. Juli 2017), E6420–E6426, https://doi.org/10.1073/pnas.1707661114

18 Nahum Sonenberg, E-Mail an den Autor, 12. Januar 2023.

19 D. M. Asher mit M. A. Oldstone, *Carleton Gajdusek, 1923–2008: Biographical Memoirs*, Washington, DC: US National Academy of Sciences, 2013, http://www.nasonline.org/publications/biographical-memoirs/memoir-pdfs/gajdusek-d-carleton.pdf; Caroline Richmond, »Obituary: Carleton Gajdusek«, *Guardian* (US edition) online, zuletzt verändert am 25. Februar 2009, https://www.theguardian.com/science/2009/feb/25/carleton-gajdusek-obituary

20 Frank Macfarlane Burnet ging der Frage nach, wie das Immunsystem zwischen unseren eigenen Zellen und eingedrungenen Fremdorganismen unterscheidet; 1960 teilte er sich den Nobelpreis mit Peter Medawar.

21 Jay Ingram, *Fatal Flaws: How a Misfolded Protein Baffled Scientists and Changed the Way We Look at the Brain*, New Haven, CT: Yale University Press, 2013, zitiert in: M. Goedert, »M. Prions and the Like«, in: *Brain* 137, Nr. 1 (Januar 2014), S. 301–305, https://doi.org/10.1093/brain/awt179. Siehe auch J. Farquhar und D. C. Gajdusek (Hrsg.), *Early Letters and Field-Notes from the Collection of D. Carleton Gajdusek*, New York: Raven Press, 1981.

22 J. Goodfield, »Cannibalism and Kuru«, in: *Nature* 387 (26. Juni 1997), S. 841, https://doi.org/10.1038/43043; R. Rhodes, »Gourmet Cannibalism in New Guinea Tribe«, in: *Nature* 389 (4. September 1997), S. 11, https://doi.org/10.1038/37853

23 Ivin Molotsky, »Nobel Scientist Pleads Guilty to Abusing Boy«, *New York Times* online, 19. Februar 1997, https://www.nytimes.com/1997/02/19/us/nobel-scientist-pleads-guilty-to-abusing-boy.html. Licht auf die sozialen Verhältnisse in Gajduseks erweiterter Familie werfen zwei Artikel: C. Spark, »Family Man: The Papua New Guinean Children of D. Carleton Gajdusek«, in: *Oceania* 77, Nr. 3 (November 2007), S. 355–369, und C. Spark, »Carleton's Kids: The Papua New Guinean Children of D. Carleton Gajdusek«, in: *Journal of Pacific History* 44, Nr. 1 (Juni 2009), S. 1–19.

24 S. B. Prusiner, »Prions«, in: *Proceedings of the National Academy of Sciences (PNAS) of the United States of America* 95, Nr. 23 (10. November 1998), 13 363–13 383, https://doi.org/10.1073/pnas.95.23.13363

25 Einen guten Überblick über die Beta-Amyloid-Hypothese geben R. E. Tanzi und L. Bertram, »Twenty Years of the Alzheimer's Disease Amyloid Hypothesis: A Genetic Perspective«, in: *Cell* 120, Nr. 4 (25. Februar 2005), S. 545–555, https://doi.org/10.1016/j.cell.2005.02.008

26 G. G. Glenner und C. W. Wong, »Alzheimer's Disease and Down's Syndrome: Sharing of a Unique Cerebrovascular Amyloid Fibril Protein«, in: *Biochemical and Biophysical Research Communications* 122, Nr. 3 (16. August 1984), S. 1131–1135, https://doi.org/10.1016/0006-291x(84)91209-9

27 A. Goate et al., »Segregation of a Missense Mutation in the Amyloid Precursor Protein Gene with Familial Alzheimer's Disease«, in: *Nature* 349, Nr. 6311 (21. Februar 1991), S. 704–706, https://doi.org/10.1038/349704a0; M. C. Chartier-Harlin et al., »Early-Onset Alzheimer's Disease Caused by Mutations at Codon 717 of the Beta-amyloid Precursor Protein Gene«, in: *Nature* 353, Nr. 6347 (31. Oktober 1991), S. 844–846, https://doi.org/10.1038/353844a0

28 Jebelli, *In Pursuit of Memory.*

29 P. Poorkaj et al., »Tau Is a Candidate Gene for Chromosome 17 Frontotemporal Dementia«, in: *Annals of Neurology* 43, Nr. 6 (Juni 1998), S. 815–825, https://doi.org/10.1002/ana.410430617; M. Hutton et al., »Association of Missense and 5'-splice-site Mutations in Tau with the Inherited Dementia FTDP-17«, in: *Nature* 393, Nr. 6686 (18. Juni 1998), S. 702–705, https://doi.org/10.1038/31508; M. G. Spillantini et al., »Mutation in the Tau Gene in Familial Multiple System Tauopathy with Presenile Dementia«, in: *Proceedings of the National Academy of Sciences (PNAS) of the United States of America* 95, Nr. 13 (23. Juni 1998), S. 7737–7741, https://doi.org/10.1073/pnas.95.13.7737

30 S. H. Scheres et al., »M. Cryo-EM Structures of Tau Filaments«, in: *Current Opinion in Structural Biology* 64, S. 17–25 (2020), https://doi.org/10.1016/j.sbi.2020.05.011; M. Schweighauser et al., »Structures of α-synuclein Filaments from Multiple System Atrophy«, in: *Nature* 585, Nr. 7825 (September 2020), S. 464–469, https://doi.org/10.1038/s41586-020-2317-6; Y. Yang et al., »Cryo-

EM Structures of Amyloid-β 42 Filaments from Human Brains«, in: *Science* 375, Nr. 6577 (13. Januar 2022), S. 167–172, https://doi.org/10.1126/science.abm7285

31 H. Zheng et al., »Beta-Amyloid Precursor Protein-Deficient Mice Show Reactive Gliosis and Decreased Locomotor Activity«, in: *Cell* 81, Nr. 4 (19. Mai 1995), S. 525–531, https://doi.org/10.1016/0092-8674(95)90073-x

32 M. Goedert, M. Masuda-Suzukake und B. Falcon, »Like Prions: The Propagation of Aggregated Tau and α-synuclein in Neurodegeneration«, in: *Brain* 140, Nr. 2 (Februar 2017), S. 266–278, https://doi.org/10.1093/brain/aww230; A. Aoyagi et al., »Aβ and Tau Prion-like Activities Decline with Longevity in the Alzheimer's Disease Human Brain«, in: *Science Translational Medicine* 11, Nr. 490 (1. Mai 2019), eaat8462, https://doi.org/10.1126/scitranslmed.aat8462; M. Jucker und L. C. Walker, »Self-propagation of Pathogenic Protein Aggregates in Neurodegenerative Diseases«, in: *Nature* 501, Nr. 7465 (5. September 2013), S. 45–51, https://doi.org/10.1038/nature12481

33 C. H. van Dyck et al., »Lecanemab in Early Alzheimer's Disease«, in: *New England Journal of Medicine* 388, Nr. 1 (5. Januar 2023), S. 9–21, https://doi.org/10.1056/nejmoa2212948; M. A. Mintun et al., »Donanemab in Early Alzheimer's Disease«, in: *New England Journal of Medicine* 384 (6. Mai 2021), S. 1691–1704, https://doi.org/10.1056/NEJMoa2100708. Eine aktuelle Erörterung ist S. Reardon, »Alzheimer's Drug Donanemab: What Promising Trial Means for Treatments«, in: *Nature* 617 (4. Mai 2023), S. 232–233, https://doi.org/10.1038/d41586-023-01537-5

KAPITEL 7 – WENIGER IST MEHR

1 J. V. Neel, »Diabetes Mellitus: A ›Thrifty‹ Genotype Rendered Detrimental by ›Progress‹«, in: *American Journal of Human Genetics* 14, Nr. 4 (Dezember 1962), S. 353–362, https://www.ncbi.nlm.nih.gov/pmc/articles/PMC1932342/

2 J. R. Speakman, »Thrifty Genes for Obesity and the Metabolic Syndrome – Time to Call Off the Search?«, in: *Diabetes and Vascular Disease Research* 3, Nr. 1 (Mai 2006), S. 7–11, https://doi.org/10.3132/dvdr.2006.010; J. R. Speakman, »Evolutionary Perspectives on the Obesity Epidemic: Adaptive, Maladaptive, and Neutral Viewpoints«, in: *Annual Review of Nutrition* 33, Nr. 1 (Juli 2013), S. 289–317, https://doi.org/10.1146/annurev-nutr-071811-150711

3 Zwei Übersichtsartikel aus dem Fachgebiet von Mitte der 2000er-Jahre sind E. J. Masoro, »Overview of Caloric Restriction and Ageing«, in: *Mechanisms of Ageing and Development* 126, Nr. 9 (September 2005), S. 913–922, https://doi.org/10.1016/j.mad.2005.03.012, und B. K. Kennedy, K. K. Steffen und M. Kaeberlein, »Ruminations on Dietary Restriction and Aging«, in: *Cellular and Molecu-*

lar Life Sciences 64, Nr. 11 (Juni 2007), S. 1323–1328, doi:10.1007/s00 018-007-6470-y

4 R. Weindruch und R. L. Walford, *The Retardation of Aging and Disease by Dietary Restriction*, Springfield, IL: C. C. Thomas, 1988, zitiert in Kennedy, Steffen und Kaeberlein, »Ruminations«, S. 1323–1328; L. Fontana und L. Partridge, »Promoting Health and Longevity Through Diet: From Model Organisms to Humans«, in: *Cell* 161, Nr. 1 (26. März 2015), S. 106–118, https://doi.org/10.1016/j.cell.2015.02.020

5 R. J. Colman et al., »Caloric Restriction Delays Disease Onset and Mortality in Rhesus Monkeys«, in: *Science* 325, Nr. 5937 (10. Juli 2009), S. 201–204, https://doi.org/10.1126/science.1173635

6 J. A. Mattison et al., »Impact of Caloric Restriction on Health and Survival in Rhesus Monkeys from the NIA Study«, in: *Nature* 489, Nr. 7415 (13. September 2012), S. 318–321, https://doi.org/10.1038/nature11432. Siehe auch den begleitenden Kommentar von S. N. Austad, »Aging: Mixed Results for Dieting Monkeys«, in: *Nature* 489, Nr. 7415 (13. September 2012), S. 210–211, https://doi.org/10.1038/nature11484, und den damit zusammenhängenden Artikel in derselben Zeitschrift: A. Maxmen, »Calorie Restriction Falters in the Long Run«, in: *Nature* 488, Nr. 7413 (30. August 2012), S. 569, https://doi.org/10.1038/488569a

7 Laura A. Cassiday, »The Curious Case of Caloric Restriction«, *Chemical & Engineering News* online, zuletzt verändert am 3. August 2009, https://cen.acs.org/articles/87/i31/Curious-Case-Caloric-Restriction.html

8 Gideon Meyerowitz-Katz, »Intermittent Fasting Is Incredibly Popular. But Is It Any Better Than Other Diets?«, *Guardian* (US edition) online, zuletzt verändert am 1. Januar 2020, https://www.theguardian.com/commentisfree/2020/jan/02/intermittent-fasting-is-incredibly-popular-but-is-it-any-better-than-other-diets

9 V. Acosta-Rodríguez et al., »Circadian Alignment of Early Onset Caloric Restriction Promotes Longevity in Male C57BL/6J Mice«, in: *Science* 376, Nr. 6598 (5. Mai 2022), S. 1192–1202, https://doi.org/10.1126/science.abk0297. Begleitender Kommentar in S. Deota and S. Panda, »Aligning Mealtimes to Live Longer«, in: *Science* 376, Nr. 6598 (5. Mai 2022), S. 1159–1160, https://doi.org/10.1126/science.adc8824

10 Matthew Walker, *Why We Sleep: The New Science of Sleep and Dreams*, New York: Scribner, 2017 (dt. *Das große Buch vom Schlaf – Die enorme Bedeutung des Schlafs: beste Vorbeugung gegen Alzheimer, Krebs, Herzinfarkt und vieles mehr.* Übers. v. A. Tschöpe; München: Goldmann 2018). Insbesondere Kapitel 8 handelt von den Auswirkungen auf die Alterung.

11 A. Vaccaro et al., »Sleep Loss Can Cause Death Through Accumulation of Reactive Oxygen Species in the Gut«, in: *Cell* 181, Nr. 6 (11. Juni 2020), 1307–1328.e15,

https://doi.org/10.1016/j.cell.2020.04.049. Eine allgemein verständliche Erörterung ist Veronique Greenwood, »Why Sleep Deprivation Kills«, *Quanta*, zuletzt verändert am 4. Juni 2020, https://www.quantamagazine.org/why-sleep-deprivation-kills-20200604/, und Steven Strogatz, »Why Do We Die Without Sleep?«, in: *The Joy of Why* (Podcast, Transkription), 22. März 2022, https://www.quantamagazine.org/why-do-we-die-without-sleep-20220322/

12 C.-Y Liao et al., »Genetic Variation in Murine Lifespan Response to Dietary Restriction: From Life Extension to Life Shortening«, in: *Aging Cell* 9, Nr. 1 (Februar 2010), S. 92–95, https://doi.org/10.1111/j.1474-9726.2009.00533.x

13 L. Hayflick, »Dietary Restriction: Theory Fails to Satiate«, in: *Science* 329, Nr. 5995 (27. August 2010), S. 1014, https://www.science.org/doi/10.1126/science.329.5995.1014; L. Fontana, L. Partridge und V. Longo, »Dietary Restriction: Theory Fails to Satiate – Response«, in: *Science* 329, Nr. 5995 (27. August 2010), S. 1015, https://www.science.org/doi/10.1126/science.329.5995.1015

14 Saima May Sidik, »Dietary Restriction Works in Lab Animals, But It Might Not Work in the Wild«, *Scientific American* online, zuletzt verändert am 20. Dezember 2022, https://www.scientificamerican.com/article/dietary-restriction-works-in-lab-animals-but-it-might-not-work-in-the-wild/

15 Fontana and Partridge, »Promoting Health and Longevity«, S. 106–118.

16 J. R. Speakman und S. E. Mitchell, »Caloric Restriction«, in: *Molecular Aspects of Medicine* 32, Nr. 3 (Juni 2011), S. 159–221, https://doi.org/10.1016/j.mam.2011.07.001

17 Eine faszinierende historische Darstellung der Entdeckung des Rapamycins ist Bethany Halford, »Rapamycin's Secrets Unearthed«, *Chemical & Engineering News* online, zuletzt verändert am 18. Juli 2016, https://cen.acs.org/articles/94/i29/Rapamycins-Secrets-Unearthed.html; darauf basieren die nächsten Abschnitte. Siehe auch David Stipp, »A New Path to Longevity«, *Scientific American* online, zuletzt verändert am 1. Januar 2012, https://www.scientificamerican.com/article/a-new-path-to-longevity/

18 U. S. Neill, »A Conversation with Michael Hall«, in: *Journal of Clinical Investigation* 127, Nr. 11 (1. November 2017), S. 3916–3917, https://doi.org/10.1172/jci97760; C. L. Williams, »Talking TOR: A Conversation with Joe Heitman and Rao Movva«, in: *JCI Insight* 3, Nr. 4 (22. Februar 2018), e99816, https://doi.org/10.1172/jci.insight.99816

19 M. B. Ginzberg, R. Kafri und M. Kirschner, »On Being the Right (Cell) Size«, in: *Science* 348, Nr. 6236 (15. Mai 2015), 1245075, https://doi.org/10.1126/science.1245075

20 N. C. Barbet et al., »TOR Controls Translation Initiation and Early G1 Progression in Yeast«, in: *Molecular Biology of the Cell* 7, Nr. 1 (1. Januar 1996), S. 25–42, https://doi.org/10.1091/mbc.7.1.25. Halls Erinnerungen an die Anfangszeit und

die Schwierigkeiten, bis in der wissenschaftlichen Welt akzeptiert wurde, dass das Zellwachstum aktiv gesteuert wird, werden geschildert in M. N. Hall, »TOR and Paradigm Change: Cell Growth Is Controlled«, in: *Molecular Biology of the Cell* 27, Nr. 18 (15. September 2016), S. 2804–2806, https://doi.org/10.1091/mbc.E15-05-0311

21 D. Papadopoli et al., »mTOR as a Central Regulator of Lifespan and Aging«, in: *F1000 Research* 8 (2. Juli 2019), S. 998, https://doi.org/10.12688/f1000research.17196.1; G. Y. Liu und D. M. Sabatini, »mTOR at the Nexus of Nutrition, Growth, Ageing and Disease«, in: *Nature Reviews Molecular Biology* 21, Nr. 4 (April 2020), S. 183–203, https://doi.org/10.1038/s41580-019-0199-y

22 L. Partridge, M. Fuentealba und B. K. Kennedy, »The Quest to Slow Ageing Through Drug Discovery«, in: *Nature Reviews Drug Discovery* 19, Nr. 8 (August 2020), S. 513–532, https://doi.org/10.1038/s41573-020-0067-7

23 D. E. Harrison et al., »Rapamycin Fed Late in Life Extends Lifespan in Genetically Heterogeneous Mice«, in: *Nature* 460, Nr. 7253 (16. Juli 2009), S. 392–395, https://doi.org/10.1038/nature08221; begleitender Kommentar von M. Kaeberlein und R. K. Kennedy, »Ageing: A Midlife Longevity Drug?«, in: *Nature* 460, Nr. 7253 (16. Juli 2009), S. 331–332, https://doi.org/10.1038/460331a

24 F. M. Menzies und D. C. Rubinsztein, »Broadening the Therapeutic Scope for Rapamycin Treatment«, in: *Autophagy* 6, Nr. 2 (Februar 2010), S. 286–287, https://doi.org/10.4161/auto.6.2.11078

25 K. Araki et al., »mTOR Regulates Memory CD8 T-cell Differentiation«, in: *Nature* 460, Nr. 7251 (2. Juli 2009), S. 108–112, https://doi.org/10.1038/nature08155

26 C. Chen et al. »mTOR Regulation and Therapeutic Rejuvenation of Aging Hematopoietic Stem Cells«, in: *Science Signaling* 2, Nr. 98 (24. November 2009), ra75, https://doi.org/10.1126/scisignal.2000559

27 A. M. Eiden, »Molecular Pathways: Increased Susceptibility to Infection Is a Complication of mTOR Inhibitor Use in Cancer Therapy«, in: *Clinical Cancer Research* 22, Nr. 2 (15. Januar 2016), S. 277–283, https://doi.org/10.1158/1078-0432.ccr-14-3239

28 A. J. Pagán et al., »mTOR-Regulated Mitochondrial Metabolism Limits Mycobacterium-Induced Cytotoxicity«, in: *Cell* 185, Nr. 20 (29. September 2022), S. 3720–3738, e13, https://doi.org/10.1016/j.cell.2022.08.018

29 Michael Hall, E-Mail an den Autor, 29. September 2022.

30 K. E. Creevy et al., »An Open Science Study of Ageing in Companion Dogs«, in: *Nature* 602, Nr. 7895 (Februar 2022), S. 51–57, https://doi.org/10.1038/s41586-021-04282-9

31 M. V. Blagosklonny und M. N. Hall, »Growth and Aging: A Common Molecular Mechanism«, in: *Aging* 1, Nr. 4 (20. April 2009), S. 357–362, https://doi.org/10.18632/aging.100040

KAPITEL 8 – WAS WIR VON EINEM BESCHEIDENEN WURM LERNEN KÖNNEN

1 A. M. Herskind et al., »The Heritability of Human Longevity: A Population-Based Study of 2,872 Danish Twin Pairs Born 1870–1900«, in: *Human Genetics* 97, Nr. 3 (März 1996), S. 319–323, https://doi.org/10.1007/BF02185763

2 Ihre Ansichten und Pläne werden in einem 1971 erschienenen Artikel von Francis Crick und Sydney Brenner skizziert. Siehe F. H. C. Crick und S. Brenner, *Report to the Medical Research Council: On the Work of the Division of Molecular Genetics, Now the Division of Cell Biology, from 1961–1971*, Cambridge, UK: MRC Laboratory of Molecular Biology, November 1971, https://profiles.nlm.nih.gov/spotlight/sc/catalog/nlm:nlmuid-101584582X71-doc

3 Für diese Arbeiten erhielt Brenner 2002 zusammen mit seinen früheren Kollegen John Sulston und Robert Horvitz den Nobelpreis in Physiologie oder Medizin. »The Nobel Prize in Physiology or Medicine 2002«, Nobel Prize online, abgerufen am 22. Juli 2023, https://www.nobelprize.org/prizes/medicine/2002/summary/

4 David Hirsh, E-Mail an den Autor, 1. August 2022.

5 D. B. Friedman und T. E. Johnson, »A Mutation in the *age-1* Gene in *Caenorhabditis elegans* Lengthens Life and Reduces Hermaphrodite Fertility«, in: *Genetics* 118, Nr. 1 (1. Januar 1988), S. 75–86, https://doi.org/10.1093/genetics/118.1.75

6 T. E. Johnson, »Increased Life-Span of *age-1* Mutants in *Caenorhabditis elegans* and Lower Gompertz Rate of Aging«, in: *Science* 249, Nr. 4971 (24. August 1990), S. 908–912, https://doi.org/10.1126/science.2392681

7 Einen fesselnden, detaillierten Bericht über historische Hintergründe, Personen und Wissenschaft hinter der Entdeckung der Alterungsmutanten liefert David Stipp in *The Youth Pill: Scientists at the Brink of an Anti-Aging Revolution*, New York: Penguin, 2010.

8 Zwei Berichte aus erster Hand von Kenyon und Johnson über ihre Entdeckungen sind C. Kenyon, »The First Long-Lived Mutants: Discovery of the Insulin/IGF-1 Pathway for Ageing«, in: *Philosophical Transactions of the Royal Society B: Biological Sciences* 366, Nr. 1561 (12. Januar 2001), S. 9–16, https://doi.org/10.1098/rstb.2010.0276, und T. E. Johnson, »25 Years After *age-1*: Genes, Interventions and the Revolution in Aging Research«, in: *Experimental Gerontology* 48, Nr. 7 (Juli 2013), S. 640–643, https://doi.org/10.1016/j.exger.2013.02.023

9 C. Kenyon et al., »A *C. elegans Mutant* That Lives Twice as Long as Wild Type«, in: *Nature* 366, Nr. 6454 (2. Dezember 1993), S. 461–464, https://doi.org/10.1038/366461a0

10 Stipp, *Youth Pill.*

11 ebd.

12 Die wichtigsten Veröffentlichungen über die Identität einiger entscheidender Gene sind (*daf-2*) K. D. Kimura, H. A. Tissenbaum und G. Ruvkun, »*daf-2*, an Insulin Receptor-Like Gene That Regulates Longevity and Diapause in *Caenorhabditis elegans*«, in: *Science* 277, Nr. 5328 (15. August 1997), S. 942–946, https://doi.org/10.1126/science.277.5328.942; (*age-1*, das sich als identisch mit *daf-23* erwies), J. Z. Morris, H. A. Tissenbaum und G. Ruvkun, »A Phosphatidylinositol-3-OH Kinase Family Member Regulating Longevity and Diapause in *Caenorhabditis elegans*«, in: *Nature* 382, Nr. 6591 (8. August 1996), S. 536–539, https://doi.org/10.1038/382536a0; (*daf-16*), S. Ogg et al., »The Fork Head Transcription Factor DAF-16 Transduces Insulin-like Metabolic and Longevity Signals in *C. elegans*«, in: *Nature* 389, Nr. 6654 (30. Oktober 1997), S. 994–999, https://doi.org/10.1038/40194, und K. Lin et al., »*daf-16*: An HNF-3/Forkhead Family Member That Can Function to Double the Life-Span of *Caenorhabditis elegans*«, in: *Science* 278, Nr. 5341 (14. November 1997), S. 1319–1322, https://doi.org/10.1126/science.278.5341.1319

13 C. J. Kenyon, »The Genetics of Ageing«, in: *Nature* 464, Nr. 7288 (25. März 2010), S. 504–512, https://doi.org/10.1038/nature08980

14 H. Yan et al., »Insulin Signaling in the Long-Lived Reproductive Caste of Ants«, in: *Science* 377, Nr. 6610 (1. September 2022), S. 1092–1099, https://doi.org/10.1126/science.abm8767

15 E. Cohen et al., »Opposing Activities Protect Against Age-Onset Proteotoxicity«, in: *Science* 313, Nr. 5793 (15. September 2006), S. 1604–1610, https://doi.org/10.1126/science.1124646

16 D. J. Clancy et al., »Extension of Life-span by Loss of CHICO, a *Drosophila* Insulin Receptor Substrate Protein«, in: *Science* 292, Nr. 5514 (6. April 2001), S. 104–106, https://doi.org/10.1126/science.1057991

17 M. Holzenberger et al., »IGF-1 Receptor Regulates Lifespan and Resistance to Oxidative Stress in Mice«, in: *Nature* 421, Nr. 6919 (9. Januar 2003), S. 182–187, https://doi.org/10.1038/nature01298; G. J. Lithgow und M. S. Gill, »Physiology: Cost-Free Longevity in Mice«, in: *Nature* 421, Nr. 6919 (9. Januar 2003), S. 125–126, https://doi.org/10.1038/421125a

18 D. A. Bulger et al., »*Caenorhabditis elegans* DAF-2 as a Model for Human Insulin Receptoropathies«, in: *G3 Genes|Genomes|Genetics* 7, Nr. 1 (1. Januar 2017), S. 257–268, https://doi.org/10.1534/g3.116.037184

19 Y. Suh et al., »Functionally Significant Insulin-like Growth Factor I Receptor Mutations in Centenarians«, in: *Proceedings of the National Academy of Sciences (PNAS) of the United States of America* 105, Nr. 9 (4. März 2008), S. 3438–3442, https://doi.org/10.1073/pnas.0705467105; T. Kojima et al., »Association Analysis Between Longevity in the Japanese Population and Polymorphic Variants of Genes Involved in Insulin and Insulin-like Growth Factor 1 Signaling Pathways«,

in: *Experimental Gerontology* 39, Nr. 11/12 (November/Dezember 2004), S. 1595–1598, https://doi.org/10.1016/j.exger.2004.05.007

20 Literaturangaben in Kenyon, »Genetics of Ageing«, S. 504–512.

21 S. Honjoh et al., »Signalling Through RHEB-1 Mediates Intermittent Fasting-Induced Longevity in *C. elegans*«, in: *Nature* 457, Nr. 7230 (5. Februar 2009), S. 726–730, https://doi.org/10.1038/nature07583

22 B. Lakowski und S. Hekimi, »The Genetics of Caloric Restriction in *Caenorhabditis elegans*«, in: *Proceedings of the National Academy of Sciences (PNAS) of the United States of America* 95, Nr. 22 (27. Oktober 1998), S. 13 091–13 096, https://doi.org/10.1073/pnas.95.22.13091

23 D. W. Walker et al., »Evolution of Lifespan in *C. elegans*«, in: *Nature* 405, Nr. 6784 (18. Mai 2000), S. 296–297, https://doi.org/10.1038/35012693

24 Stephen O'Rahilly, Gespräch mit dem Autor, 11. August 2022.

25 H. R. Bridges et al., »Structural Basis of Mammalian Respiratory Complex I Inhibition by Medicinal Biguanides«, in: *Science* 379, Nr. 6630 (26. Januar 2023), S. 351–357, https://www.science.org/doi/10.1126/science.ade3332

26 G. Rena, D. G. Hardie und E. R. Pearson, »The Mechanisms of Action of Metformin«, in: *Diabetologia* 60, Nr. 9 (September 2017), S. 1577–1585, https://doi.org/10.1007/s00125-017-4342-z; T. E. LaMoia und G. I. Shulman, »Cellular and Molecular Mechanisms of Metformin Action«, in: *Endocrine Reviews* 42, Nr. 1 (Februar 2021), S. 77–96, https://doi.org/10.1210/endrev/bnaa023

27 L. C. Gormsen et al., »Metformin Increases Endogenous Glucose Production in Non-Diabetic Individuals and Individuals with Recent-Onset Type 2 Diabetes«, in: *Diabetologia* 62, Nr. 7 (Juli 2019), S. 1251–1256, https://doi.org/10.1007/s00125-019-4872-7

28 H. Wu et al., »Metformin Alters the Gut Microbiome of Individuals with Treatment-Naive Type 2 Diabetes, Contributing to the Therapeutic Effects of the Drug«, in: *Nature Medicine* 23, Nr. 7 (Juli 2017), S. 850–858, https://doi.org/10.1038/nm.4345

29 A. P. Coll et al., »GDF15 Mediates the Effects of Metformin on Body Weight and Energy Balance«, in: *Nature* 578, Nr. 7795 (Februar 2020), S. 444–448, https://doi.org/10.1038/s41586-019-1911-y

30 A. Martin-Montalvo et al., »Metformin Improves Healthspan and Lifespan in Mice«, in: *Nature Communications* 4 (2013), S. 2192, https://doi.org/10.1038/ncomms3192

31 C. A. Bannister et al., »Can People with Type 2 Diabetes Live Longer Than Those Without? A Comparison of Mortality in People Initiated with Metformin or Sulphonylurea Monotherapy and Matched, Non-Diabetic Controls«, in: *Diabetes, Obesity and Metabolism* 16, Nr. 11 (November 2014), S. 1165–1173, https://doi.org/10.1111/dom.12354

32 M. Claesen et al., »Mortality in Individuals Treated with Glucose-Lowering Agents: A Large, Controlled Cohort Study«, in: *Journal of Clinical Endocrinology & Metabolism* 101, Nr. 2 (1. Februar 2016), S. 461–469, https://doi.org/10.1210/jc.2015-3184

33 L. Espada et al., »Loss of Metabolic Plasticity Underlies Metformin Toxicity in Aged *Caenorhabditis Elegans*«, in: *Nature* Metabolism 2, Nr. 11 (November 2020), S. 1316–1331, https://doi.org/10.1038/s42255-020-00307-1

34 A. R. Konopka et al., »Metformin Inhibits Mitochondrial Adaptations to Aerobic Exercise Training in Older Adults«, in: *Aging Cell* 18, Nr. 1 (Februar 2019), e12 880, https://doi.org/10.1111/acel.12880

35 Y. C. Kuan et al., »Effects of Metformin Exposure on Neurodegenerative Diseases in Elderly Patients with Type 2 Diabetes Mellitus«, in: *Progress in Neuropsychopharmacol and Biological Psychiatry* 79, Tl. B (3. Oktober 2017), S. 1777–1783 (2017), https://doi.org/10.1016/j.pnpbp.2017.06.002

36 »The Tame Trial: Targeting the Biology of Aging: Ushering a New Era of Interventions«, American Federation for Aging Research (AFAR) online, abgerufen am 1. August 2023, https://www.afar.org/tame-trial

37 Ein detailierter Bericht über Guarente, seine Beteiligung an der Forschungsrichtung und die ersten Entdeckungen aus seinem Institut findet sich in Lenny Guarentes, *Ageless Quest: One Scientist's Search for Genes That Prolong Youth*, Cold Spring Harbor, NY: Cold Spring Harbor Press, 2003.

38 M. Kaeberlein, M. McVey und L. Guarente »The SIR2/3/4 Complex and SIR2 Alone Promote Longevity in *Saccharomyces cerevisiae* by Two Different Mechanisms«, in: *Genes and Development* 13, Nr. 19, 1. Oktober 1994, S. 2570–2580, https://doi.org/10.1101/gad.13.19.2570

39 B. Rogina und S. L. Helfand, »Sir2 Mediates Longevity in the Fly Through a Pathway Related to Calorie Restriction«, in: *Proceedings of the National Academy of Sciences (PNAS) of the United States of America* 101, Nr. 45 (November 2004), S. 15 998–16 003, https://doi.org/10.1073/Pnas.040418410; H. A. Tissenbaum und L. Guarente, »Increased Dosage of a Sir-2 Gene Extends Lifespan in *Caenorhabditis Elegans*«, in: *Nature* 410, Nr. 6825 (8. März 2001), S. 227–230, https://doi.org/10.1038/35065638

40 S. Imai et al., »Transcriptional Silencing and Longevity Protein Sir2 Is an NAD-Dependent Histone Deacetylase«, in: *Nature* 403, Nr. 6771 (17. Februar 2000), S. 795–800, https://doi.org/10.1038/35001622; W. Dang et al., »Histone H4 Lysine 16 Acetylation Regulates Cellular Lifespan«, in: *Nature* 459, Nr. 7248 (11. Juni 2009), S. 802–807, https://doi.org/10.1038/nature08085

41 S. J. Lin, P. A. Defossez und L. Guarente, »Requirement of NAD and SIR2 for Life-span Extension by Calorie Restriction in *Saccharomyces cerevisiae*«, in: *Science* 289, Nr. 5487 (22. September 2000), S. 2126–2128, https://doi.org/10.1126/

science.289.5487.2126; Rogina und Helfand, »Sir2 Mediates Longevity in the Fly«, S. 15 998–16003.

42 L. Guarente und C. Kenyon, »Genetic Pathways That Regulate Ageing in Model Organisms«, in: *Nature* 408, Nr. 6809 (9. November 2000), S. 255–262, https://doi.org/10.1038/35041700

43 K. T. Howitz. et al., »Small Molecule Activators of Sirtuins Extend *Saccharomyces cerevisiae* Lifespan«, in: *Nature* 425, Nr. 6809 (9. November 2000), S. 191–196, https://doi.org/10.1038/nature01960

44 J. A. Baur et al., »Resveratrol Improves Health and Survival of Mice on a High-Calorie Diet«, in: *Nature* 444, Nr. 7117 (16. November 2006), S. 337–342, https://doi.org/10.1038/nature05354; M. Lagouge et al., »Resveratrol Improves Mitochondrial Function and Protects Against Metabolic Disease by Activating SIRT1 and PGC-1alpha«, in: *Cell* 127, Nr. 6 (15. Dezember 2006), S. 1109–1122, https://doi.org/10.1016/j.cell.2006.11.013

45 M. Kaeberlein et al., »Sir2-Independent Life Span Extension by Calorie Restriction in Yeast«, in: *PLoS Biology* 2, Nr. 9 (September 2004), E296, https://doi.org/10.1371/journal.pbio.0020296

46 M. Kaeberlein et al., »Substrate-Specific Activation of Sirtuins by Resveratrol«, in: *Journal of Biological Chemistry* 280, Nr. 17 (April 2005), 17 038–17 045, https://doi.org/10.1074/jbc.M500655200

47 M. Pacholec et al., »SRT1720, SRT2183, SRT1460, and Resveratrol Are Not Direct Activators of SIRT1«, in: *Journal of Biological Chemistry* 285, Nr. 11 (März 2010), 8340–8351, https://doi.org/10.1074/jbc.M109.088682

48 John La Mattina, »Getting the Benefits of Red Wine from a Pill? Not Likely«, *Forbes* online, zuletzt verändert am 19. März 2013, https://www.forbes.com/sites/johnlamattina/2013/03/19/getting-the-benefits-of-red-wine-from-a-pill-not-likely/

49 B. P. Hubbard et al., »Evidence for a Common Mechanism of SIRT1 Regulation by Allosteric Activators«, in: *Science* 339, Nr. 6124 (8. März 2013), S. 1216–1219, https://doi.org/10.1126/science.1231097; H. Yuan und R. Marmorstein, »Red Wine, Toast of the Town (Again)«, in: *Science* 339, Nr. 6124 (8. März 2013), S. 1156–1157, https://doi.org/10.1126/science.1236463

50 R. Strong et al., »Evaluation of Resveratrol, Green Tea Extract, Curcumin, Oxaloacetic Acid, and Medium-Chain Triglyceride Oil on Life Span of Genetically Heterogeneous Mice«, in: *Journals of Gerontology: Series A 68*, Nr. 1 (Januar 2013), S. 6–16, https://doi.org/10.1093/gerona/gls070

51 P. Fabrizio et al., »Sir2 Blocks Extreme Life-span Extension«, in: *Cell* 123, Nr. 4 (18. November 2005), S. 655–667, https://doi.org/10.1016/j.cell.2005.08.042; Kommentar von B. K. Kennedy, E. D. Smith und M. Kaeberlein, »The Enigmatic Role of Sir2 in Aging«, in: *Cell* 123, Nr. 4 (18. November 2005), S. 548–50, https://doi.org/10.1016/j.cell.2005.11.002

52 C. Burnett et al., »Absence of Effects of Sir2 Overexpression on Lifespan in *C. elegans* and *Drosophila*«, in: *Nature* 477, Nr. 7365 (21. September 2011), S. 482–485, https://doi.org/10.1038/nature10296; K. Baumann, »Ageing: A Midlife Crisis for Sirtuins«, in: *Nature Reviews Molecular Cell Biology* 12, Nr. 11 (21. Oktober 2011), S. 688, https://doi.org/10.1038/nrm3218; D. B. Lombard et al., »Ageing: Longevity Hits a Roadblock«, in: *Nature* 477, Nr. 7365 (21. September 2011), S. 410–411, https://doi.org/10.1038/477410a; M. Viswanathan und L. Guarente, »Regulation of *Caenorhabditis elegans* lifespan by sir-2.1 Transgenes«, in: *Nature* 477, Nr. 7365 (21. September 2011), E1–2, https://doi.org/10.1038/nature10440

53 R. Mostoslavsky et al., »Genomic Instability and Aging-like Phenotype in the Absence of Mammalian SIRT6«, in: *Cell* 124, Nr. 2 (24. Januar 2006), S. 315–329, https://doi.org/10.1016/j.cell.2005.11.044; E. Michishita et al., »SIRT6 Is a Histone H3 Lysine 9 Deacetylase That Modulates Telomeric Chromatin«, in: *Nature* 452, Nr. 7186 (27. März 2008), S. 492–496, https://doi.org/10.1038/nature06736; A. Roichman et al., »SIRT6 Overexpression Improves Various Aspects of Mouse Healthspan«, in: *Journals of Gerontology: Series A* 72, Nr. 5 (1. Mai 2017), S. 603–615, https://doi.org/10.1093/gerona/glw152; X. Tian et al., »SIRT6 Is Responsible for More Efficient DNA Double-Strand Break Repair in Long-Lived Species«, in: *Cell* 177, Nr. 3 (18. April 2019), 622–638.e22, https://doi.org/10.1016/j.cell.2019.03.043

54 C. Brenner, »Sirtuins Are Not Conserved Longevity Genes«, in: *Life Metabolism* 1, Nr. 2 (Oktober 2022), S. 122–133, https://doi.org/10.1093/lifemeta/loac025

55 P. Belenky, K. L. Bogan und C. Brenner, »NAD+ Metabolism in Health and Disease«, in: *Trends in Biochemical Sciences* 32, Nr. 1 (Januar 2017), S. 12–19, https://doi.org/10.1016/j.tibs.2006.11.006

56 H. Massudi et al., »Age-Associated Changes in Oxidative Stress and NAD+ Metabolism in Human Tissue«, in: *PLoS One* 7, Nr. 7 (2012), e42 357, https://doi.org/10.1371/journal.pone.0042357; X. H. Zhu et al., »In Vivo NAD Assay Reveals the Intracellular NAD Contents and Redox State in Healthy Human Brain and Their Age Dependences«, in: *Proceedings of the National Academy of Sciences (PNAS) of the United States of America* 112, Nr. 9 (17. Februar 2015), S. 2876–2881, https://doi.org/10.1073/pnas.1417921112; A. J. Covarrubias et al., »NAD+ Metabolism and Its Roles in Cellular Processes During Ageing«, in: *Nature Reviews Molecular Cell Biology* 22, Nr. 2 (Februar 2021), S. 119–141, https://doi.org/10.1038/s41580-020-00313-x

57 H. Zhang et al., »NAD+ Repletion Improves Mitochondrial and Stem Cell Function and Enhances Life Span in Mice«, in: *Science* 352, Nr. 6292 (28. April 2016), S. 1436–1443, https://doi.org/10.1126/science.aaf2693; Kommentar zu diesem Bericht von L. Guarente, »The Resurgence of NAD+«, in: *Science* 352, Nr. 6292 (28. April 2016), S. 1396–1397, https://doi.org/10.1126/science.aag1718;

K. F. Mills et al., »Long-Term Administration of Nicotinamide Mononucleotide Mitigates Age-Associated Physiological Decline in Mice«, in: *Cell Metabolism* 24, Nr. 6 (13. Dezember 2016), S. 795–806, https://doi.org/10.1016/j.cmet.2016.09.013

58 Charles Brenner, E-Mail an den Autor, 22. Januar 2023.

59 Partridge, Fuentealba und Kennedy, »Quest to Slow Ageing«, S. 513–532.

60 Global News Wire, »Nicotinamide Mononucleotide (NMN) Market Will Turn Over USD 251.2 to Revenue to Cross USD 953 Million in 2022 to 2028 Research by Business Opportunities, Top Companies, Opportunities Planning, Market-Specific Challenges«, 19. August 2022, https://www.globenewswire.com/en/news-release/2022/08/19/2501489/0/en/Nicotinamide-Mononucleotide-NMN-Market-will-Turn-over-USD-251-2-to-Revenue-to-Cross-USD-953-million-in-2022-to-2028-Research-by-Business-Opportunities-Top-Companies-opportunities-p.html

KAPITEL 9 – DER BLINDE PASSAGIER IN UNS

1 Martin Weil, »Lynn Margulis, Leading Evolutionary Biologist, Dies at 73«, *Washington Post* online, 26. November 2011, https://www.washingtonpost.com/local/obituaries/lynn-margulis-leading-evolutionary-biologist-dies-at73/2011/11/26/gIQAQ5dezN_story.html

2 Lynn Margulis, »Two Hit, Three Down – The Biggest Lie: David Ray Griffin's Work Exposing 9/11«, in: Dorion Sagan (Hrsg.), *Lynn Margulis: The Life and Legacy of a Scientific Rebel*, White River Junction, VT: Chelsea Green, 2012, S. 150–155.

3 Joanna Bybee, »No Subject Too Sacred«, in: Sagan (Hrsg.), *Lynn Margulis*, S. 156–162.

4 L. Sagan, »On the Origin of Mitosing Cells«, in: *Journal of Theoretical Biology* 14, Nr. 3 (14. März 1967), S. 255–274, https://doi.org/10.1016/0022-5193(67)90079-3

5 Der Gedanke, dass ATP durch einen Protonengradienten an einer Membran gebildet wird, wurde von Peter Mitchell vorgeschlagen und war anfangs höchst umstritten. Im weiteren Verlauf erhielt er 1978 den Nobelpreis. Siehe Royal Swedish Academy of Sciences, »The Nobel Prize in Chemistry 1978: Peter Mitchell«, press release, 17. Oktober 1978, verfügbar unter Nobel Prize online, https://www.nobelprize.org/prizes/chemistry/1978/press-release/. Den Chemienobelpreis 1997 erhielten zum Teil Paul Boyer und John Walker für ihre Erforschung der Molekülturbine, die ATP erzeugt. Eine ausgezeichnete Beschreibung findet sich in der Pressemitteilung des Nobelkomitees: Royal Swedish Academy of Scien-

ces, »The Nobel Prize in Chemistry 1997: Paul D. Boyer, John E. Walker, Jens C. Skou«, press release, 15. Otober 1997, verfügbar unter Nobel Prize online, https://www.nobelprize.org/prizes/chemistry/1997/press-release/

6 F. Du et al., »Tightly Coupled Brain Activity and Cerebral ATP Metabolic Rate«, in: *Proceedings of the National Academy of Sciences (PNAS) of the United States of America* 105, Nr. 17 (29. April 2008), 6409–6414, https://doi.org/10.1073/pnas.0710766105. Eine allgemein verständliche Zusammenfassung des Artikels ist N. Swaminathan, »Why Does the Brain Need So Much Power?«, *Scientific American* online, 29. April 2008, https://www.scientificamerican.com/article/why-does-the-brain-need-s/

7 Ian Sample, »UK Doctors Select First Women to Have ›Three- Person Babies‹«, *Guardian* (US edition) online, zuletzt verändert am 1. Februar 2018, https://www.theguardian.com/science/2018/feb/01/permission-given-to-create-britains-first-three-person-babies

8 J. Valades et al., »ER Lipid Defects in Neuropeptidergic Neurons Impair Sleep Patterns in Parkinson's Diseases«, in: *Neuron* 98, Nr. 6 (27. Juni 2018), S. 1155–1169, https://doi.org/10.1016/j.neuron.2018.05.022

9 N. Sun, R. J. Youle und T. Finkel, »The Mitochondrial Basis of Aging«, in: *Molecular Cell* 61, Nr. 5 (3. März 2016), S. 654–666, https://doi.org/10.1016/j.molcel.2016.01.028

10 D. Harman, »Origin and Evolution of the Free Radical Theory of Aging: A Brief Personal History, 1954–2009«, in: *Biogerontology* 10, Nr. 6 (Dezember 2009), S. 773–781, https://doi.org/10.1007/s10522-009-9234-2

11 R. S. Sohal und R. Weindruch, »Oxidative Stress, Caloric Restriction, and Aging«, in: *Science* 273, Nr. 5271 (5. Juli 1996), S. 59–63, https://doi.org/10.1126/science.273.5271.59

12 E. R. Stadtman, »Protein Oxidation and Aging«, in: *Free Radical Research* 40, Nr. 12 (Dezember 2006), S. 1250–1258, https://doi.org/10.1080/10715760600918142

13 S. E. Schriner et al., »Extension of Murine Life Span by Overexpression of Catalase Targeted to Mitochondria«, in: *Science* 308, Nr. 5730 (24. Juni 2005), S. 1909–1911, https://doi.org/10.1126/science.1106653

14 J. Hartke et al., »What Doesn't Kill You Makes You Live Longer – Longevity of a Social Host Linked to Parasite Proteins«, *bioRxiv* (2022), https://doi.org/10.1101/2022.12.23.521666

15 A. Rodríguez-Nuevo et al., »Oocytes Maintain ROS-free Mitochondrial Metabolism by Suppressing Complex I«, in: *Nature* 607, Nr. 7920 (Juli 2022), S. 756–761, https://doi.org/10.1038/s41586-022-04979-5

16 G. Bjelakovic et al., »Mortality in Randomized Trials of Antioxidant Supplements for Primary and Secondary Prevention: Systematic Review and Meta-

analysis«, in: *Journal of the American Medical Association (JAMA)* 297, Nr. 8 (28. Februar 2007), S. 842–857, https://doi.org/10.1001/jama.297.8.842

17 S. Hekimi, J. Lapointe und Y. Wen, »Taking a ›Good‹ Look at Free Radicals in the Aging Process«, in: *Trends in Cell Biology* 21, Nr. 10 (Oktober 2011), S. 569–576, https://doi.org/10.1016/j.tcb.2011.06.008. Hochkarätige Diskussionen finden sich auch in López-Otín et al., »Hallmarks of Aging«, S. 1194–1217, und A. Bratic und N. G. Larsson, »The Role of Mitochondria in Aging«, in: *Journal of Clinical Investigation* 123, Nr. 3 (März 2013), S. 951–957, https://doi.org/10.1172/JCI64125

18 Artikel zitiert in Bratic and Larsson, »Role of Mitochondria«, S. 951–957.

19 V. I. Pérez et al., »The Overexpression of Major Antioxidant Enzymes Does Not Extend the Lifespan of Mice«, in: *Aging Cell* 8, Nr. 1 (Februar 2009), S. 73–75, https://doi.org/10.1111/j.1474-9726.2008.00449.x

20 W. Yang und S. Hekimi, »A Mitochondrial Superoxide Signal Triggers Increased Longevity in *Caenorhabditis elegans*«, in: *PLoS Biology* 8, Nr. 12 (Dezember 2010), e1 000 556, https://doi.org/10.1371/journal.pbio.1000556

21 B. Andziak et al., »High Oxidative Damage Levels in the Longest-Living Rodent, the Naked Mole-Rat«, in: *Aging Cell* 5, Nr. 6 (Dezember 2006), S. 463–471, https://doi.org/10.1111/j.1474-9726.2006.00237.x; F. Saldmann et al., »The Naked Mole Rat: A Unique Example of Positive Oxidative Stress«, in: *Oxidative Medicine and Cellular Longevity* 2019 (7. Februar 2019), 4 502 819, https://doi.org/10.1155/2019/450281.9

22 V. Calabrese et al., »Hormesis, Cellular Stress Response and Vitagenes as Critical Determinants in Aging and Longevity«, in: *Molecular Aspects of Medicine* 32, Nr. 4–6 (August–Dezember 2011), S. 279–304, https://doi.org/10.1016/j.mam.2011.10.007

23 A. Trifunovic et al., »Premature Ageing in Mice Expressing Defective Mitochondrial DNA Polymerase«, in: *Nature* 429, Nr. 6990 (27. Mai 2004), S. 417–423, https://doi.org/10.1038/nature02517. Einen Überblick über diesen Artikel und mehrere weitere, die im folgenden jahr erschienen, geben L. A. Loeb, D. C. Wallace und G. M. Martin, »The Mitochondrial Theory of Aging and Its Relationship to Reactive Oxygen Species Damage and Somatic MtDNA Mutations«, in: *Proceedings of the National Academy of Sciences (PNAS) of the United States of America* 102, Nr. 52 (19. Dezember 2005), 18 769–18 770, https://doi.org/10.1073/pnas.0509776102

24 E. F. Fang et al., »Nuclear DNA Damage Signalling to Mitochondria in Ageing«, in: *Nature Reviews Molecular Cell Biology* 17, Nr. 5 (Mai 2016), S. 308–321, https://doi.org/10.1038/nrm.2016.14; R. H. Hämäläinen et al., »Defects in mtDNA Replication Challenge Nuclear Genome Stability Through Nucleotide Depletion and Provide a Unifying Mechanism for Mouse Progerias«, in: *Nature Metabo-*

lism 1, Nr. 10 (Oktober 2019), S. 958–965, https://doi.org/10.1038/s42255-019-0120-1

25 T. E. S. Kauppila, J. H. K. Kauppila und N. G. Larsson, »Mammalian Mitochondria and Aging: An Update«, in: *Cell Metabolism* 25, Nr. 1 (10. Januar 2017), S. 57–71, https://doi.org/10.1016/j.cmet.2016.09.017

26 N. Sun, R. J. Youle und T. Finkel, »The Mitochondrial Basis of Aging«, in: *Molecular Cell* 61, Nr. 5 (3. März 2016), S. 654–666, https://doi.org/10.1016/j.molcel.2016.01.028

27 C. Franceschi et al., »Inflamm-aging. An Evolutionary Perspective on Immunosenescence«, in: *Annals of the New York Academy of Sciences* 908, Nr. 1 (Juni 2000), S. 244–254, https://doi.org/10.1111/j.1749-6632.2000.tb06651.x

28 N. P. Kandul et al., »Selective Removal of Deletion-Bearing Mitochondrial DNA in Heteroplasmic *Drosophila*«, in: *Nature Communications* 7 (14. November 2016), Art. 13100, https://doi.org/10.1038/ncomms13100

29 M. Morita et al., »mTORC1 Controls Mitochondrial Activity and Biogenesis Through 4E-BP-Dependent Translational Regulation«, in: *Cell Metabolism* 18, Nr. 5 (5. November 2013), S. 698–711, https://doi.org/10.1016/j.cmet.2013.10.001

30 B. M. Zid et al., »4E-BP Extends Lifespan upon Dietary Restriction by Enhancing Mitochondrial Activity in *Drosophila*«, in: *Cell* 139, Nr. 1 (2. Oktober 2009), S. 149–160, https://doi.org/10.1016/j.cell.2009.07.034

31 C. Cantó und J. Auwerx, »PGC-1α, SIRT1 and AMPK, an Energy Sensing Network That Controls Energy Expenditure«, in: *Current Opinion in Lipidology* 20, Nr. 2 (April 2009), S. 98–105, https://doi.org/10.1097/mol.0b013e328328d0a4

32 ebd.

33 Siehe Sun, Youle und Finkel, »Mitochondrial Basis of Aging«, S. 654–666; J. L. Steiner et al., »Exercise Training Increases Mitochondrial Biogenesis in the Brain«, in: *Journal of Applied Physiology* 111, Nr. 4 (Oktober 2011), S. 1066–1071, https://doi.org/10.1152/japplphysiol.00343.2011

34 Z. Radak, H. Y. Chung und S. Goto, »Exercise and Hormesis: Oxidative Stress-Related Adaptation for Successful Aging«, in: *Biogerontology* 6, Nr. 1 (2005), S. 71–75, https://doi.org/10.1007/s10522-004-7386-7

35 G. C. Rowe, A. Safdar und Z. Arany, »Running Forward: New Frontiers in Endurance Exercise Biology«, in: *Circulation* 129, Nr. 7 (18. Februar 2014), S. 798–810, https://doi.org/10.1161/circulationaha.113.001590

36 J. B. Stewart und N. G. Larsson, »Keeping mtDNA in Shape Between Generations«, in: *PLoS Genetics* 10, Nr. 10 (9. Oktober 2014), e1004670, https://doi.org/10.1371/journal.pgen.1004670

37 Y. Bentov et al., »The Contribution of Mitochondrial Function to Reproductive Aging«, in: *Journal of Assistive Reproduction and Genetics* 28, Nr. 9 (September 2011), S. 773–783, https://doi.org/10.1007/s10815-011-9588-7

KAPITEL 10 – SCHMERZEN, BESCHWERDEN UND VAMPIRBLUT

1 M. Serrano et al., »Oncogenic *ras* Provokes Premature Cell Senescence Associated with Accumulation of p53 and p16INK4a«, in: *Cell* 88, Nr. 5 (7. März 1997), S. 593–602, https://doi.org/10.1016/s0092-8674(00)81902-9; M. Narita und S. W. Lowe, »Senescence Comes of Age«, in: *Nature Medicine* 11, Nr. 9 (September 2005), S. 920–922, https://doi.org/10.1038/nm0905-920

2 M. Demaria et al., »An Essential Role for Senescent Cells in Optimal Wound Healing Through Secretion of PDGF-AA«, in: *Developmental Cell* 31, Nr. 6 (22. Dezember 2014), S. 722–733, https://doi.org/10.1016/j.devcel.2014.11.012; M. Serrano, »Senescence Helps Regeneration«, in: *Developmental Cell* 31, Nr. 6 (22. Dezember 2014), S. 671–672, https://doi.org/10.1016/j.devcel.2014.12.007

3 Einen umfassenden Blick auf die Bedeutung seneszenter Zellen für die Alterung vermitteln folgende Übersichtsartikel: J. Campisi und F. d'Adda di Fagagna, »Cellular Senescence: When Bad Things Happen to Good Cells«, in: *Nature Reviews Molecular Cell Biology* 8, Nr. 9 (September 2007), S. 729–740, https://doi.org/10.1038/nrm2233; J. M. van Deursen, »The Role of Senescent Cells in Ageing«, in: *Nature* 509, Nr. 7501 (22. Mai 2014), S. 439–446, https://doi.org/10.1038/nature13193; J. Gil, »Cellular Senescence Causes Ageing«, in: *Nature Reviews Molecular Cell Biology* 20 (Juli 2019), S. 388, https://doi.org/10.1038/s41580-019-0128-0

4 D. J. Baker et al., »Clearance of p16Ink4a-Positive Senescent Cells Delays Ageing-Associated Disorders«, in: *Nature* 479, Nr. 7372 (2. November 2011), S. 232–236, https://doi.org/10.1038/nature10600; D. J. Baker et al., »Naturally Occurring p16(Ink4a)-Positive Cells Shorten Healthy Lifespan«, in: *Nature* 530, Nr. 7589 (11. Februar 2016), S. 184–189, https://doi.org/10.1038/nature16932; dazu auch der Kommentar von E. Callaway, »Destroying Worn-out Cells Makes Mice Live Longer«, in: *Nature* (3. Februar 2016), https://doi.org/10.1038/nature.2016.19287

5 M. Xu et al., »Senolytics Improve Physical Function and Increase Lifespan in Old Age«, in: *Nature Medicine* 24, Nr. 8 (August 2018), S. 1246–1256, https://doi.org/10.1038/s41591-018-0092-9

6 Donavyn Coffey, »Does the Human Body Replace Itself Every 7 Years?«, Live Science, zuletzt verändert am 22. Juli 2022, https://www.livescience.com/33179-does-human-body-replace-cells-seven-years.html; P. Heinke et al., »Diploid Hepatocytes Drive Physiological Liver Renewal in Adult Humans«, in: *Cell Systems* 13, Nr. 6 (15. Juni 2022), 499–507.e12, https://doi.org/10.1016/j.cels.2022.05.001; K. L. Spalding et al., »Dynamics of Hippocampal Neurogenesis in Adult Humans«, in: *Cell* 153, Nr. 6 (6. Juni 2013), S. 1219–1227, https://doi.org/10.1016/

j.cell.2013.05.002; A. Ernst et al., »Neurogenesis in the Striatum of the Adult Human Brain«, in: *Cell* 156, Nr. 5 (27. Februar 2014), S. 1072–1083, https://doi.org/10.1016/j.cell.2014.01.044

7 Ein umfassender Bericht über den Rückgang der Stammzellen ist López-Otín et al., »Hallmarks of Aging«, S. 1194–1217, https://doi.org/10.1016/j.cell.2013.05.039

8 A. Ocampo et al., »In Vivo Amelioration of Age-Associated Hallmarks by Partial Reprogramming«, in: *Cell* 167, Nr. 7 (15. Dezember 2016), 1719–1733.e12, https://doi.org/10.1016/j.cell.2016.11.052

9 K. C. Browder et al., »In Vivo Partial Reprogramming Alters Age-Associated Molecular Changes During Physiological Aging in Mice«, in: *Nature Aging* 2, Nr. 3 (März 2022), S. 243–253, https://doi.org/10.1038/s43587-022-00183-2; D. Chondronasiou et al., »Multi-omic Rejuvenation of Naturally Aged Tissues by a Single Cycle of Transient Reprogramming«, in: *Aging Cell* 21, Nr. 3 (März 2022), e13578, https://doi.org/10.1111/acel.13578; D. Gill et al., »Multi-omic Rejuvenation of Human Cells by Maturation Phase Transient Reprogramming«, in: *eLife* 11 (8. April 2022), e71624, https://doi.org/10.7554/eLife.71624

10 Y. Lu et al., »Reprogramming to Recover Youthful Epigenetic Information and Restore Vision«, in: *Nature* 588, Nr. 7836 (Dezember 2020), S. 124–129, https://doi.org/10.1038/s41586-020-2975-4; außerdem der Nachrichtenartikel K. Servick, »Researchers Restore Lost Sight in Mice, Offering Clues to Reversing Aging«, *Science* online, zuletzt verändert am 2. Dezember 2020, https://doi.org/10.1126/science.abf9827

11 J.-H. Yang et al., »Loss of Epigenetic Information as a Cause of Mammalian Aging«, in: *Cell* 186, Nr. 2 (19. Januar 2023), https://doi.org/10.1016/j.cell.2022.12.027

12 R. B. S. Harris, »Contribution Made by Parabiosis to the Understanding of Energy Balance Regulation«, in: *Biochimica et Biophysica Acta (BBA)– Molecular Basis of Disease* 1832, Nr. 9 (September 2013), S. 1449–1455, https://doi.org/10.1016/j.bbadis.2013.02.021

13 C. M. McCay, F. Pope und W. Lunsford, »Experimental Prolongation of the Life Span«, in: *Journal of Chronic Diseases* 4, Nr. 2 (August 1956), S. 153–158, https://www.sciencedirect.com/science/article/abs/pii/0021968156900157. Zitiert in einer Übersuicht über das Fachgebiet von M. Scudellari, »Ageing Research: Blood to Blood«, in: *Nature* 517, Nr. 7535 (22. Januar 2015), S. 426–429, https://doi.org/10.1038/517426a

14 Scudellari, »Ageing Research«, S. 426–429.

15 M. J. Conboy, I. M. Conboy und T. A. Rando, »Heterochronic Parabiosis: Historical Perspective and Methodological Considerations for Studies of Aging and Longevity«, in: *Aging Cell* 12, Nr. 3 (Juni 2013), S. 525–530, https://doi.org/10.1111/acel.12065

16 S. A. Villeda et al., »The Ageing Systemic Milieu Negatively Regulates Neuroge-

nesis and Cognitive Function«, in: *Nature* 477, Nr. 7362 (31. August 2011), S. 90–94, https://doi.org/10.1038/nature10357; S. A. Villeda et al., »Young Blood Reverses Age-Related Impairments in Cognitive Function and Synaptic Plasticity in Mice«, in: *Nature Medicine* 20, Nr. 6 (Juni 2014), S. 659–663, https://doi.org/10.1038/nm.3569

17 Conboy, Conboy und Rando, »Heterochronic Parabiosis«, S. 525–530.

18 J. Rebo et al., »A Single Heterochronic Blood Exchange Reveals Rapid Inhibition of Multiple Tissues by Old Blood«, in: *Nature Communications* 7, Nr. 1 (10. Juni 2016), Art. 13363, https://doi.org/10.1038/ncomms13363

19 Rebecca Robbins, »Young-Blood Transfusions Are on the Menu at Society Gala«, *Scientific American* online, zuletzt verändert am 2. März 2018, https://www.scientificamerican.com/article/young-blood-transfusions-are-on-the-menu-at-society-gala/

20 Scott Gottlieb, »Statement from FDA Commissioner Scott Gottlieb, M. D., and Director of FDA's Center for Biologics Evaluation and Research Peter Marks, M. D., Ph.D., Cautioning Consumers Against Receiving Young Donor Plasma Infusions That Are Promoted as Unproven Treatment for Varying Conditions«, U. S. Food and Drug Administration, press release, 19. Februar 2019, https://www.fda.gov/news-events/press-announcements/statement-fda-commissioner-scott-gottlieb-md-and-director-fdas-center-biologics-evaluation-and-o

21 Emily Mullin, »Exclusive: Ambrosia, the Young Blood Transfusion Startup, Is Quietly Back in Business«, OneZero, zuletzt verändert am 8. November 2019, https://onezero.medium.com/exclusive-ambrosia-the-young-blood-transfusion-startup-is-quietly-back-in-business-ee2b7494b417

22 J. M. Castellano et al., »Human Umbilical Cord Plasma Proteins Revitalize Hippocampal Function in Aged Mice«, in: *Nature* 544, Nr. 7651 (27. April 2017), S. 488–492, https://doi.org/10.1038/nature22067; H. Yousef et al., »Aged Blood Impairs Hippocampal Neural Precursor Activity and Activates Microglia Via Brain Endothelial Cell VCAM1«, in: *Nature Medicine* 25, Nr. 6 (Juni 2019), S. 988–1000, https://doi.org/10.1038/s41591-019-0440-4

23 F. S. Loffredo et al., »Growth Differentiation Factor 11 Is a Circulating Factor That Reverses Age-Related Cardiac Hypertrophy«, in: *Cell* 153, Nr. 4 (9. Mai 2013), S. 828–839, https://doi.org/10.1016/j.cell.2013.04.015; M. Sinha et al., »Restoring Systemic GDF11 Levels Reverses Age-Related Dysfunction in Mouse Skeletal Muscle«, in: *Science* 344, Nr. 6184 (9. Mai 2014), S. 649–652, https://doi.org/10.1126/science.1251152; L. Katsimpardi et al., »Vascular and Neurogenic Rejuvenation of the Aging Mouse Brain by Young Systemic Factors«, in: *Science* 344, Nr. 6184 (9. Mai 2014), S. 630–634, https://doi.org/10.1126/science.1251141. Die Befunde werden in einem gut verständlichen Artikel beschrieben: Carl Zimmer, »Young Blood May Hold Key to Reversing Aging«, *New York Times*

online, 4. Mai 2014, https://www.nytimes.com/2014/05/05/science/young-blood-may-hold-key-to-reversing-aging.html

24 O. H. Jeon et al., »Systemic Induction of Senescence in Young Mice After Single Heterochronic Blood Exchange«, in: *Nature Metabolism* 4, Nr. 8 (August 2022), S. 995–1006, https://doi.org/10.1038/s42255-022-00609-6

25 A. M. Horowitz et al., »Blood Factors Transfer Beneficial Effects of Exercise on Neurogenesis and Cognition to the Aged Brain«, in: *Science* 369, Nr. 6500 (10. Juli 2020), S. 167–173, https://doi.org/10.1126/science.aaw2622

26 J. O. Brett et al., »Exercise Rejuvenates Quiescent Skeletal Muscle Stem Cells in Old Mice Through Restoration of Cyclin D1«, in: *Nature Metabolism* 2, Nr. 4 (April 2020), S. 307–317, https://doi.org/10.1038/s42255-020-0190-0

27 M. T. Buckley et al., »Cell Type–Specific Aging Clocks to Quantify Aging and Rejuvenation in Regenerative Regions of the Brain«, in: *Nature Aging* 3 (Januar 2023), S. 121–137, https://www.nature.com/articles/s43587-022-00335-4

28 David Averre und Neirin Gray Desai, »Tech Billionaire, 45, Who Spends $ 2 Million a Year Trying to Reverse His Ageing Reveals Latest Gadget He Uses That Puts His Body Through the Equivalent of 20,000 Sit Ups in 30 Minutes«, *Daily Mail* (London) online, zuletzt verändert am 5. April 2023, https://www.dailymail.co.uk/news/article-11942581/Tech-billionaire-45-spends-2million-year-trying-reverse-ageing-reveals-latest-gadget.html; Orianna Rosa Royle, »Tech Billionaire Who Spends $ 2 Million a Year to Look Young Is Now Swapping Blood with His 17-Year-Old Son and 70-Year-Old Father«, *Fortune* online, zuletzt verändert am 23. Mai 2023, https://fortune.com/2023/05/23/bryan-johnson-tech-ceo-spends-2-million-year-young-swapping-blood-17-year-old-son-talmage-70-father/; Alexa Mikhail, »Tech CEO Bryan Johnson admits he saw ›no benefits‹ after controversially injecting his son's plasma into his body to reverse his biological age«, *Fortune*, 8. Juli 2023, https://fortune.com/well/2023/07/08/bryan-johnson-plasma-exchange-results-anti-aging/

KAPITEL 11 – SPINNER ODER PROPHETEN?

1 S. Bojic et al., »Winter Is Coming: The Future of Cryopreservation«, in: *BMC Biology* 19, Nr. 1 (24. März 2021), S. 56, https://doi.org/10.1186/s12915-021-00976-8

2 Paul Vitello, »Robert C. W. Ettinger, a Proponent of Life After (Deep-Frozen) Death, Is Dead at 92«, *New York Times* online, 29. Juli 2011, https://www.nytimes.com/2011/07/30/us/30ettinger.html; Associated Press, »Cryonics Pioneer Robert Ettinger«, *Guardian* (US edition) online, zuletzt verändert am 26. Juli 2011, https://www.theguardian.com/science/2011/jul/26/cryonics-pioneer-robert-ettinger-dies

3 Siehe »Elon Musk on Cryonics«, Elon Musk, interviewt von Zach Latta, You-

Tube Video, 2:09, hochgeladen vom Hack Club am 4. Mai 2020, https://www.youtube.com/watch?v=MSIjNKssXAc

4 Daniel Terdiman, »Elon Musk at SXSW: 'I'd Like to Die on Mars, Just Not on Impact'«, CNET, zuletzt verändert am 9. März 2013, https://www.cnet.com/culture/elon-musk-at-sxsw-id-like-to-die-on-mars-just-not-on-impact/

5 Ein besonders aufschlussreicher Artikel darüber und allgemein über Kryonik stammt von dem Neurobiologen Michael Hendrick: »The False Science of Cryonics«, *MIT Technology Review*, 15. September 2015, https://www.technologyreview.com/2015/09/15/109906/the-false-science-of-cryonics

6 Albert Cardona, Gespräch mit dem Autor, 12. January 2023.

7 Owen Bowcott und Amelia Hill, »14-Year-Old Girl Who Died of Cancer Wins Right to Be Cryogenically Frozen«, *Guardian* (US edition) online, zuletzt verändert am 18. November 2016, https://www.theguardian.com/science/2016/nov/18/teenage-girls-wish-for-preservation-after-death-agreed-to-by-court

8 Alexandra Topping und Hannah Devlin, »Top UK Scientist Calls for Restrictions on Marketing Cryonics«, *Guardian* (US edition) online, zuletzt verändert am 18. November 2016, https://www.theguardian.com/science/2016/nov/18/top-uk-scientist-calls-for-restrictions-on-marketing-cryonics

9 Tom Verducci, »What Really Happened to Ted Williams?«, *Sports Illustrated* online, zuletzt verändert am 18. August 2003, https://vault.si.com/vault/2003/08/18/what-really-happened-to-ted-williams-a-year-after-the-jarring-news-that-the-splendid-splinter-was-being-frozen-in-a-cryonics-lab-new-details-including-a-decapitation-suggest-that-one-of-americas-greatest-heroes-may-never-rest-in

10 Quellen zitiert unter https://en.wikipedia.org/wiki/List_of_people_who_arranged_for_cryonics. Als ich an Nick Bostrom schrieb, antwortete er: »So wurde in den Medien darüber berichtet. Ich vertrete allgemein den Standpunkt, mich nicht zu meiner Bestattung oder anderen posthumen Arrangements zu äußern …« E-Mail, 11. Januar 2023.

11 Antonio Regalado, »A Startup Is Pitching a Mind-Uploading Service That Is ›100 Percent Fatal‹«, *MIT Technology Review* online, zuletzt verändert am 13. März 2018, https://www.technologyreview.com/2018/03/13/144721/a-startup-is-pitching-a-mind-uploading-service-that-is-100-percent-fatal/

12 Sharon Begley, »After Ghoulish Allegations, a Brain-Preservation Company Seeks Redemption«. *Stat* (online), 30. Januar 2019, https://www.statnews.com/2019/01/30/nectome-brain-preservation-redemption

13 Evelyn Lamb, »Decades-Old Graph Problem Yields to Amateur Mathematician«, *Quanta*, zuletzt verändert am 17. April 2018, https://www.quantamagazine.org/decades-old-graph-problem-yields-to-amateur-mathematician-20180417/

14 Aubrey de Grey, »A Roadmap to End Aging«. TED Talk, Juli 2005, 22:35, https://www.ted.com/talks/aubrey_de_grey_a_roadmap_to_end_aging/

15 A. D. de Grey et al., »Time to Talk SENS: Critiquing the Immutability of Human Aging«, in: *Annals of the New York Academy of Sciences* 959, Nr. 1 (April 2002), S. 452–462, Discussion 463, https://doi.org/10.1111/j.1749-6632.2002.tb02115.x; A. D. de Grey, »The Foreseeability of Real Anti-Aging Medicine: Focusing the Debate«, in: *Experimental Gerontology* 38, Nr. 9 (1. September 2013), S. 927–934, https://doi.org/10.1016/s0531-5565(03)00155-4

16 H. Warner et al., »Science Fact and the SENS Agenda: What Can We Reasonably Expect from Ageing Research«, in: *EMBO Reports* 6, Nr. 11 (November 2005), S. 1006–1008, https://doi.org/10.1038/sj.embor.7400555

17 Estep et al., »Life Extension Pseudoscience and the SENS Plan«, *MIT Technology Review*, 2006, http://www2.technologyreview.com/sens/docs/estepetal.pdf; Sherwin Nuland, »Do You Want to Live Forever?«, *MIT Technology Review* online, zuletzt verändert am 1. February 2005, https://www.technologyreview.com/2005/02/01/231686/do-you-want-to-live-forever/

18 Richard Miller, offener Brief an Aubrey de Grey, *MIT Technology Review* online, 29. November 2005, https://www.technologyreview.com/2005/11/29/274243/debating-immortality/

19 Kommentare von Aubrey de Grey in *The Immortalists*, ebd.

20 Analee Armstrong, »Anti-Aging Foundation SENS Fires de Grey After Allegations He Interfered with Investigation into His Conduct«, Fierce Biotech, zuletzt verändert am 23. August 2021, https://www.fiercebiotech.com/biotech/anti-aging-foundation-sens-turfs-de-grey-after-allegations-he-interfered-investigation-into

21 SENS Research Foundation, »Announcement from the SRF Board of Directors«, news release, 23. März 2022, https://www.sens.org/announcement-from-the-srf-board-of-directors/

22 »Meet the Team«, LEV Foundation online, abgerufen am 7. August 2023, https://www.levf.org/team

23 David Sinclair, zitiert in Antonio Regalado, »How Scientists Want to Make You Young Again«, *MIT Technology Review* online, zuletzt verändert am 25. Oktober 2022, https://www.technologyreview.com/2022/10/25/1061644/how-to-be-young-again/

24 Catherine Elton, »Has Harvard's David Sinclair Found the Fountain of Youth«, *Boston* online, zuletzt verändert am 29. Oktober 2019, https://www.bostonmagazine.com/health/2019/10/29/david-sinclair/

25 David Sinclair und Matthew LaPlante, *Lifespan: Why We Age, and Why We Don't Have To*, New York: Atria Books, 2019 (dt. *Das Ende des Alterns: Die revolutionäre Medizin von morgen.* Übers. v. S. Vogel, Köln: DuMont Buchverlag

2019). Eine scharfe, kritische Rezension des Buches ist C. A. Brenner, »A Science-Based Review of the World's Best-Selling Book on Aging«, in: *Archives of Gerontology and Geriatrics* 104 (Januar 2023), Art. 104825, https://doi.org/10.1016/j.archger.2022.104825

26 David Sinclair, »This Is Not an Advice Article«, LinkedIn, zuletzt verändert am 25. Juni 2018, https://www.linkedin.com/pulse/advice-article-david-sinclair

27 Als eines von mehreren hundert Beispielen siehe folgende Beschreibung von Unternehmen, die als Reaktion auf die Befunde zu Bluttransfusionen gegründet wurden: Rebecca Robbins, »Young-Blood Transfusions Are on the Menu at Society Gala«, *Scientific American* online, zuletzt verändert am 2. März 2018, https://www.scientificamerican.com/article/young-blood-transfusions-are-on-the-menu-at-society-gala/

28 S. J. Olshansky, L. Hayflick und B. A. Carnes, »Position Statement on Human Aging«, in: *Journals of Gerontology: Series A* 57, Nr. 8 (1. August 2002), B292–97, https://doi.org/10.1093/gerona/57.8.b292. Die Erklärung wurde von 51 Forschenden aus der Altersforschung unterzeichnet; die drei Erstautoren veröffentlichten außerdem eine allgemein verständliche Zusammenfassung: »Essay: No Truth to the Fountain of Youth«, in: *Scientific American* 286, Nr. 6 (Juni 2002), S. 92–95, https://doi.org/10.1038/scientificamerican0602-92

29 Siehe z. B. Todd Friend, »Silicon Valley's Quest to Live Forever«, *New Yorker* online, zuletzt verändert am 27. März 2017, https://www.newyorker.com/magazine/2017/04/03/silicon-valleys-quest-to-live-forever; Anjana Ahuja, »Silicon Valley's Billionaires Want to Hack the Ageing Process«, *Financial Times* online, zuletzt verändert am 7. September 2021, https://www.ft.com/content/24849908-ac4a-4a7d-b53c-847963ac1228; Anjana Ahuja, »Can We Defeat Death?«, *Financial Times* online, zuletzt verändert am 29. Oktober 2021, https://www.ft.com/content/60d9271c-ae0a-4d44-8b11-956cd2e484a9

30 Yuri Milner, *Eureka Manifesto*, zum Download verfügbar unter https://yurimilnermanifesto.org/

31 Antonio Regalado, »Meet Altos Labs, Silicon Valley's Latest Wild Bet on Living Forever«, *MIT Technology Review* online, zuletzt verändert am 4. September 2021, https://www.technologyreview.com/2021/09/04/1034364/altos-labs-silicon-valleys-jeff-bezos-milner-bet-living-forever/

32 Hannah Kuchler, »Altos Labs Insists Mission Is to Improve Lives Not Cheat Death«, *Financial Times* online, zuletzt verändert am 23. Januar 2022, https://www.ft.com/content/f3bceaf2-0d2f-4ec7-b767-693bf01f9630

33 Der Autor war bei der Eröffnung der Niederlassung von Altos Labs in Cambridge am 22. Juni 2022 anwesend.

34 Michael Hall, E-Mail an den Autor, 2. September 2021.

35 Eine ausführlichere Aufstellung der Strategien und Wirkstoffe, mit denen man

die Alterung bekämpfen will, findet sich in Partridge, Fuentealba und Kennedy, »Quest to Slow Ageing«, S. 513–532.

36 M. Eisenstein, »Rejuvenation by Controlled Reprogramming Is the Latest Gambit in Anti-Aging«, in: *Nature Biotechnology* 40, Nr. 2 (Februar 2022), S. 144–146, https://doi.org/10.1038/d41587-022-00002-4

37 Olshansky, Hayflick und Carnes, »Position Statement«, B292–97.

38 K. S. Kudryashova et al., »Aging Biomarkers: From Functional Tests to Multi-Omics Approaches«, in: *Proteomics* 20, Nr. 5/6 (März 2020), Art. E1900408, https://doi.org/10.1002/pmic.201900408; Buckley et al., »Cell Type-Specific Aging Clocks«.

39 Kudryashova et al., »Aging Biomarkers: From Functional Tests to Multi-Omics Approaches«; Buckley et al., »Cell Type-Specific Aging Clocks«.

40 A. D. de Grey, »The Foreseeability of Real Anti-Aging Medicine: Focusing the Debate«, in: *Experimental Gerontology* 38, Nr. 9 (1. September 2003), S. 927–934, https://doi.org/10.1016/s0531-5565(03)00155-4

41 »Health State Life Expectancies, UK: 2018 to 2020«, Office of National Statistics (UK) online, zuletzt verändert am 4. März 2022, https://www.ons.gov.uk/peoplepopulationandcommunity/healthandsocialcare/healthandlifeexpectancies/bulletins/healthstatelifeexpectanciesuk/latest

42 Jean-Marie Robine, »Aging Populations: We Are Living Longer Lives, But Are We Healthier?«, United Nations Department of Economic and Social Affairs, Population Division, online, September 2021, https://desapublications.un.org/file/653/download

43 Oliver Wendell Holmes, *The Deacon's Masterpiece or the Wonderful One-Hoss Shay*, Cambridge, MA: Houghton, Mifflin, 1891. Mit Illustrationen von Howard Pyle. Wiedergegeben unter http://www.ibiblio.org/eldritch/owh/shay.html

44 Perls, E-Mail, 27. November 2021.

45 S. L. Andersen et al., »Health Span Approximates Life Span Among Many Supercentenarians: Compression of Morbidity at the Approximate Limit of Life Span«, in: *Journals of Gerontology: Series A* 67, Nr. 4 (April 2012), S. 395–405, https://doi.org/10.1093/gerona/glr223

46 P. Sebastiani et al., »A Serum Protein Signature of APOE Genotypes in Centenarians«, in: *Aging Cell* 18, Nr. 6 (Dezember 2019), e13023, https://doi.org/10.1111/acel.13023; B. N. Ostendorf et al., »Common Germline Variants of the Human APOE Gene Modulate Melanoma Progression and Survival«, in: *Nature Medicine* 26, Nr. 7 (Juli 2020), S. 1048–1053, https://doi.org/10.1038/s41591-020-0879-3; B. N. Ostendorf et al., »Common Human Genetic Variants of APOE Impact Murine COVID-19 Mortality«, in: *Nature* 611, Nr. 7935 (November 2022), S. 346–351, https://doi.org/10.1038/s41586-022-05344-2

KAPITEL 12 – SOLLTEN WIR EWIG LEBEN?

1 United Nations Department of Economic and Social Affairs, Population Division, *World Population Prospects 2022: Summary of Results*, New York: United Nations, 2022, https://www.un.org/development/desa/pd/sites/www.un.org.development.desa.pd/files/wpp2022_summary_of_results.pdf

2 David E. Boom und Leo M. Zucker, »Aging Is the Real Population Bomb«, *Finance & Development* online, Juni 2022, S. 58–61, https://www.imf.org/en/Publications/fandd/issues/Series/Analytical-Series/aging-is-the-real-population-bomb-bloom-zucker

3 Veena Raleigh, »What Is Happening to Life Expectancy in England?«, King's Fund online, zuletzt verändert am 10. August 2022, https://www.kingsfund.org.uk/publications/whats-happening-life-expectancy-england

4 R. Chetty et al., »The Association Between Income and Life Expectancy in the United States, 2001–2014«, in: *Journal of the American Medical Association (JAMA)* 315, Nr. 16 (26. April 2016), S. 1750–1766, https://doi.org/10.1001/jama.2016.4226

5 V. J. Dzau und C. A. Balatbat, »Health and Societal Implications of Medical and Technological Advances«, in: *Science Translational Medicine* 10, Nr. 463 (17. Oktober 2018), eaau4778, https://doi.org/10.1126/scitranslmed.aau4778; D. Weiss et al. »Innovative Technologies and Social Inequalities in Health: A Scoping Review of the Literature«, in: *PLoS One* 13, Nr. 4 (3. April 2018), e0195447 (2018), https://doi.org/10.1371/journal.pone.0195447; Fiona McMillan, »Medical Advances Can Exacerbate Inequality«, *Cosmos* online, zuletzt verändert am 21. Oktober 2018, https://cosmosmagazine.com/people/medical-advances-can-exacerbate-inequality/

6 D. R. Gwatkin und S. K. Brandel, »Life Expectancy and Population Growth in the Third World«, in: *Scientific American* 246, Nr. 5 (Mai 1982), S. 57–65, https://doi.org/10.1038/scientificamerican0582-57

7 Tweet von Elon Musk, 26. August 2022, https://twitter.com/elonmusk/status/1563020169160851456

8 J. R. Goldstein und W. Schlag, »Longer Life and Population Growth«, in: *Population and Development Review* 25, Nr. 4 (Dezember 1999), S. 741–747, https://doi.org/10.1111/j.1728-4457.1999.00741.x

9 Paul Root Wolpe, zitiert in Jenny Kleeman, »Who Wants to Live Forever? Big Tech and the Quest for Eternal Youth«, *New Statesman* online, zuletzt verändert am 13. Oktober 2021, https://www.newstatesman.com/long-reads/2022/12/live-forever-big-tech-search-quest-eternal-youth-long-read

10 Angelique Chrisafis, »More Than 1.2 Million March in France over Plan to Raise Pension Age to 64«, *Guardian* (US edition) online, zuletzt verändert am

7. März 2023, https://www.theguardian.com/world/2023/mar/07/nationwide-strikes-in-france-over-plan-to-raise-pension-age-to-64

11 Annie Lowrey, »The Problem with the Retirement Age Is That It's Too High«, *Atlantic* online, zuletzt verändert am 15. April 2023, https://www.theatlantic.com/ideas/archive/2023/04/social-security-benefits-france-pension-protests/673733/

12 Interview auf Channel 4 (UK), 27. Mai 2005.

13 Kazuo Ishiguro, E-Mail an den Autor, 6. August 2021.

14 T. A. Salthouse, »When Does Age-Related Cognitive Decline Begin?«, in: *Neurobiology of Aging* 30, Nr. 4 (April 2009), S. 507–514, https://doi.org/10.1016/j.neurobiolaging.2008.09.023; L. G. Nilsson et al., »Challenging the Notion of an Early-Onset of Cognitive Decline«, in: *Neurobiology of Aging* 30, Nr. 4 (April 2009), S. 521–524, Diskussion 530, https://doi.org/10.1016/j.neurobiolaging.2008.11.013; T. Hedden and J. D. Gabrieli, »Insights into the Ageing Mind: A View from Cognitive Neuroscience«, in: *Nature Reviews Neuroscience* 5, Nr. 2 (Februar 2004), S. 87–96, https://doi.org/10.1038/nrn1323

15 A. Singh-Manoux et al., »Timing of Onset of Cognitive Decline: Results from Whitehall II Prospective Cohort Study«, in: *BMJ* 344, Nr. 7840 (5. Januar 2012), d7622, https://doi.org/10.1136/bmj.d7622

16 D. Murman, »The Impact of Age on Cognition«, in: *Seminars in Hearing* 36, Nr. 3 (2015), S. 111–121, https://doi.org/10.1055/s-0035-1555115

17 Household total wealth in Great Britain: April 2018 to March 2020, Office of National Statistics, 7. Januar 2022, https://www.ons.gov.uk/peoplepopulationandcommunity/personalandhouseholdfinances/incomeandwealth/bulletins/totalwealthingreatbritain/april2018tomarch2020; Donald Hays und Briana Sullivan, The Wealth of Households: 2020, United States Census Bureau, August 2022, https://www.census.gov/content/dam/Census/library/publications/2022/demo/p70br-181.pdf

18 D. Murman, »The Impact of Age on Cognition«, in: *Seminars in Hearing* 36, Nr. 3 (2015), S. 111–121, https://doi.org/10.1055/s-0035-1555115

19 Tom Williams, »Oxford Professors ›Forced to Retire‹ Win Tribunal Case«, in: *Times Higher Education*, 17. März 2023, https://www.timeshighereducation.com/news/oxford-professors-forced-retire-win-tribunal-case

20 P. B. Moore, »Neutrons, Magnets, and Photons: A Career in Structural Biology«, in: *Journal of Biological Chemistry* 287, Nr. 2 (Januar 2012), S. 805–818, https://doi.org/10.1074/jbc.X111.324509

21 V. Skirbekk, »Age and Individual Productivity: A Literature Survey« (MPIDR working paper WP 2003–028, Max-Planck-Institut für demografische Forschung, Rostock, August 2003), https://www.demogr.mpg.de/papers/working/wp-2003-028.pdf; C. A. Viviani. et al. »Productivity in Older Versus Younger

Workers: A Systematic Literature Review«, in: *Work* 68, Nr. 3 (2021), S. 577–618, https://doi.org/10.3233/WOR-203396.0

22 P. A. Boyle et al., »Effect of a Purpose in Life on Risk of Incident Alzheimer Disease and Mild Cognitive Impairment in Community-Dwelling Older Persons«, in: *Archives of General Psychiatry* 67, Nr. 3 (März 2010), S. 304–310, https://doi.org/10.1001/archgenpsychiatry.2009.208; R. Cohen, C. Bavishi und A. Rozanski, »Purpose in Life and Its Relationship to All-Cause Mortality and Cardiovascular Events: A Meta-Analysis«, in: *Psychosomatic Medicine* 78, Nr. 2 (Februar/März 2016), S. 122–133, https://doi.org/10.1097/PSY.0000000000000274

23 A. Steptoe et al., »Social Isolation, Loneliness, and All-Cause Mortality in Older Men and Women«, in: *Proceedings of the National Academy of Sciences (PNAS) of the United States of America* 110, Nr. 15 (25. März 2013), S. 5797–5801, https://doi.org/10.1073/pnas.1219686110; J. Holt-Lunstad et al., »Loneliness and Social Isolation as Risk Factors for Mortality: A Meta-Analytic Review«, in: *Perspectives on Psychological Science* 10, Nr. 2 (März 2015), S. 227–237, https://doi.org/10.1177/1745691614568352

24 Allison Arieff, »Life Is Short. That's the Point«, *New York Times* online, 18. August 2018, https://www.nytimes.com/2018/08/18/opinion/life-is-short-thats-the-point.html

25 *Report: Living to 120 and Beyond: Americans' Views on Aging, Medical Advances and Radical Life Extension*, Washington, DC: Pew Research Center, 6. August 2013, https://www.pewresearch.org/religion/2013/08/06/living-to-120-and-beyond-americans-views-on-aging-medical-advances-and-radical-life-extension/

REGISTER